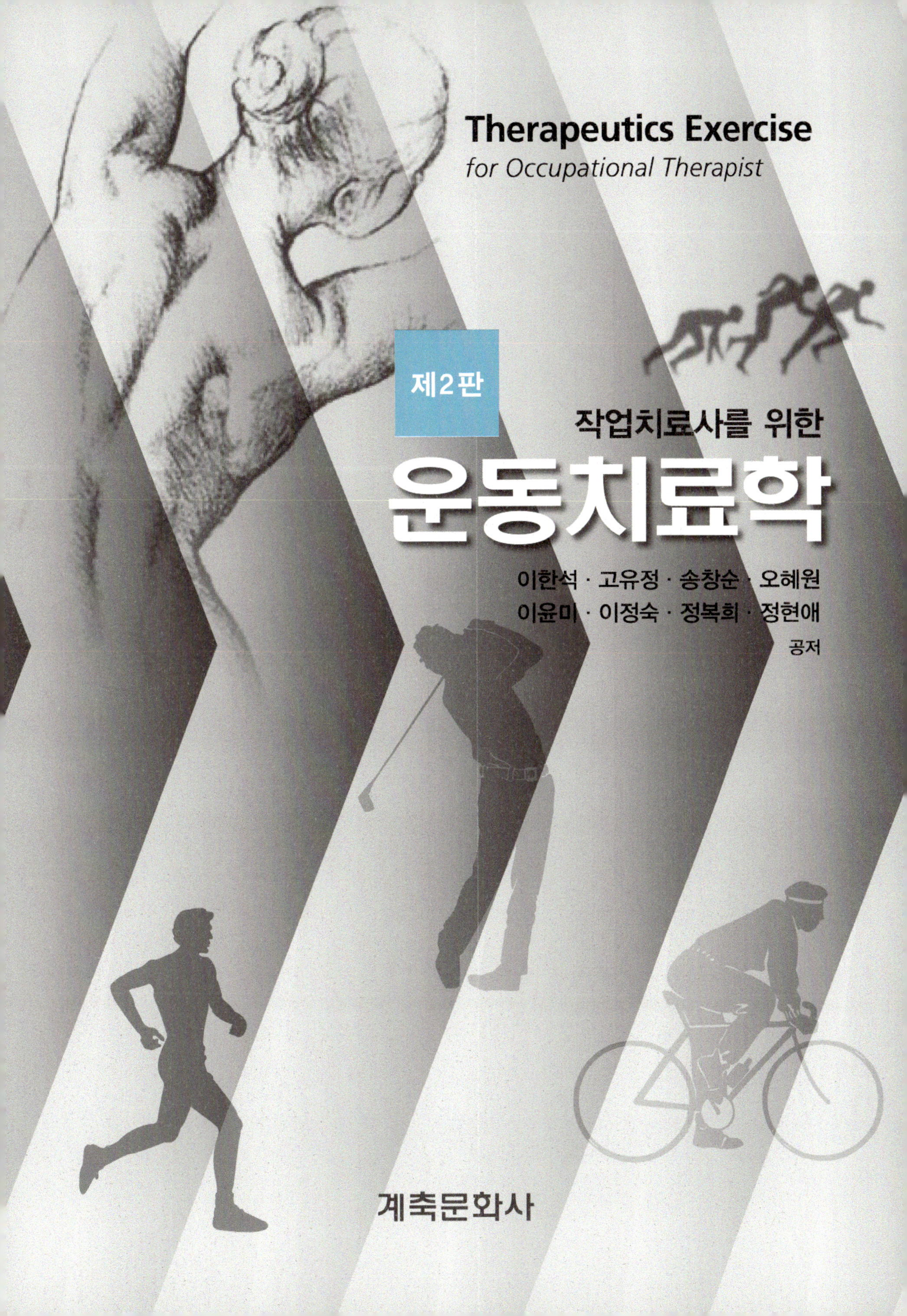

# Therapeutics Exercise
*for Occupational Therapist*

제2판

작업치료사를 위한

# 운동치료학

이한석 · 고유정 · 송창순 · 오혜원
이윤미 · 이정숙 · 정복희 · 정현애
공저

계축문화사

# 머 리 말

운동치료는 사용하는 분야에 따라 필요로 하는 부분이 차이가 있다고 본다. 작업치료사에 맞는 운동치료 교재의 필요성을 인식하여 그동안 작업치료사를 위한 운동치료학 교재의 발간을 추진해오다 미흡하지만 이번에 작업치료학 교재를 펴내게 되었다. 수십 년간의 임상 경험과 강의 자료를 토대로 책을 냈지만 자료가 충분하지 않고 시간적 여건의 제한으로 아직 부족한 부분이 많이 있음을 아쉽게 생각한다. 부족한 부분들은 많은 교수님들과 임상치료사 선생님들의 의견을 들어 점차 수정해 나아갈 것이다.

책의 앞부분은 운동치료의 기본이 되는 해부학과 운동치료의 원리를 설명하였고 근골격계 손상이 있는 환자에서 적용되는 생체역학적 접근과 신경학적 손상이 있는 환자에서 적용되는 신경학적 접근을 나누어 기술하였다. 신경학적 접근으로 Rood 접근법, Brunnstrom 접근법, 고유감각신경근촉진법, 신경발달치료, 운동재학습프로그램, Affoler 접근법에 대해 설명하였다. 이들 치료 접근들은 각자의 이론과 기술들을 가지고 있어서 작업치료 환자를 치료할 때 한 가지 방법을 고집하기 보다는 환자의 특성과 상태에 따라 개별화 하여 상호 보완적으로 사용하는 것이 바람직하다고 본다. 따라서 여러 이론들을 바탕으로 한 뇌졸중 환자와 척수손상 환자의 운동치료를 수록하였다. 아동 환자에 사용되는 치료 접근은 제외하였는데 이 책 한권에 모은다는 것이 무리가 있고 또한 저자의 한계를 넘어선다고 생각하였기 때문이다.

부족한 부분이 있지만 이 교재가 작업치료사가 임상에서 일하는데 도움이 되기를 바라며 앞으로 작업치료사가 임상에서 자주 대하는 환자들의 운동능력과 기능적 능력을 향상시키기 위해 도움을 받을 수 있는 교재들이 더욱 많이 나와야 된다고 생각된다.

이 책을 만드는 과정에 도움을 주신 많은 분들에게 감사를 드리며 특히 이 책이 나오기까지 수고해주신 계축문화사 사장님과 편집부 직원들께 감사를 드린다.

2013년 2월 28일

저자대표 이 한 석

# 목 차 Contents

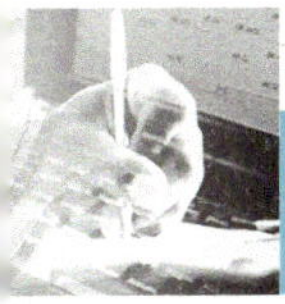

제 1 장

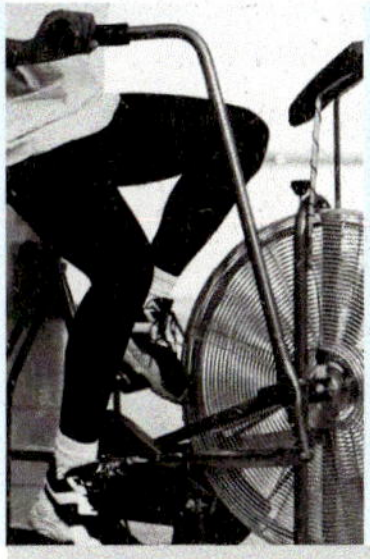

# 운동치료를 위한 신경근 구조와 기능

## 1 근육의 구조

골격근은 근육조직(수축성)과 결합조직(비수축성)으로 구성된다. 근육조직은 수축성(contractibility)과 흥분성(irritability)의 특성이 있다. 수축성은 근육이 장력(tension)을 발생시키는 능력이며, 흥분성은 화학적 · 전기적 또는 기계적 자극에 대해 반응하는 특성이다.

### 1) 근육섬유의 구성

골격근은 다수의 근육섬유(muscle fiber)로 구성된다. 근육의 대부분을 차지하고 있는 몸 테인 근육힘살(muscle belly)은 다수의 근육다발(fasciculi)을 포함하며 근육바깥막(epimysium)에 둘러싸여 있어 근육의 형태를 유지한다. 각각의 다발은 근육섬유들의 묶음으로 구성되며 근육다발막(perimysium, 근주막)에 의해 에워싸여 있다. 각각의 근육섬유 또는 근육세포는 횡문근형질막(sarcolemma)이라는 세포막에 싸인 단일 세포로 근육의 구조적 단위이다. 각각의 근육섬유는 다수의 핵을 갖는 개별적인 세포이다. 신체의 다른 세포와 같이 근육섬유 또한 세포질(cytoplasm)로 구성되는데 이것을 근형질(sarco plasm)이라고 한다. 근형질은 근섬유의 수축성 구조인 근원섬유(myofibril)와 세포대사에 필요한 리보소옴, 글리코겐, 미토콘드리아 등의 근원섬유가 아닌 구조물을 포함하고 있다(그림 1-1).

근원섬유는 근육의 수축성 요소이며 특이한 구조를 갖고 있다. 각각의 근원섬유는 다수의 근필라멘트(myofilament)로 이루어져 있다. 근필라멘트는 2개의 중요 단백질은 액틴과 마이오신으로 구성되어 있다. 액틴과 마이오신 근필라멘트의 상호작용은 근육수축을 발생시키는데 필수적이다. 근필라멘트와 결합조직사이에 연결망이 형성되어 있다. 이것은 힘이 근육 전체에 고루 분포되게 하여 힘이 효율적으로 골격구조에 전달되게 한다.

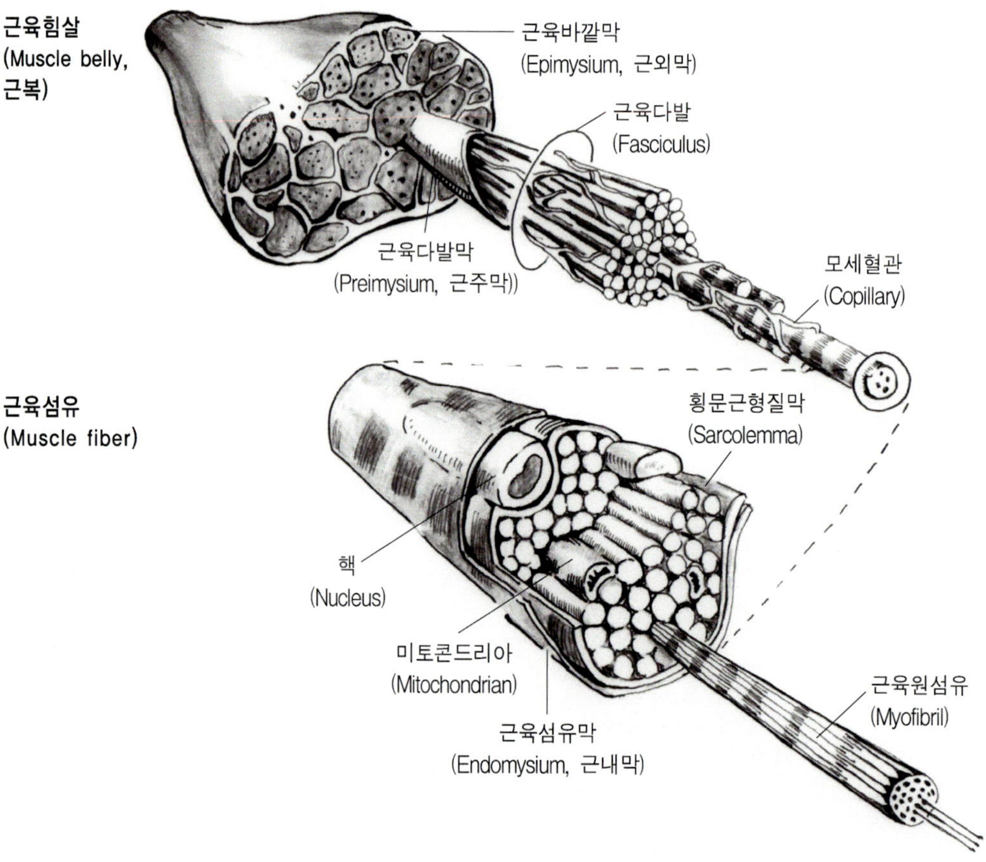


그림 1-1. 근육의 구조와 결합조직

# 2 근육의 수축

## 1) 수축의 단위

근육섬유를 정밀하게 관찰하면 여러 띠를 볼 수 있으며 이것은 액틴과 마이오신 근필라멘트의 위치에 따라 밝게 또는 어둡게 나타난다. 이런 띠의 양상은 근육의 길이를 따라 반복된다. 근육원섬유마디(sarcomere, 근절)는 근육섬유의 기본적 수축단위가 된다.

능동적인 힘의 발생을 설명하는데 있어 가장 많이 사용되는 모형은 미끄러짐 필라멘트 가설(sliding filament hypothesis, 활주설)이다. 이것에 따르면 능동적인 힘은 액틴 필라멘트가 마이오신 필라멘트를 지나 미끄러질 때 발생하며 개별적인 근육원섬유마디의 수축을 초래한다.

두꺼운 마이오신 필라멘트는 둥근 모양을 한 다수의 머리(head)를 가지고 있다. 이 머리들은 쌍으로 배열되어 돌기모양으로 튀어나와 있는데 이것을 교차결합(cross-bridge)이라 한다. 각각의 교차연결은 인접해 있는 얇은 액틴 필라멘트에 붙게 되어 액틴-마이오신 교차결합(actin-myosin cross bridge)을 형성한다(그림 1-2). 마이오신머리는 액틴 필라멘트와 결합하기 위해 구부러지면서 파워스트로크(power stroke)를 만든다(그림 1-3). 파워스트로크는 액틴 필라멘트가 마이오신 필라멘트의 사이로 미끄러짐을 유발하

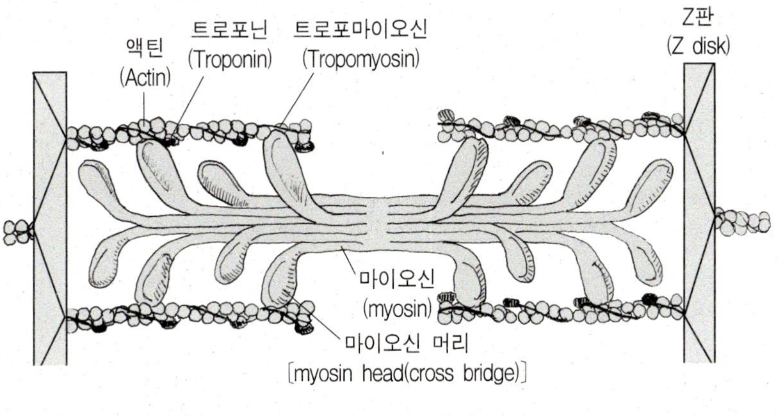


그림 1-2. 마이오신과 액틴필라멘트의 부착에 의해 형성된 교차결합구조

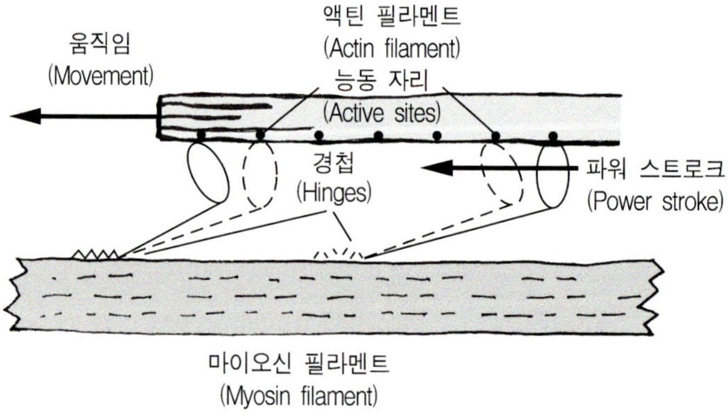


그림 1-3. 액틴 마이오신 결합 동안의 파워 스트로크

여 힘(장력)의 발생을 초래한다. 이런 작용은 액틴 필라멘트와 마이오신 필라멘트의 점진적인 중첩을 초래하여 각각의 필라멘트 자체는 짧아지지 않지만 개별 근육원섬유마디가 짧아지게 된다. 근육원섬유마디는 끝과 끝이 서로 연결되어 근육섬유 전체를 형성하기 때문에 근육원섬유마디의 동시수축은 근육 전체가 짧아지게 한다. 액틴-마이오신 교차결합의 수가 많을수록 근육섬유마디에 발생되는 힘의 양은 더 커진다.

## 2) 근 수축 활성의 주요 기전

근육의 힘 발생에 있어 가장 중요한 것은 근육이 신경 내에서 발생된 자극, 즉 척수의 앞뿔(anterior horn)에 위치하는 알파운동신경세포($\alpha$-motor neuron)에 의해 흥분된다는 점이다. 각각의 알파운동신경세포는 척수에서 뻗어 나오는 축삭(axon)을 갖고 있으며 근육 전체에 걸쳐 있는 다수의 근육섬유와 연결된다. 이런 배열 때문에 신경계는 근육의 수축을 통해 힘을 생산할 수 있다.

알파운동신경의 흥분은 많은 원인에 의해 발생할 수 있는데 구심성 신경세포, 척수의 사이신경세포(interneuron), 대뇌겉질의 하행성 신경 등이 있다. 이들은 흥분을 통해 알파운동신경세포를 활성화시켜 근육의 힘을 조절한다. 근육섬유를 흥분시키는 활동전위의 발생을 초래하는 운동신경세포의 초기 활성을 동원(recruitment)이라 한다. 신경계는 알파운동신경세포막 표면을 가로지르는 전압전위를 변경시킴으로서 운동단위를 동원한다. 알파운동신경세포에 대한 억제성 입력(inhibitory input)과 흥분성 입력(excitatory

표 1-1. 근육섬유의 활성에 대한 주요기전들의 순서

1. 활동전위가 시작되면 운동축삭을 따라 아래로 전달된다.
2. 신경근 이음부에 있는 축삭종말로부터 아세틸콜린이 시냅스틈새(synaptic cleft)로 방출된다.
3. 아세틸콜린은 운동종판에 있는 아세틸콜린 수용체(acetylcholine receptor)와 결합한다.
4. 나트륨 이온과 칼륨 이온이 들어와 근막을 탈분극시킨다.
5. 근육의 활동전위는 근막 표면 곳곳에 전달된다.
6. 근원섬유를 에워싸는 칼슘이온을 방출시키기 위해 가로세관이 탈분극된다.
7. 칼슘이온은 트로포닌과 결합하여 액틴과 마이오신 결합의 억제를 해리시킨다.
8. 액틴은 에너지를 제공하는 분자인 마이오신의 ATP와 결합한다.
9. 에너지는 마이오신에서 교차연결의 움직임을 생산하기 위해 분해된다.
10. 굵은 필라멘트와 가는 필라멘트는 서로에 대해 미끄러짐 한다.
11. 액틴과 마이오신의 결합은 깨지게 되고, 만약 칼슘 농도가 충분히 높다면 다시 결합된다.

input)에 의해 운동신경막 표면의 전압전위가 변경되고 이에 의해 운동신경세포가 축삭을 통해 근육섬유로 흥분을 전달하면 근육섬유에서 활동전위의 문턱값(threshold)에 이르게 되어 근육섬유가 활성화된다. 근육섬유의 활성에 대한 주요기전들의 순서는 표 1-1에 설명되고 있다.

신경과 근육의 세포막은 서로 떨어져 있기 때문에 축삭을 따라서 내려온 신경충동 즉, 활동전위는 직접 근육에 영향을 주지 못한다. 따라서 축삭의 연접이전막에 있는 신경전달물질에 의한 화학적 방법으로 전달되는데 이를 담당하기 위한 특수한 구조가 신경근이음부(neuromuscular junction)이다. 신경근이음부는 신경종말(nerve ending)과 근막의 종판(end plate)으로 구성되어 있는데 이 두 가지 구조사이의 공간을 시냅스틈새(synaptic cleft)라고 한다. 신경종말에는 신경전달물질이 저장된 많은 시냅스소포(synaptic vesicles)가 있으며 속에는 많은 아세틸콜린 분자를 포함하고 있다. 활동전위가 신경종말에 도달하며 축삭의 연접이전막에 있는 $Ca^{2+}$(칼슘이온) 통로가 열려 신경근이음부 주변에 있는 $Ca^{2+}$가 신경종말 속으로 들어가 시냅스소포를 유인해 온다. 시냅스소포가 연접이전막과 융합되면서 시냅스소포가 열리고 그 속에 있던 아세틸콜린 분자가 시냅스틈새로 배출이 되는데 이 과정을 세포외배출(exocytosis)이라 한다. 배출된 아세틸콜린은 시냅스틈새에 확산되어 운동종판에 있는 아세틸콜린 수용체(acetylcholine receptor)와 결합하여 근막을 탈분극시킨다. 탈분극 현상이 문턱값을 초과하여 근막에서 활동전위를 유발하는데 이 신경충동에 의하여 나타나는 종판의 전위변화를 종판전위(end plate potential : EFF)라 한다.

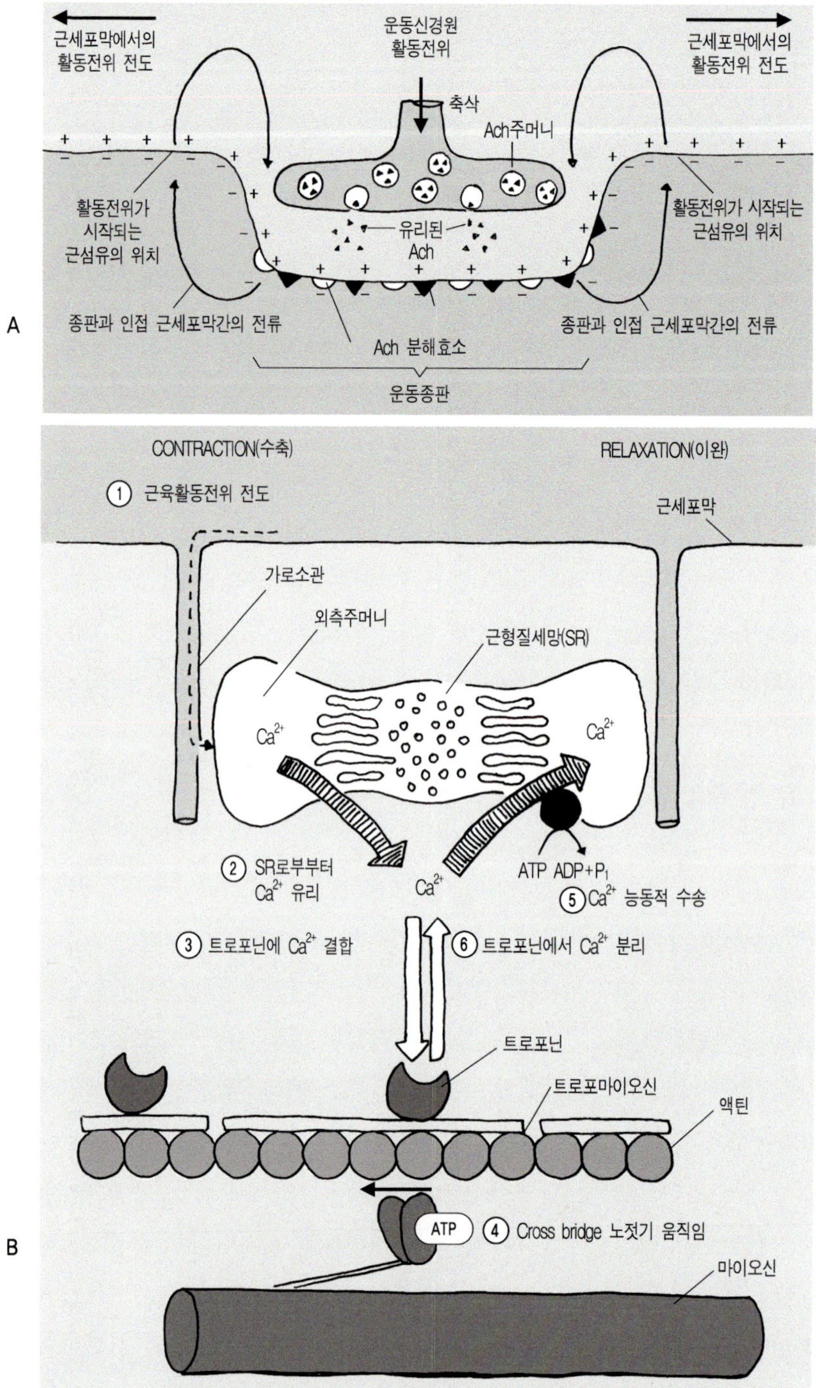


**그림 1-4. 근섬유 활성의 순서**

A. 신경근이음부의 과정, B. 근육 활동전위 생성 후 과정

종판전위에 의하여 형성된 활동전위는 근육세포막을 따라서 전파되며, 가로소관(transverse tubule)에 도달하면, 가로소관 양쪽에 위치하는 근형질세망(sarcoplasmic retinaculum)에 저장되어 있는 칼슘이온($Ca^{2+}$)을 배출시킨다(그림 1-4). 일반적으로 근육의 휴식기간에는 액틴과 마이오신이 결합하지 않은 상태로 칼슘이 근형질내세망에 저장되어 있다. 휴식기간에는 칼슘이 충분하게 축적되지 않아서 액틴 필라멘트의 트로포닌(troponin)이 액틴과의 결합으로부터 마이오신 교차연결을 억제하여 액틴과 마이오신이 결합되지 않는다. 배출된 칼슘은 트로포닌에 붙고 액틴의 활성부위를 열어 액틴과 마이오신의 머리가 결합하게 된다(액틴-마이오신 교차결합을 형성). ATP가 ATP 분해효소에 의해 ADP와 유리인산(Pi)으로 분해되면서 에너지가 발생된다. 이 에너지를 이용하여 교차연결을 회전하게 된다. 액틴이 마이오신으로 끌어 당겨져 들어가므로 근육수축이 일어난다. ATP가 재합성되고 액틴과 마이오신으로 분해되는 재충전이 일어난다. 활동전위가 끝나면 칼슘이 칼슘펌프에 의해 다시 근형질내세망에 축적되고 근육의 이완이 일어난다.

### 3) 운동단위(motor unit)

근육의 수축은 운동단위들의 활성에 의해 일어난다. 운동단위는 하나의 α-운동신경세포, 축삭, 그리고 신경세포가 지배하는 근육섬유들로 구성된다(그림 1-5). 단일 운동단위의 크기는 하나의 운동단위에 포함되는 근육섬유의 수에 의해 결정되며, 하나의 α-운동신경원에 포함되는 근육섬유는 2~3개부터 2,000~3,000개로 다양하다. 작은 크기의 운동단위(small-size motor unit)는 세밀하고 정밀한 움직임을 조절하며(예, 내재근),

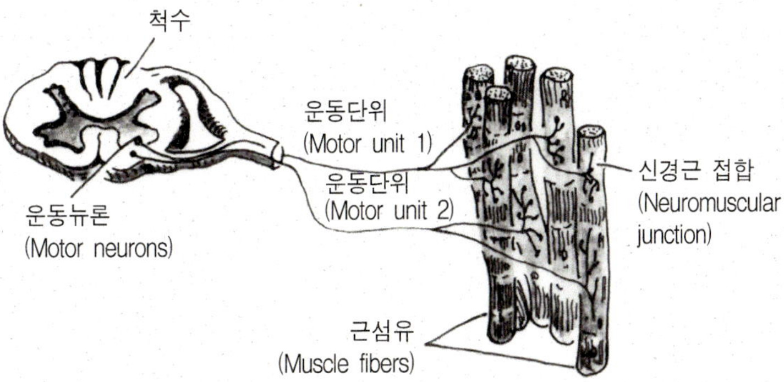


그림 1-5. 운동단위

큰 크기의 운동단위(large-size motor unit)는 큰 힘과 움직임을 일으킨다(예, 등이나 다리 근육).

근육은 운동단위의 동원(recruitment)에 의해 힘을 생성한다. 동원은 근육섬유를 흥분시키는 활동전위의 발생을 초래하는 운동신경원의 초기 활성을 말한다. 근육활동을 하는 동안 작은 크기의 운동신경원이 먼저 동원되고, 큰 크기의 운동신경원이 나중에 동원되는 일련의 순서를 보이는데 이것을 Henneman의 크기원리(size principle of Henneman)라고 한다. 작은 크기의 운동신경원은 피로가 느리게 발생하는 느린 연축섬유(slow-twitch)를 신경지배하는 경향을 보이기 때문에 기능적인 활동들에 참여한다. 큰 힘을 요구하는 활동을 할 때에만 큰 크기의 운동신경원이 활동적으로 참여한다. 예로 운동 강도가 낮을 경우 작은 크기의 운동단위들만 동원되지만 무거운 물건을 들 때와 같이 운동 강도가 높으면 작은 크기의 운동단위가 먼저 동원되고 후에 큰 운동단위가 동원된다. 수축이 일어난 후 이완하려고 할 때에는 동원 순서의 역순으로 동원해제(decruitment)가 일어난다. 뇌졸중이나 뇌손상과 같이 중추신경계가 손상된 환자들은 동원의 순서에 변화가 일어날 수 있으며, 이로 인해 부적절한 근육 수축과 긴장을 나타낸다.

근육 기능에 영향을 미치는 운동단위와 관련된 특성은 다음과 같다.

① 단일 운동신경원이 지배하는 근육섬유가 많을수록 자극에 대한 근육반응의 크기가 크다.

② 동시에 활성(firing)되는 운동단위가 많을수록 근수축 반응은 크다.

③ 운동단위의 활성되는 빈도(firing frequency)가 클수록 근수축 반응은 크다.

### 4) 근육섬유의 유형

사람의 골격근은 주된 세 가지 형태의 근육섬유가 다양한 비율로 존재한다. 세 가지 주된 근육섬유 유형은 Ⅰ형, ⅡA형, ⅡB형으로 분류된다(표 1-2). 근육의 평소 사용에 따라 넙다리 곧은근(대퇴직근, rectus femoris), 어깨세모근(삼각근, deltoid), 장딴지근(비복근, gastrocnemius)은 Ⅰ형(SO)과 Ⅱ형(FG) 근육섬유와 50 대 50으로 비슷하게 분포한다. 반면 가자미근(soleus muscle)은 Ⅰ형 근육섬유가 Ⅱ형 근육섬유보다 약 2배의 많이 함유되어 있다. 가자미근과 같이 Ⅰ형 근육섬유의 비율이 높은 근육은 쉽게 피로해지지 않기 때문에 지속적인 근 활동을 할 수 있다. 이런 근육은 신체의 안정성을 유지

표 1-2. 운동단위의 분류와 특성

| 운동단위 유형 | S<br>(slow twitch) | FR<br>(fast twitch,<br>fatigue-resistant) | FF<br>(fast twitch,<br>fatigue) |
|---|---|---|---|
| 근육섬유 유형 | I<br>SO<br>(slow oxydative) | ⅡA<br>FOG<br>(fast oxydative glycolytic) | ⅡB<br>FG<br>(fast glycolytic) |
| 운동신경원의 크기 | 작다 | 크다 | 매우 크다 |
| 운동단위당 섬유의 수 | 작다 | 중간 | 크다 |
| 동원순서 | 처음 | 중간 | 나중 |
| 축삭 전도속도 | 느리다 | 빠르다 | 빠르다 |
| 근육 색 | Red | Red | White |
| 근수축 속도 | 느리다 | 빠르다 | 빠르다 |
| 연축시간 | 길다 | 짧다 | 짧다 |
| 피로속도 | 느리다 | 중간 | 빠르다 |
| 근섬유 크기 | 작다 | 중간 | 크다 |
| 힘의 출력 | 작다 | 크다 | 매우 크다 |

하는데 도움이 되기 때문에 안정성 근육(stability muscle)이나 자세 유지근(postural muscle) 또는 긴장성근육(tonic muscle)이라 한다. 작은 세포체와 작은 굵기의 축삭 및 단일 운동단위당 적은 근섬유들을 가지고 있는 가자미근은 상대적으로 작은 크기의 느린(S) 운동단위에 속하며, 서 있는 동안 균형을 유지하고 중력에 대항하여 인체를 세우기 위해 지속적으로 수축한다.

그러나 Ⅱ형 근육섬유의 비율이 높은 위팔두갈래근(상완이두근, biceps brachii muscle)과 같은 근육들은 자극에 대하여 빠르고 강한 수축을 하지만 피로가 매우 빠르게 오는 것이 특징이다. 이들은 또한 관절 가동범위가 큰 동작을 유발하는데 작용하며 운동성 근육(mobility muslce), 위상성근육(phasic muslce)이라 한다.

각 인체 골격근은 각 유형의 섬유를 각각 가진 운동단위들로 구성되지만 어떤 한 근육에 있는 각각의 섬유 유형에 할당된 운동단위의 수는 개인별로 차이가 있다. 높은 수준의 숙달된 운동을 성취한 사람은 그들의 운동에 맞는 근육 섬유지배와 분포를 지닌다. 예로 지구력을 위한 훈련을 사람은 주로 사용되는 근육 내에 I형 근육섬유의 분포가 높으며,

단거리 선수의 경우 지배적으로 Ⅱ형 근육섬유를 가지는 것으로 보인다. 중간 거리의 운동을 수행한 연구에서 근섬유의 두 가지 형태가 비슷한 분포를 지니고 있는 것으로 보고되었다. 저항 재활프로그램도 환자의 섬유 형태의 예상분포를 기초로 해야 한다.

## 3 근육의 기능

골격근은 신체의 안정성과 가동성을 위한 기능을 한다. 근육은 인체를 동요시키는 즉각적인 외적 힘과 장기간의 외적 힘에 적응을 하며 광범위한 상황에서 골격구조를 안정화시킬 수 있다. 반면에 근육은 자체의 길이가 변화하는 동안 골격계를 움직일 수 있다.

골격근은 근육조직(수축성)과 결합조직(비수축성)으로 구성된다. 근육조직은 수축성과 흥분성의 특성이 있다. 수축성은 근육이 장력(능동 및 수동)을 발생시키는 능력이며, 흥분성은 화학적 · 전기적 또는 기계적 자극에 대해 반응하는 특성이다.

### 1) 근 장력(muscle tension)

근육의 중요한 특성은 장력을 발생시키고 뼈지레에 힘을 작용시킬 수 있는 능력이다. 장력은 능동과 수동으로 구분된다.

수동장력은 근육의 비수축성 성분에서 발생시킨 장력을 말한다. 병렬탄성 성분의 수동장력은 조직의 느슨한 길이를 넘어서까지 길어진 근육에 의해 발생된다. 수동장력은 중력에 대해 골격구조를 안정화 시키고, 동요와 그 밖의 노출된 부하에 대해 반응한다.

능동장력은 근육의 수축성 성분에서 발생시킨 장력을 말한다. 근육의 능동장력은 액틴-마이오신 교차결합의 형성과 액틴 필라멘트와 마이오신 필라멘트의 운동으로 시작된다. 근육이 발생시키는 능동장력의 양은 신경학적 요인과 기계적 특성에 따라 다르다. 신경학적 요인에는 운동단위의 주기, 수, 크기가 포함된다. 기계적 요인에는 근육의 길이-장력 관계와 힘-속도 관계가 있다.

## 2) 근육의 길이-장력관계

근육원섬유마디(sarcomere)의 길이는 근육의 장력발생에 영향을 미치며 근육수축의 미끄러짐 필라멘트 가설(sliding filament hypothesis, 활주설)을 지지하는 중요한 증거이다.

### (1) 능동적인 길이-장력관계

근육은 굵은 마이오신 필라멘트에 가는 액틴 필라멘트가 활주하면서 힘을 생산한다. 이런 과정에서 힘의 양은 근육원섬유마디의 상대적 길이에 따라 크게 달라진다(그림 1-6). 길이는 주어진 시간에 형성된 액틱-마이오신 교차결합의 수를 결정하기 때문에 중요하다. 교차결합의 수가 많을수록 수축의 힘은 더욱 커진다.

단일 근육원섬유마디의 길이-장력 관계는 전체 근육의 상대적 길이가 어떻게 힘 생산에 영향을 미치는지를 설명하는데 도움이 된다. 예로 팔꿈치 굽힘의 정도에 따라 팔꿈치 굽힘근의 최대근력이 변화한다. 팔꿈치 굽힘근의 근력은 종 모양 형태의 곡선으로 나타

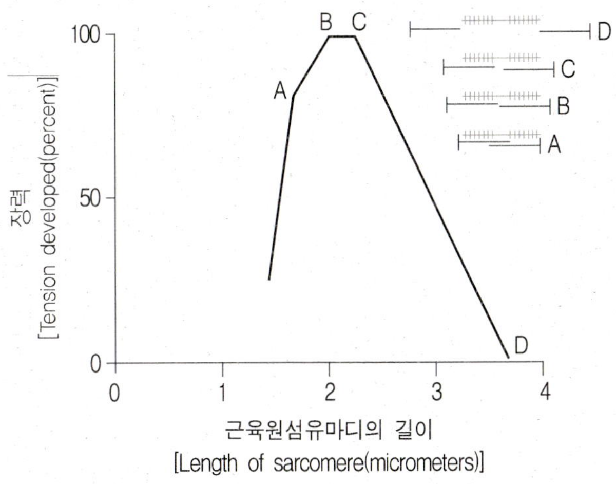


그림 1-6. 능동적인 길이-장력관계

A. 액틴 필라멘트가 겹쳐져 교차결합의 수가 감소됨
B와 C. 최적의 교차결합 수가 형성
D. 액틴 필라멘트와 마이오신이 떨어져 교차결합의 형성이 제한됨

난다(그림 1-7 A). 팔꿈치 굽힘의 근력은 관절이 완전히 굽힘될 때(근육이 짧아짐)와 완전히 폄될 때(근육이 길어짐) 작다. 팔꿈치 굽힘은 중간범위일 때 가장 큰데 이런 각도는 근육내의 교차결합의 중첩이 최대가 된다. 그러나 팔꿈치 굽힘의 근력은 토크로 표현되기 때문에 내적 모멘트팔에 의해서도 영향을 받는다. 내적 모멘트팔의 길이는 90도 각도에서 가장 크다(그림 1-7 B).

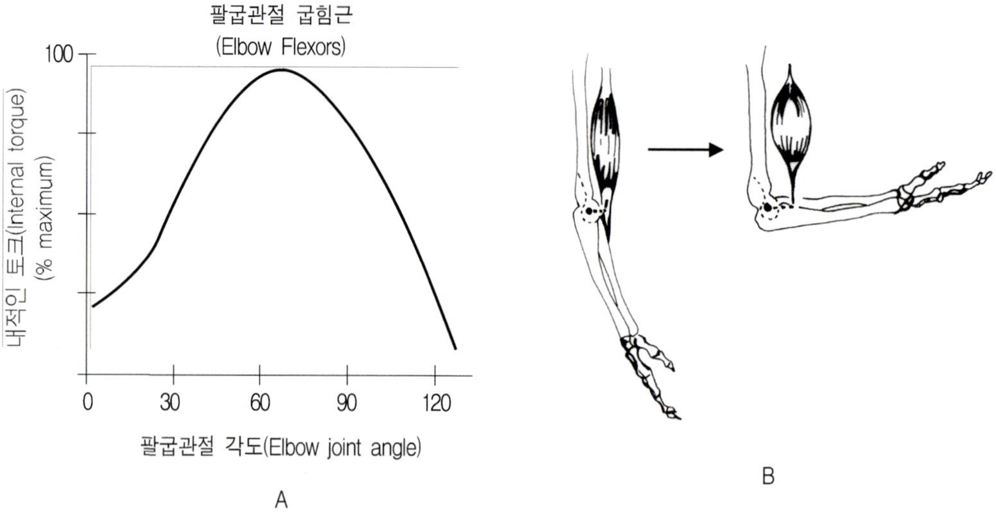


그림 1-7. 팔꿈치 굽힘 각도에 따른 팔꿈치 굽힘근의 최대근력의 변화

A. 팔꿈치 각도에 따른 팔꿈치 굽힘근의 내적 토크의 변화
B. 팔꿈치 각도에 따른 내적 모멘트팔의 길이의 변화

### (2) 수동적인 길이-장력관계

근육은 능동적 힘을 생산하는 것 외에 근육의 탄력성 때문에 수동적 힘을 생산할 수 있다. 근육은 고무줄과 같이 신장될 때 더 큰 내적인 탄력성을 발생한다. 이런 탄력성은 근육의 수동적인 길이-장력곡선에 의해 설명된다(그림 1-8). 이완된 조직이 임계 길이에 도달한 후에 근육 내의 수동 요소들이 수동장력을 발생시키기 시작한다. 이런 임계 길이에 도달한 후에, 장력은 매우 높은 강성도(stiffness)의 수준에 도달할 때까지 점진적으로 증가한다. 이 단계 이후에 장력이 더 높게 되면 조직은 끊어진다. 수동적인 길이-장력곡선은 근육조직과 힘줄조직에 있어 힘을 발생시킬 수 있는 능력의 중요한 구성요소를 나타낸다.

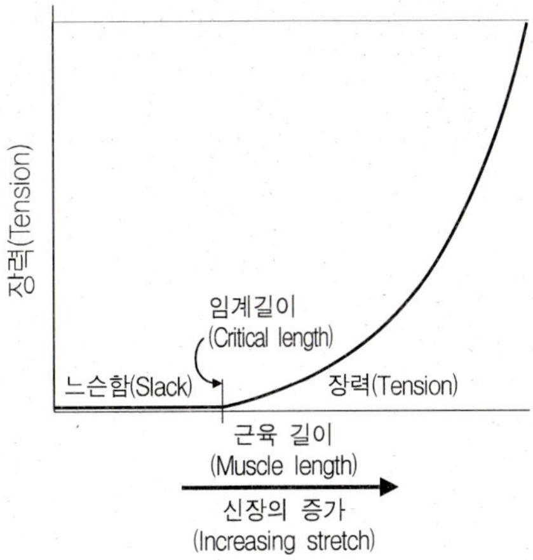


그림 1-8. 수동적인 길이-장력관계

### (3) 근육의 총 길이-장력 곡선

능동장력 길이-장력 곡선과 수동장력 길이-장력 곡선이 결합할 때 근육의 총 길이-장력 곡선을 나타낸다(그림 1-9). 짧아진 길이(a)에서는 능동 장력이 발생시킨다. 힘은 근육이 안정 길이를 향해 길어질 때 빠르게 상승한다. 안정길이를 넘어 신장될 때(b) 수동장력이 영향을 미침에 따라 능동장력의 감소는 수동장력에 의해 상쇄된다. 근육이 더 이상 신장될 때(c) 수동장력이 곡선을 지배하며 결합조직은 최대의 스트레스 상태가 된다.

높은 수준의 수동장력은 두 관절의 근육에서 가장 분명해진다. 예로 손목이 펴될 때 손목의 앞쪽을 지나가는 손가락의 굽힘근들이 신장되기 때문에 손가락들은 수동으로 약간 굽힘된다.

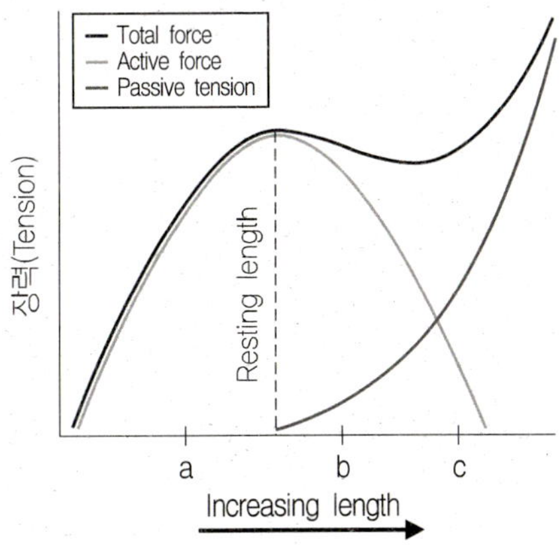


그림 1-9. 총 길이-장력 곡선

### 3) 근육수축 속도와 장력과의 관계

근육이 발생시키는 장력(힘)에 영향을 미치는 또 다른 요인 중의 하나로서 근필라멘트의 수축 속도이다. 동심수축(concentric contraction) 동안 근육은 수축 속도가 증가될 때 힘의 생산은 적다. 수축의 속도가 빠를수록 액틴과 마이오신 교차결합은 형성과 재형성의 충분한 시간을 갖지 못한다. 따라서 힘을 생산하는 근육의 능력은 감소된다.

근육의 등척성수축(isometric contraction)은 편심수축보다 더 큰 활성을 생산한다. 등척성 수축의 속력은 0이기 때문에 이용 가능한 액틴-마이오신 교차결합이 모두 형성될 수 있으며 최대 힘 생산에 도달 할 수 있는 시간을 모두 가질 수 있다. 등척성으로 생산된 힘은 관절과 신체에 안정성을 제공한다.

편심수축(eccentric contraction) 동안 힘 생산은 길어지는 속도가 증가함에 따라 약간 증가된다. 고무줄이 빠르게 늘어나는 것처럼 길어지는 속도가 증가함에 따라 이에 대한 근육의 저항은 상승한다. 이것은 근육 내의 결합조직의 과도긴장의 원인이 될 수 있으며 높은 속도의 원심성 활동 후에 왜 사람들이 더 큰 근육통을 느끼는지 설명한다.

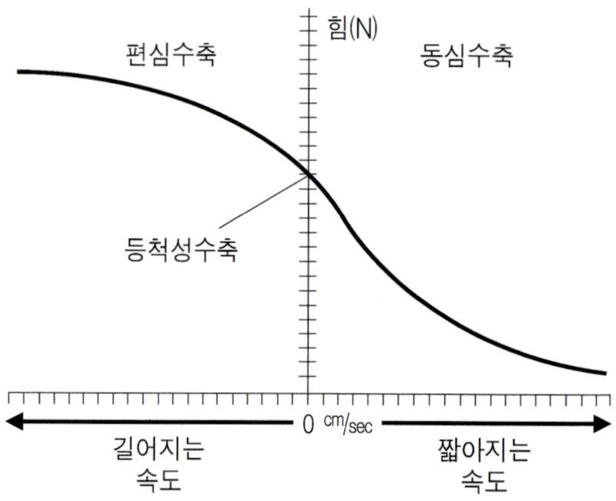


그림 1-10. 근육수축 속도와 장력과의 관계

### 4) 근작용의 유형

근육의 작용(수축)은 동심수축(짧아짐), 편심수축(길어지는 것에 대한 저항의 시도),

등척성수축(일정한 길이 유지하기)으로 설명된다.

#### (1) **동심수축**(concentric contraction)

동심수축 동안 관절의 움직임과 근육의 짧아짐(단축)이 일어난다. 결과적으로 근육의 몸쪽 부착부위와 먼쪽 부착부위 사이의 거리가 감소된다. 예로 위팔두갈래근(biceps)의 등장성 수축은 식사 동안 포크를 입으로 들어올리기 위해 사용된다.

#### (2) **편심수축**(eccentric contraction)

근육이 편심수축할 때, 근육이 길어지는 동안 근육의 긴장이 증가하고 지속한다. 근육의 몸쪽과 먼쪽 부착부위는 더욱 멀어진다. 이런 수축은 저항이 있거나 없이 수행될 수 있다. 저항 없는 편심수축의 예는 냅킨을 테이블에 놓기 위해 팔을 떨어뜨리는 것이다. 이런 경우 위팔두갈래근이 원심성으로 수축한다. 저항에 대항하는 편심수축의 예는 지면으로부터 들어 올린 들통을 조심스럽게 되돌려 놓는 것이다. 이 예에서 위팔두갈래근은 팔꿈치 폄의 협응과 속도를 조절하기 위해 원심성으로 수축하게 된다.

#### (3) **등척성수축**(isometric contraction)

등척성수축 동안 관절 움직임이 발생하지 않으며, 근육의 길이는 동일한 상태로 있다. 한 관절을 안정화시키기 위해 작용근과 대항근이 가동범위의 한 시점에서 수축되면서 사지가 배치되거나 긴장이 유지된다. 이런 작용은 저항 없이 또는 치료사의 손이나 고정된 물체와 같은 얼마간 외부적 저항에 대항하여 있을 수 있다. 저항에 대항하는 위팔세갈래근(triceps)의 등척성 운동의 한 예로 팔꿈치가 90도 굽힘되어 있는 동안 아래팔의 자뼈가장자리(ulnar border)로 책상 위에 대고 내려 누를 수 있다. 등척성수축을 요구하는 활동의 한 예로 쇼핑백을 전완 위로 매달아 들고 다닐 때 고정된 자세로 팔을 고정시키는 것이다.

### 5) 근육의 기능에 따른 분류

대부분의 근육들은 수행되는 움직임, 동작의 방향, 얼마만큼의 저항을 극복하는가에 따라 서로 다른 방법으로 기능을 한다.

#### (1) 작용근(agonist)

특정 움직임을 수행하는데 가장 직접적으로 관계되는 근육이나 근육군을 말한다. 넙다리네갈래근(무릎폄근)은 무릎관절 폄의 작용근이다.

#### (2) 대항근(antagonist)

작용근의 작용에 반대되는 근육이나 근육군을 말한다. 대개 작용근이 능동적으로 수축할 때 대항근은 수동적으로 길어진다. 예로 팔꿉관절의 굽힘을 실시할 때 위팔두갈래근은 팔꿉관절의 작용근으로 고려되며 위팔세갈래근은 대항근으로 작용하여 팔꿈치가 굽힘될 때 수동적으로 길어진다.

#### (3) 안정근(stabilizer)

다른 근육이 작용을 더 효율적으로 수행할 수 있도록 신체분절을 상대적으로 움직이지 않고 고정하거나 유지하는 근육을 말한다.

#### (4) 협동근(synergist)

특정 작용을 함께 수행하기 위해 작용하는 근육을 말한다. 인체에 의해 수행되는 대부분의 목적 있는 움직임에는 근육의 협동근 작용이 연루된다.

### 6) 근육의 외형에 따른 분류

근육은 많은 형태를 갖고 있으며, 이들의 기본적인 기능을 반영한다. 근육의 외형은 설명하는 데는 근섬유의 길이, 힘의 축에 대한 섬유의 배열형태, 생리학적 횡단면적이나 부피가 포함된다. 일반적으로 가늘고 긴 근육은 큰 가동범위를 제공하는 반면 두껍고 짧은 근육은 큰 힘을 제공한다.

근육다발(fasciculi)의 배열 형태는 근육마다 다양하다(그림 1-11). 근육다발은 근육의 장축에 평행하거나, 장축에 나선 모양을 하거나, 장축에 일정한 각을 형성하기도 한다. 근육섬유들이 서로 평행하게 주행하는(장축에 평행한) 근육은 방추근육(fusiform muscle)이라 한다. 위팔노근(brachioradialis)과 같은 이런 근육은 근속이 길며 근육의 전체 길이에 걸쳐 뻗어있어 큰 가동범위를 제공한다. 깃털 모양과 비슷한 익상근(pennate muscle)은

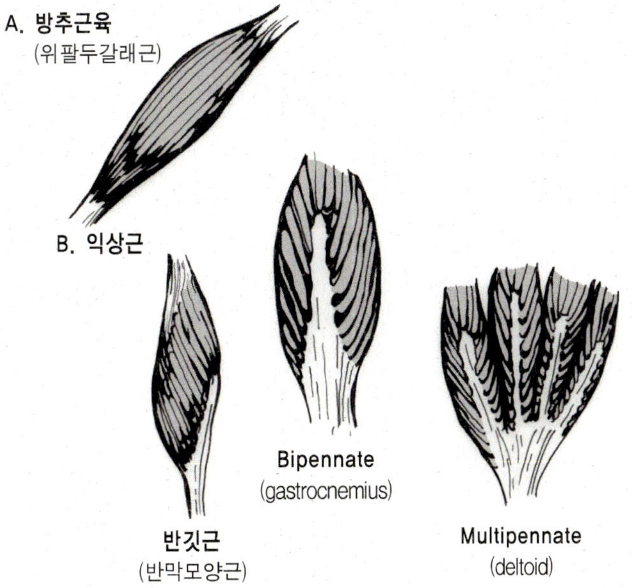


그림 1-11. 근육의 외형들

근육섬유가 중심 힘줄에 사선으로 부착된다. 따라서 유사한 크기의 방추근육과 비교할 때 더 많은 섬유들을 갖는다. 그러나 섬유가 중심 힘줄에 대 사선으로 있기 때문에 근육의 실제 가동범위는 제한된다. 익상근은 근육의 중심힘줄에 사선으로 배열된 근육섬유 집단의 수에 따라 반깃근(반익상근, unipennate muscle), 깃근육(쌍익상근, bipennate muscle), 뭇깃근육(다익상근, multipennate muscle)으로 세분된다. 긴엄지굽힘근(장모지굴근, flexor pollicis longus)과 같은 반깃근은 중간 힘줄의 한 방향으로 비스듬히 부채꼴 모양을 하고 있다. 장딴지근과 같은 깃근육은 중간힘줄에 양 방향으로 비스듬히 근육다발을 구성한다. 어깨세모근과 같은 뭇깃근육은 근육다발이 여러 개의 힘줄을 비스듬히 덮고 있다.

근육의 생리학적 횡단면적은 근육의 두께를 말하며, 힘을 발생시킬 수 있는 수축성 단백질의 양을 나타낸다. 근육의 굵기가 크거나 근육섬유의 수가 많아질수록 근육의 횡단면이 커지며 힘의 양도 커진다. 횡단면적은 근육섬유의 주행과 직각방향으로 측정한다. 방추근육의 횡단면적을 측정하는 것은 모든 섬유들이 평행하게 질주하기 때문에 비교적 쉽다. 그러나 익상근의 횡단면을 측정할 때에는 섬유들이 서로에 대해 다른 각도로 질주하기 때문에 주의가 필요하다. 익상근의 섬유들이 중심 힘줄에 대해 사선으로 있기 때문에 주어진 근 길이에 대해 더 많은 섬유들을 갖게 되어 상대적으로 큰 생리학적 횡단면이 커진다. 따라서 익상근은 같은 크기의 방추상근보다 더 큰 최대 힘을 생성한다. 예로, 다익상근인 비복근(gastronemius)은 점프를 하는 동안 매우 큰 힘을 낼 수 있다(그림 1-12).

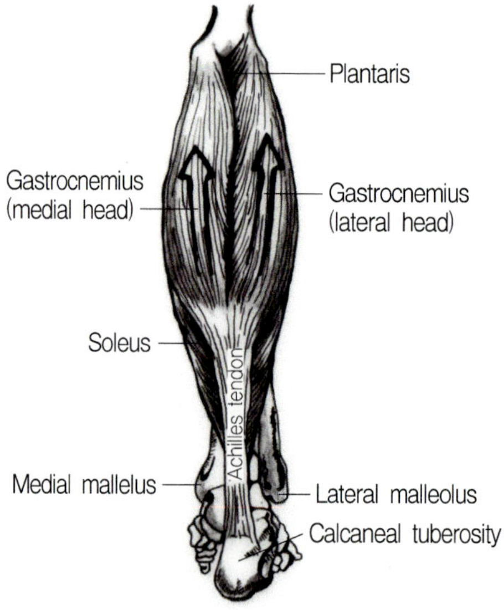


그림 1-12. 비복근

## 4 운동의 생리학적 측면

생리학적 측면에서 근원섬유는 근육의 수축성 요소로서 액틴과 마이오신 필라멘트의 미끄러짐이 일어난다. 액틴과 마이오신 근필라멘트의 상호작용은 근육수축을 발생시키는데 필수적이다. 이때 ATP가 분해되면서 에너지가 발생된다. 이 에너지를 이용하여 교차연결을 회전하게 된다. 액틴이 마이오신으로 끌어 당겨져 들어가므로 근육수축이 일어난다. ATP가 재합성되고 액틴과 마이오신으로 분해되는 재충전이 일어난다.

## 1) 운동과 근력과 근지구력의 변화

근력과 근지구력은 여러 요인들에 의존한다. 근력의 강화는 근비대(muscular hyper trophy)와 신경학적 적응(neural adaptation)을 일으킨다. 근비대는 근섬유의 단면적이 증가되는 것으로 근력의 증가와 상간관계가 있다. 근비대를 위해 근육이 피로할 정도까지 높은 부하가 주어져야 한다. 신경적응의 향상은 운동 초기에 발생하며 신경운동계의 효율성 증가로 인해 추가적인 운동단위가 동원될 정도로 근육에 부하가 주어질 때 발생한다. 운동단위의 동원(recruitment)의 요구는 궁극적으로 근 섬유 유형의 변화를 일으킨다. 동원되는 운동단위의 수의 증가와 운동단위 발화(firing)의 동시화(synchronization)도 근력에 기여를 할 수 있다. 동시화는 각각의 운동단위들이 독립적으로 발화하는 것보다 다수의 운동 단위들이 동시에 발화하는 것으로 더욱 큰 장력을 낼 수 있다. 근 비대와 신경학적 적응 외에도 심리적 요인도 근력에 영향을 미칠 수 있다.

근지구력은 오랫동안 근 수축을 유지하거나 반복적으로 힘을 낼 수 있는 근육의 능력이다. 근지구력은 정보를 둘레계통(limbic system, 변연계), 운동앞겉질(premotor cortex, 전운동피질)과 연합겉질(association cortex)로부터 근육까지 중계하는 중추신경계와 말초신경계의 능력과 그리고 대사과정과 효소과정에 필요한 산소를 섭취하고 전달하는 폐, 모세혈관과 근육의 능력 등 많은 요인들에 의존한다. 근지구력의 증가는 근육운동을 계속할 수 있도록 근육 내에 영양소와 산소를 공급해주는 심혈관계의 기능의 향상과 관련이 있다. 심박동수가 증가할 때 또한 근육의 분당 산소섭취량도 증가하게 된다. 근육은 ATP를 화학적 에너지로 분해하기 위해 산소를 필요로 하며 이를 통해 근수축이 일어난다. 근지구력은 근력과 서로 관련이 있다.

## 2) 운동과 근 섬유 유형의 변화

다양한 종류의 운동은 골격근의 섬유에서 변화를 이끌 수 있다. 달리기와 수영과 같은 지구력 운동은 점차적으로 II B형 섬유에서 type II A형로 변경된다. 전환된 근육섬유들은 직경과 사립체(mitochondria), 근력에 약간의 증가를 보인다. 지구력 운동은 심폐기능의 변화를 가져오고 이것은 골격근이 더욱 많은 산소와 탄소화물을 공급받을 수 있게 하지만 근육의 질량에 기여하지는 않는다. 반면에 웨이트 들기와 같이 짧은 기간 동안 큰 힘을 요구하는 운동은 II B형의 힘과 크기를 증가시킨다. 크기의 증가는 얇고 굵은 근 필라멘트의 합성(synthesis)이 증가하기 때문이다. 그 결과로 커다란 근육을 발달시킨다.

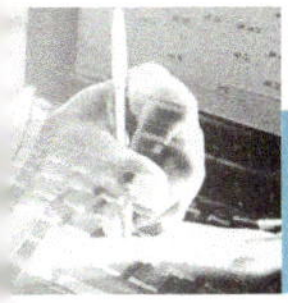

제 2 장

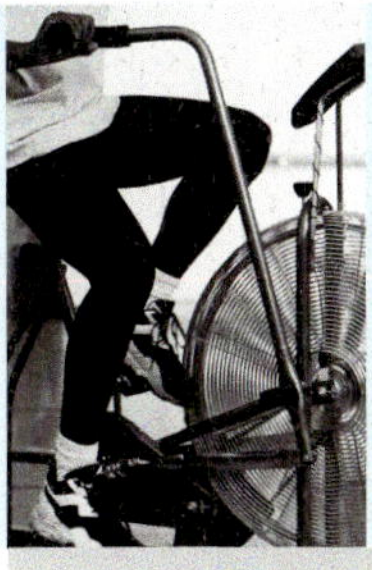

# 생체역학적 접근법

## 1 개 요

다양한 치료적 접근법들이 작업치료에서 사용되고 있다. 생체역학적 접근법은 일상적인 작업수행 시 기능적 움직임의 기초를 이루는 근골격계적 능력의 습득과 운동을 달성하기 위해 신체가 어떻게 사용되는가에 초점을 맞춘 치료적 접근방법이다. 인체가 운동할 때 작용하는 운동과 힘의 특성에 관한 해부학, 결합조직, 근골격계 및 근육학, 운동학, 심폐 기능, 생리학과 관련이 있으며, 주로 말초신경손상, 소아마비, 길랑-바레 증후군, 척수손상과 같은 하위운동신경원 질병과 구축과 관절염과 같은 정형외과적 질병이 치료에 효과적이다. 이런 장애들을 치료하기 위해 치료사는 생체역학적 및 생리학적 원칙에 바탕을 두고 활동을 수행하는데 영향을 미치는 근력, 관절가동범위, 근 지구력의 문제를 해결하거나 이들 능력을 향상시키기 위한 프로그램을 설계하고 수행한다.

### 1) 생체역학적 접근법의 대상자

생체역학적 접근법이나 운동치료의 대상자는 의학적으로 운동에 참여할 수 있고, 지시와 목적을 이해하고, 수행에 흥미를 가지고 의욕이 있어야 한다. 또한 생체역학적 접근법을 적용하면서 근력, 관절가동범위, 협응성, 또는 운동패턴의 회복이나 증가의 가능성이 있어야 한다. 감각 되먹임이 환자에게 유용하다. 즉, 환자가 운동되는 부위의 동작과 위치를 감지하고 표면 및 심부 통증 감각이 적어도 부분적으로 정상이어야 한다. 환자는 움직임 동안 통증이 없어야 하며 분리되고 조화된 움직임을 수행할 수 있어야 한다.

### 2) 금기사항

운동치료는 최근 수술을 받거나, 관절에 염증이 있거나, 건강이 좋지 않은 환자에는 금기이다. 이것은 정착된 영구적인 구축의 결과로 관절가동범위가 심하게 제한되어 있는 관절에는 유용하지 않다. 또한 강직이 있고 분리 동작의 수의적 조절이 결여된 환자나 운동이상증 움직임을 조절할 수 없는 환자들에게는 효과적이지 않다.

## 2 치료 목적에 따른 운동

### 1) 근력강화

근력운동이나 훈련을 통한 근력의 강화는 신경적응(neural adaptation)의 향상과 근비대(muscle hypertrophy)가 일어날 때 발행한다. 신경적응의 향상은 운동 초기에 발생하며 신경운동계의 효율성 증가로 인해 추가적인 운동단위가 동원될 정도로 근육에 부하가 주어질 때 발생한다. 근비대는 근섬유의 단면적이 증가되는 것으로 근력의 증가와 상관관계를 갖는다. 근비대와 근력강화를 위해 근육이 피로할 정도까지 높은 부하가 주어져야 한다. 근육에 부하를 증가시키기 위해 운동이나 작업을 선택할 때 근수축의 형태, 운동강도나 부하, 수축기간, 수축률과 수축 속도, 운동 빈도를 고려해야 한다. 근력강화는 특이적인 과정으로 근육은 운동되는 가동범위 내에서만 근력증진이 일어나며, 수축 속도 또한 매우 특이적이다. 근력강화를 위해 활동을 수행할 때 근력강화프로그램의 수축의 형태, 가동범위, 수축 속도는 수행환경과 유사해야 한다. 환자가 일반적인 근력강화를 필요할 경우에는 수축의 유형, 가동범위, 수축의 힘은 다양하게 이루어져야 한다.

### (1) 근력강화 방법

근력을 증가시키기 위해 능동-보조운동, 능동동운동과 저항운동이 사용된다. 근력을 강화하기 위해 운동들은 적은 반복으로 커다란 저항에 대항하여 근육을 수축해야 한다. 근력강화 운동은 수축이 충분하지 않으면 효과적이지 못하다. 그러나 과도한 근력강화는 근육의 피로, 통증과 일시적인 근력의 감소를 일으킬 수 있다. 운동의 유형은 근력등급, 환자의 피로 내구력 수준에 적합해야 한다.

작업이나 운동은 근력을 증가시킬 목적으로 사용된다. 다양한 작업들이 근력강화를 위해 충분한 기회를 제공하며 단순한 운동보다 환자의 흥미와 동기를 유발하는데 효과적이다. 치료사는 작업에 필요한 특정 근육들을 강화시킬 목적으로 운동프로그램을 개발할 수 있다. 이런 운동은 다양한 방법으로 작업과 결합된다. 운동은 작업을 위한 준비과정으로 사용되며, 작업은 운동에 의해 증가된 근력의 이월효과(carryover)를 강화시킬 수 있다. 근력강화프로그램을 계획할 때 치료사는 운동이나 작업 변수들을 조작할 수 있다. 근력강화를 위해 많은 프로그램들이 개발되었다. Delome의 점진적 저항운동 방법(progressive resistive exercise), 단순 근력강화 프로토콜 등이 있다. Delome 방법은 환자가 처음에 자신의 10 최대반복(repetition maximum, RM)의 50%, 다음에 75%, 마지막에 100%를 들어 올리는 프로그램이다. Oxford 방법은 DeLorme 방법과 반대로 진행한다. 운동은 최대 저항의 100%에서 시작하여, 최대 저항의 75%로 감소하고, 다음에 50%로 줄인다. 단순 근력강화 프로토콜은 단 한번 완전가동범위로 한번 들 수 있는 최대 무게인 1회 최대반복(1RM)을 결정하여 1RM의 60~80%를 들게 한다. 처방된 치료적 작업이 일상생활과 유사한 상황에서 집중적으로 사용될 때 근력을 강화시킬 수 있다. 표 2-1의 근력강화 프로그램을 위한 지침은 치료적 운동이나 작업프로그램을 세팅하는데 도움이 된다. 이런 지침이 운동프로그램이지만 원칙들은 근력을 위해 사용되는 작업 과정을 설계하는데 사용될 수 있다.

근육은 관절 움직임에 따라 일어나는 운동을 조절하고 만들어내기 위한 힘을 발휘하는 것으로 일상생활 속에서 근육을 사용하는 것이 근력 향상에 가장 많은 영향을 준다. 근력을 강화시키기 위해 다양한 방법으로 저항을 줄 수 있다. 치료사의 손이나, 무게나 모래주머니, 스프링, Theraband, pulley와 운동기구 등을 사용하여 주어진다. 저항의 종류는 환자가 수행하는 활동에 따라 달라지며, 저항의 양과 운동의 반복 횟수는 환자의 신체지구력과 근지구력에 맞추어 점차적으로 증가된다. 수축 속도(시간 당 반복수)는 환자의 능력에 맞추어 점차적으로 증가된다. 궁극적으로 훈련 동안 근수축의 속도는 작업에서 요구하는 근수축의 속도와 일치하도록 해야 한다.

표 2-1. 근력강화프로그램을 위한 지침

| 운동유형 | | 정의 | 근력등급 | 과정 |
|---|---|---|---|---|
| 등척성 운동 | | 각 수축사이에 휴식을 취하면서 약한 근육으로 10회 최대 등척성 수축을 하는 운동 | Trace(1)<br>수축력이 신체부위를 움직이는데 충분하지 않다. | • 자극 환경을 조성하고 과정을 설명한다.<br>• 약한 근육을 수축(유지)하도록 설명한다. 치료사의 저항은 환자가 약한 근육이나 근육군의 수축을 분리하도록 돕는다.<br>• 환자는 정상적으로 호흡하며 가급적 오래 최대 노력으로 수축을 유지한다.<br>• 수축들 사이에 휴식을 취하며 10회 반복한다.<br>• 수행능력이 향상됨에 따라 최대수축의 기간을 늘린다.<br>• 최대 등척성 수축은 심장병환자에게 금기이다. |
| 등장성 | 능동보조운동 | 약한 근육으로 가능한 관절가동범위에서 구심성이나 원심성으로 수축하는 운동.<br>치료사나 외부 도구는 움직임을 완수시키기 위해 보조한다. | Poor minus(2−)<br>Fair minus(3−)<br>근육은 중력이 감소 또는 제거된 상태에서 부분적 가동범위로 움직일 수 있다. | • 자극 환경을 조성하고 과정을 설명한다.<br>• 2− 등급의 근육을 위해, 사지가 중력을 제거한 면에서 움직이도록 자세를 취한다.<br>• 3− 등급의 근육을 위해, 사지가 중력에 대항하여 움직이도록 자세를 취한다.<br>• 환자는 약한 근육으로 가급적 큰 가동범위를 통해 움직인다.<br>• 치료사는 외적 힘을 제공하여 동작을 완수시킨다.<br>• 능동보조운동은 수동 관절가동운동처럼 보일 수 있지만 환자가 약한 근육을 능동적으로 움직이려고 하기 때문에 다르다. |

| 운동유형 | | 정의 | 근력등급 | 과정 |
|---|---|---|---|---|
| 등장성 | 능동운동 | 근육을 수축하여 신체부위를 완전가동범위로 움직인다. | Poor(2)<br>Fair(3)<br>근육은 중력에 대항하거나 중력이 제거된 상태에서 완전가동범위로 움직일 수 있다. | • 자극 환경을 조성하고 과정을 설명한다.<br>• 2 등급의 근육을 위해, 사지가 중력을 제거한 면에서 움직이도록 자세를 취한다.<br>• 3 등급의 근육을 위해, 사지가 중력에 대항하여 움직이도록 자세를 취한다.<br>• 환자는 완전가동범위를 통해 움직인다.<br>• 환자는 세트 사이에 휴식을 취하면서 각 세트 당 10회 반복의 3세트의 운동을 실시한다. |
| | 저항운동 | 저항에 대항하여 근육을 수축하여 신체부위를 완전관절가동범위로 움직인다. | Poor plus(2+)<br>Fair(3)<br>Fair plus(3+)<br>Good(4)<br>Good plus(4+) | • 자극 환경을 조성하고 과정을 설명한다.<br>• 2+ 또는 3 등급의 근육을 위해, 사지가 중력을 제거한 면에서 움직이도록 자세를 취한다.<br>• 3+ 이상 등급의 근육을 위해, 사지가 중력에 대항하여 움직이도록 자세를 취한다.<br>• 치료사는 선택된 근력강화 프로그램에 따라 적절한 양의 저항을 결정한다. DeLorme 방법이 사용될 경우, 10RM을 측정한다. 단순근력강화프로토콜이 사용될 경우 1 RM을 측정한다.<br>• 환자는 저항에 대항하여 완전가동범위를 통해 움직인다.<br>• DeLorme 방법이 사용될 경우, 환자는 처음에 자신의 10RM의 50%로 시작하여 75%, 100%의 3세트 운동을 실시 한다. Oxford 방법 이 사용될 경우 운동은 최대저항의 100%로 시작하여, 75%, 50%로 줄이며 10회 반복의 3세트 운동을 실시 한다. 단순근력강화프로토콜이 사용될 경우, 환자는 세트들 사이에 휴식을 취하면서 1RM의 60~80%의 무게로 각 세트 당 10회 반복의 3세트의 운동을 실시한다. |

저항은 움직이는 부위에 무게를 부가하거나 치료사의 손에 의해 제공된다. 또한, 활동의 재료나 도구를 변화시킴으로써 제공할 수 있다.

근력강화의 관점에서 운동이나 작업의 강도는 저항의 양과 중력과 관련이 있다. 강도나 저항은 근력강화를 위해 시간이 지남에 따라 증가되어야 한다. 예로 상지의 근력약화가 있는 환자가 손으로 얼굴을 닦는 동작을 훈련할 때 근력이 약한 초기에는 침상에 누워 중력의 영향을 받지 않는 자세에서 얼굴을 닦다가 힘이 어느 정도 생기면 이후에 앉아서 중력에 대항하여 팔을 움직이거나 세면도구 사용 활동을 함으로써 점차 저항운동에 참여시키도록 한다. 최종적으로는 옷 입기, 침대 정리, 세차, 정원 가꾸기 등과 같은 자기-관리 활동과 수단적 일상생활활동으로 작업의 강도를 확장시킴으로서 사회 활동을 하는 데 필요한 근력을 증가시켜나가야 한다. 저항운동의 예로, 중력의 영향을 덜 받는 면에서 중력에 대항하는 면으로 운동면과 방향을 변화시키면서 수건 밀기, 먼지 묻은 차 닦기, 헐렁한 옷에서 몸에 딱 맞는 옷으로 갈아입기 활동 등이 있다. 근력이 매우 약한 환자는 침상에서 얼굴 닦기를 끝내는 것조차 어려울 수 있으므로 치료사는 환자의 휴식시간과 활동 시간을 조절함으로써 스스로 목욕하기라는 치료목표를 달성할 수 있도록 도움을 주도록 한다.

## 2) 근지구력 증진

근지구력은 반복해서 힘을 내거나 오랫동안 근수축을 유지하는 근육의 능력으로 정의되며 근지구력은 근육운동을 계속할 수 있도록 근육 내에 영양소와 산소를 공급해주는 혈관계의 기능 향상에 중점을 둔다. 근육활동을 유지하는 능력(즉, 지구력)은 근육생리의 기능이며, 지구력은 근골격계 뿐만 아니라 다른 신체 시스템의 기능도 수반하기 때문에 근력이나 동작보다 더 복잡한 현상이다. 그러므로 근지구력을 증진시키기 위해 고안되는 운동프로그램은 근력을 위한 프로그램과 차이가 있다. 지구력을 증진시키기 위한 운동은 가벼운 저항에 대항하여 많은 반복으로 근육을 수축하는 것에 기초한다. 가벼운 저항이 있는 일상의 작업에서 운동단위들은 비동시적으로 활성화된다. 한 운동단위가 활성을 그친 후에 근섬유들은 다른 운동단위들이 교대하는 동안 어느 정도 회복한다. 피로는 최대저항의 수축 보다는 가벼운 저항운동 동안에 더욱 천천히 발생한다. 최대수축은 많은 운동단위들이 동시에 수축하여 근섬유가 회복할 기회가 없다. 낮은 저항에 대항한 반복적인 구심성 또는 편심수축은 글리코겐의 고갈이 덜하며 산화능력(oxidative capacity)을 향상시키는데 이를 통해 지구력을 증진시킬 수 있다. 따라서 지구력을 증진시키기 위한 운동은 대사회복을 위해 휴식을 하면서 점점 더 오래 기간을 늘리며 적당히 피로하게 하는 활동을 사용한다.

#### (1) 지구력을 증진시키기 위한 방법

지구력을 증진시키기 위해 1RM의 40~60% 수준의 무게를 이용하여 운동하거나 오래 동안 작업에 참여하게 한다. 근지구력을 증진시키기 위해 사용되는 운동이나 작업은 운동기간을 늘임으로서 등급화 되는데, 이것은 수축(구심성과 원심성)의 반복 횟수를 증가시키거나 등척성 수축을 유지하는 시간을 연장시킴으로서 이루어진다. 환자가 운동기간을 연장시키는 것에 준비가 되어있지 않을 경우, 운동이나 작업에 참여하는 빈도를 증가시킬 수도 있다.

치료사는 환자에게 흥미를 유지할 수 있는 작업을 제공하며, 시간이나 반복 횟수를 통해 단계적으로 증진시킬 수 있다. 예로 주사위놀이나 체스와 같은 보드게임에 흥미 있어 하는 환자를 위해 게임의 횟수나 게임시간을 증가시킨다. 또한 치료사는 환자를 일과에 포함시킴으로서 그가 하루 내 작업에 참여하는 시간의 양을 점차적으로 증가시키거나 하나의 특정 작업에 참여하는 기간을 증가시킬 수 있다. 예로 정원을 가꾸는 시간을 늘리거나 잡초를 뽑고 열매를 따는 것에 의해 근육의 힘을 증가시키는 것은 근지구력을 증진시키는 효과적인 방법이다. 근지구력을 증가시키기 위해 특정 동작의 반복 횟수를 증가시켜야 한다.

### 3) 관절가동범위 증진

관절가동범위는 관절이 움직일 수 있는 범위로서 수의 움직임의 기초가 되며 신체적 운동 검사에서 가장 먼저 수행된다. 관절가동범위 검사를 함으로서 관절가동범위의 제한의 유·무, 제한 부위, 정도를 알 수 있다.

#### (1) 관절가동범위 제한의 예방

대부분의 관절가동범위의 제한은 방지될 수 있다. 고정은 관절가동범위를 감소시키는 주된 원인이다. 관절이 움직이지 못할 때 근육은 근섬유의 소실에 의한 변화, 근절(sarcomere)의 수와 길이의 변화, 새로운 콜라겐 합성의 붕괴, 인대약화와 탄성강성(elastic stiffness)의 증가에 의한 결합조직의 변화 등이 나타나 결과적으로 근육자체가 짧아져 관절가동범위의 제한을 이끈다. 부종 또한 관절의 둘레를 증가시켜 관절가동범위를 제한한다. 장기적인 부종은 섬유증 변화(fibrotic change)와 부종 조직의 유착을 이끌어 결과적으로 구축을 일으킨다. 이런 변화들은 24시간 고정으로 시작된다. 이런 변화들에서 관절은 오직 규칙적으로 움직여지는 것을 통해서만 관절범위를 유지할 수 있다.

스스로 관절을 움직일 수 없는 환자는 움직임이 금기가 아니라면 관절가동범위를 유지하기 위해 수동 관절가동운동과 올바른 자세취하기를 하는 것이 도움이 된다. 관절가동범위의 제한을 방지하기 위해 부종을 감소시키기, 자세취하기, 완전가동범위 운동이 필요하다.

### ① 부종 감소시키기

부종은 올림(elevation), 마사지, 압박을 통해 감소된다. 올림은 팔다리를 심장보다 높게 위치시키는 것을 요구한다. 앉아있거나 누워있는 동안 팔다리를 베개 위에 올려 안정하는 것이 효과적이다. 마사지는 가벼운 압력으로 수행하며 도수부종가동화(Manual edema mobilization) 방법을 사용한다. 이 방법은 과거에 수행하던 역행 마사지와 달리 근위에

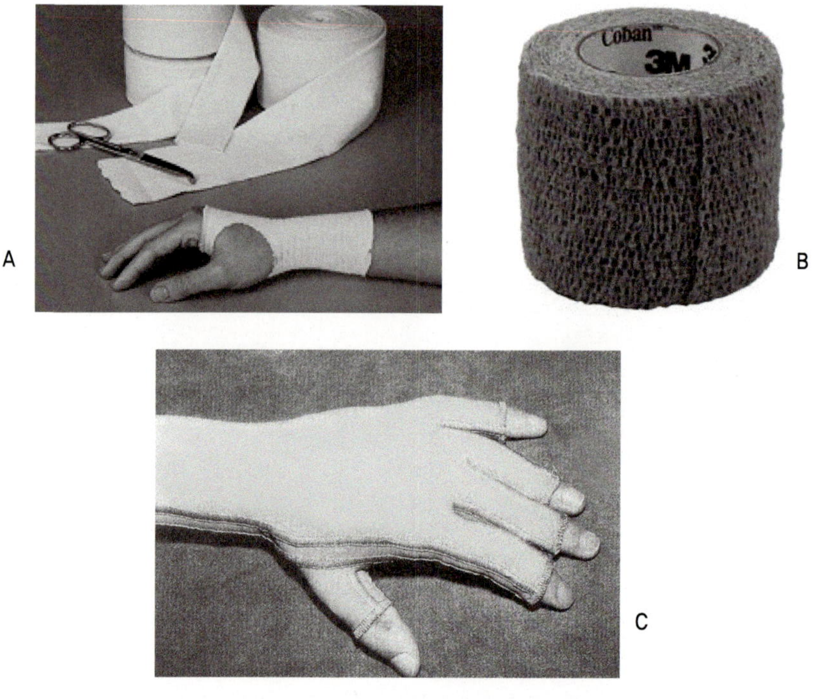


그림 2-1. 압박에 사용되는 재료

A. 압박붕대, B. Coban wrap, C. Jobst 압박의복

서 원위로, 다음에 원위에서 근위 방향으로 제공한다. 마지막 움직임은 항상 근위 방향이 되도록 한다. 압박은 부종에 의해 이차적으로 발생하는 관절가동범위의 제한을 방지하기 위해 사용된다. 손상된 부위에 압박붕대나 Coban wrap을 사용한 가벼운 압박이나 또는 Tubigrip이나 Jobst로 만들어진 가벼운 압박의복이 부종을 조절하는데 도움이 된다. 압박붕대를 이용할 경우 먼쪽(원위부) 사지의 순환을 제약하지 않도록 압박붕대를 올바르게 적용하는 것이 중요하다. 순환이 잘 되는지 확인하기 위해 규칙적으로 피부상태를 관찰해야 한다. 접착성 있는 탄력붕대인 Coban 붕대를 사용할 경우 체액이 몸 쪽을 향해 환원될 수 있도록 먼쪽에서 몸쪽 방향으로 나선형으로 부위 둘레를 감싼다. 이때 붕대의 모서리가 붕대 폭의 25% 이상이 겹쳐지도록 감는다. 관모양의 탄력지지붕대인 Tubigrip을 사용할 경우에는 올바른 크기를 사용하여 지속적인 압박지지를 받을 수 있도록 한다.

### ② 자세취하기

사지의 근력약화가 심하여 중력에 대항할 수 없을 때 안정 자세나 기능적 자세로의 자세취하기는 변형을 방지하고 부종을 줄이고 관절가동범위를 유지하는데 중요하다. 가능한 기능적 자세를 취하며 비 기능적 자세는 피해야 한다. 타이트니스(tightness)의 패턴과 반대되는 자세를 하루 내에 최소 기간 유지해야 한다. 예로 편마비 환자가 바로 누운 자세에서 마비쪽 팔에 경직이 있어서 어깨가 안쪽돌림되어 있을 때 어깨를 중립위치나 가쪽돌림된 상태로 자세취하기를 함으로써 경직의 발달을 방지할 수 있다. 게다가 팔을 베게에 올려놓으면 손의 부종을 방지할 수 있다.

예방에도 불구하고 팔다리의 구축과 관절굳음을 피할 수 없을 경우 스플린트와 보조기의 사용과 자세취하기를 통해 가급적 기능적 자세에 벗어나지 않는 범위에서 발생하도록 한다. 그 이유는 기능적 자세는 환자로 하여금 자조생활이나 기타 기능적 활동을 할 수 있게 하는 자세이기 때문이다. 예로 손의 기능적 자세는 손목의 10~30° 폄, 엄지의 맞섬과 벌림, 손가락뼈사이관절의 반굽힘(semiflexion)된 자세이다.

### ③ 완전가동범위의 움직임

완전가동범위의 움직임을 위해 환자에게 손상으로 인해 고정되거나 부종이 있는 관절을 능동적으로 움직이고, 움직일 수 없을 경우 수동적으로 움직이도록 가르친다. 능동관절운동과 수동관절운동 모두 하루에 2번 이상, 한 번에 3회 이상의 각 손상 관절을 한계

범위까지 부드럽고 천천히 움직인다. 수동운동을 위해 치료사나 또는 기구와 같은 외부적인 힘이 사용될 수 있다. 수동관절운동을 할 때에는 세심한 주의가 필요하다. 손상된 어깨의 수동관절운동을 할 경우 어깨통증을 유발하지 않도록 주의하며 이를 위해 어깨뼈의 위쪽돌림과 위팔뼈의 가쪽 돌림 없이 90도 이상의 어깨 굽힘과 벌림을 피한다. 환자의 어깨를 수동적인 움직임을 제공할 때 어깨위팔리듬에 주의를 기울여야 한다. 수동관절가동운동은 또한 연속적인 수동운동을 제공하는 continuous passive motion(CPM) 기구에 의해 수행될 수 있다.

환자 스스로 움직일 수 있을 때 능동운동을 수행하게 한다. 관절가동범위의 제한을 예방하기 위해 능동운동을 제공하는 활동을 계획해야 한다. 일상 활동 동안 체중지지, 팔 뻗기 및 조작을 위해 팔을 사용하도록 한다. ROM 댄스프로그램을 적용하는 것도 도움이 된다.

### (2) 관절가동범위의 증진

관절가동범위의 증진을 위해 신장의 원리를 이용한다. 신장은 구축을 일으킬 수도 있는 타이트니스를 제거하기 위해 조직을 외부적인 힘에 의해 늘리는 과정으로 이다. 신장은 통증을 보이는 각도를 약간 초과한 범위인 최대 신장각도(maximal stretch point)에 도달하여 그 위치에서 15~30초 유지할 때에만 변화를 일으킨다. 관절의 최대 신장각도와 그 상태에서 15~30초 유지하는 것은 가소성이 있는 결합조직이 새로운 조건에 적응하여 시간이 지남에 따라 증가된 길이에 적응하도록 한다.

신장운동을 할 때 유의할 것으로 ① 신장 속도는 조직이 점차적으로 적응을 할 수 있도록 느리게 수행하고, ② 힘은 조직의 장력(tension)을 일으키기에 충분하지만 조직을 파열시키지 않도록 적어야 하고, ③ 신장은 타이트니스의 반대 방향으로 수행하고, ④ 신장은 최대 신장각도까지 적용하고, ⑤ 점차적이고 부드러운 신장을 수행한다. 이것은 빠르고 강한 신장보다 더욱 효과적이다.

관절가동범위를 증가시키거나 유지시키기 위한 활동들은 팔을 뻗는 범위나 관절의 가동역(excursion)이 더욱 더 커지도록 도구와 기구들을 위치시키는 것에 의해 그리고 능동 신장을 촉진시키기 위해 연장된 손잡이와 함께 기구를 개조함으로서 단계적으로 증진시킬 수 있다. 예로 위빙(weaving)을 수행하는 동안 어깨 굽힘을 위해 베틀을 수직 위치로 배치시킬 수 있다(그림 2-2). 작업이 진행되면서 위빙활동은 점차적으로 증가된 능동

가동범위의 동작을 요구하게 된다. 모자이크 타일 설계에서 타일과 같은 물건을 환자로부터 거리를 증가시키거나 감소시켜 배치하는 것은 도구에 손을 뻗는데 필요한 가동범위를 변화시킨다. 목공(woodworking)에서 사용되는 것과 같은 공구 손잡이는 쥐기를 촉진시키거나 제한된 관절가동범위에 적응시키기 위해 스펀지 고무로 손잡이를 덧대는 것(padding)에 의해 크기가 증가될 수 있다. 범위가 증가함에 따라 패딩의 양을 감소시킴으로서 단계화할 수 있다.

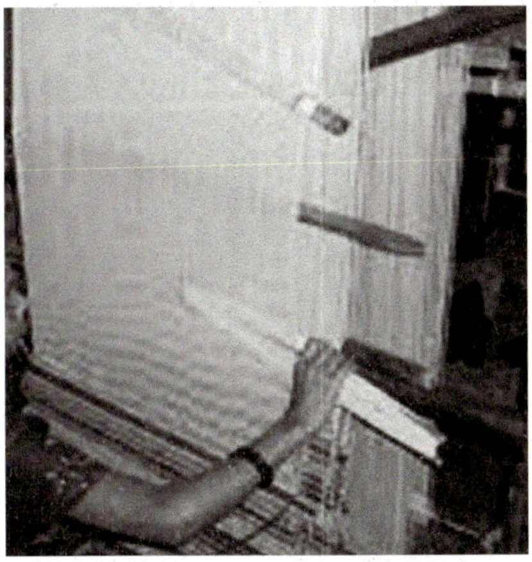

그림 2-2. 수직으로 배치된 위빙

## 3 운동치료

### 1) 운동의 종류

운동치료의 종류는 목적, 대상자의 질환, 근육의 수축 형태, 근육의 수축 유무, 외부에 적용되는 힘의 정도에 따라 다양하게 분류되고 있다. 근육의 형태에 따라 등장성 운동과 등척성 운동으로 분류되며, 근육의 수축 여부에 따라 수동운동과 능동운동으로 분류될 수 있다. 이 장에서는 생체역학적 운동치료에서 자주 사용되는 수동운동, 능동보조운동, 능동운동, 저항운동, 신장운동, 무-저항 등척성 운동으로 분류하여 설명하고자 한다. 활동 수정의 방법으로 과제의 위치 변화시키기, 운동 시 도움의 양과 저항의 양 조절하기,

도구나 장비 변경하기, 물체의 소재나 크기 변경하기, 과제 달성을 위한 방법 변경하기 등의 원리를 적용할 수 있다.

### 2) 수동운동

수동운동은 근육의 수의적인 수축이 없이 치료사나 외부적인 힘에 의해 행해지는 운동을 말한다. 이 운동은 수축이 없고 힘이 사용되지 않기 때문에 근력과 지구력이 증진되지 않는다. 따라서 근력과 지구력을 위해서는 수동운동을 하지 않는다.

수동운동의 목적은 관절가동범위를 유지하고 근육의 신장성을 유지하여 구축, 유착과 관절 변형을 방지하는 것이다. 이런 목적을 성취하기 위해, 환자들은 매일 두 번 이상, 한번에 3회 이상의 반복으로 운동을 수행해야 한다. 이것은 근력이 없거나 매우 약해서 (zero등급에서 trace등급) 능동움직임을 수행하지 못하는 환자나 또는 신체적 상태 때문에 능동 움직임이 금기 상태인 한자에게 사용된다.

수동운동은 치료사에 의해서 또는 환자에 의해 스스로 수행될 수 있다. 수동운동은 중력이나 pulley, 수동운동기구 등의 도구에 의해서도 수행된다. 운동을 하는 동안 관절의 몸쪽 관절은 고정되어야 한다. 치료사가 수동관절가동운동을 할 때 정상 관절동작을 통

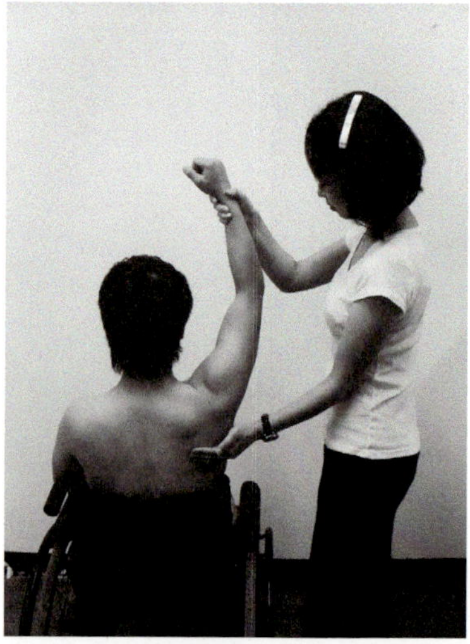

그림 2-3. 어깨위팔뼈리듬이 일어나도록 팔 운동을 하고 있다.

해 사지를 움직인다. 수동관절운동에서 몇몇 부위들은 특정 고려사항들을 요구한다. 예로 어깨의 수동관절운동을 할 때 치료사는 환자의 팔을 잡고 어깨를 움직인다. 이때 치료사는 어깨의 통증에 대해 주의하고, 완전한 어깨 굽힘 및 벌림을 성취하기 위해 어깨위팔뼈리듬이 수반되도록 주의해야 한다(그림 2-3). 팔을 사용할 수 있는 환자는 스스로 수동운동을 하도록 한다. 예로 편마비 환자일 경우 비마비쪽 팔로 마비쪽 손목을 잡고 어깨운동을 수행한다.

### 3) 능동보조운동

능동보조운동은 등장성 운동으로 환자 스스로 동작을 완수할 수 없을 경우 치료사나 기구의 도움과 함께 행해지는 운동을 말한다. 능동보조운동은 수동운동과 능동운동 사이에 실시되는 운동으로 근 재교육과정의 첫 단계 운동이다.

능동보조운동의 목적은 관절가동범위를 유지하는 동안 근력등급이 poor－와 fair－인 근육의 근력을 증가시키는 것이다. 이런 운동은 환자가 능동운동을 수행할 수 있을 때까지 도움의 양을 단계적으로 감소시킨다.

등장성 운동에서 환자는 부분적인 관절가동범위를 통해 관절을 움직이며, 치료사나 외부적 힘에 의해 나머지 범위를 수행하여 완전가동범위로 동작을 완수한다. 능동보조운동은 치료사에 의해 또는 팔 기능이 있을 경우 환자 자신에 의해 수행된다. 환자의 움직임을 보조하기 위해 도르래(overhead pulley)(그림 2-4), 슬링이나 고무줄(theraband) 등이 사용될 수 있다.

#### (1) 활동의 적용

활동을 수행하는 동안 동작을 완수하기 위해 도움이 필요할 경우, 다양한 도움으로 그 동작을 수행할 수 있게 활동을 계획한다. 예로 다양한 양손 활동들이 능동-보조 운동에 속한다. 예로 양손 샌딩 밀기(bilateral sanding)(그림 2-5), 양손으로 걸레질하기(그림 6-21), 양손으로 청소기 사용하기, 톱질 등이 있다. 양손을 사용하는 활동에서 손상되지 않은 팔이나 다리는 작업의 주요 몫을 수행하고 손상된 팔이나 다리는 가능한 한도에서 돕는다.

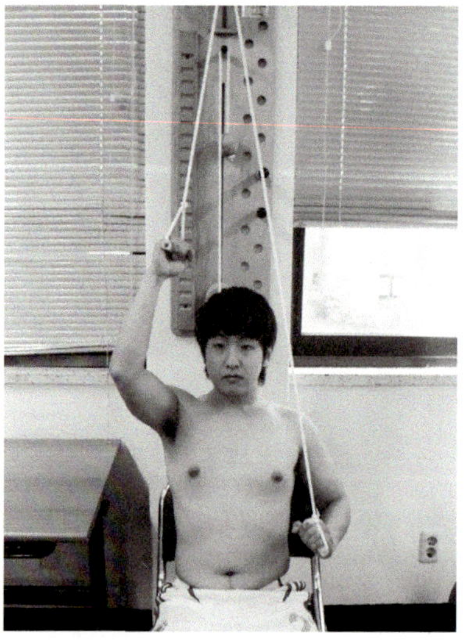

그림 2-4. 도르래를 이용한 어깨운동

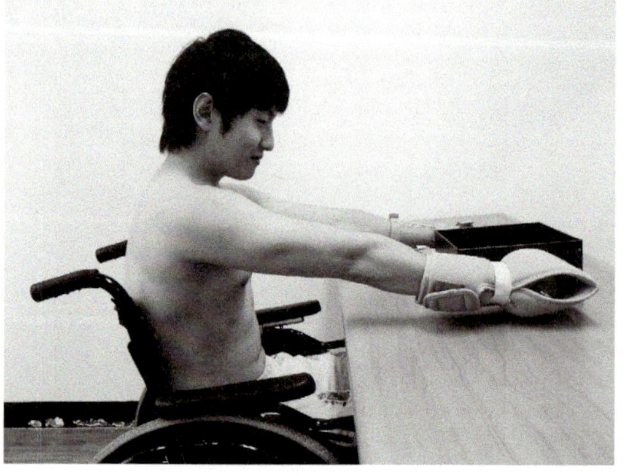

그림 2-5. 평면에서 bilatral sanding 수행

### 4) 능동운동

능동운동은 등장성 운동으로 외부적인 보조나 저항 없이 환자 자신의 근력에 의해 이루어지는 운동을 말한다. 이것은 중력에 대항하거나 중력이 감소된 상태에서 전체 관절가동범위를 통해 움직인다.

능동운동은 근력등급이 poor에서 fair인 근육들의 근력을 증가시키기 위해 사용되며 추가적으로 관절가동범위를 유지하는데도 역할을 한다. 또한 환자가 높은 등급(fair+등급 이상)의 근력을 가졌지만 저항이 금기증인 경우에 관절가동범위와 근력의 유지를 위해 능동운동이 수행된다. 능동운동은 관절가동범위를 증가시키기 위해 사용되지 않는다. 관절가동범위를 증가시키기 위해서는 능동운동으로 움직일 수 있는 범위를 넘어서 움직여야 하는데 그러기 위해서는 더욱 큰 힘이 요구되기 때문이다.

능동운동에서 환자는 독립적으로 전체 관절가동범위를 통하여 신체 부위들을 움직인다. 만약 근력이 약하여(poor등급) 운동을 중력을 감소시킨 면에서 수행할 경우, 마찰에 의해 생기는 저항을 줄이기 위해 파우더보드, 스케이트보드(skateboard) 또는 슬링(free-moving suspension sling)을 사용한다. 근력 등급이 fair인 경우에는 중력에 대항한 상태에서 능동운동을 수행한다. 능동운동은 근력이 증가함에 따라 점차 저항운동으로 나아간다.

### (1) 활동의 적용

저항이 없거나 매우 약간의 저항을 제공하는 활동들은 능동운동으로서 사용한다. 손가락으로 팝콘과 같이 스낵을 집어 먹는 것도 팔꿈치의 능동운동을 제공한다. 바느질 활동을 중력을 감소시킨 자세에서 수행할 경우 손목의 폄근에 대한 능동운동을 제공한다(그림 2-6). 근력이 fair 등급으로 좋아지면, 그 활동은 latch hooking에서와 같이 중력에 대항하여 움직이기 위해 위치를 바꾼다.

## 5) 저항운동

저항운동은 외부적 저항이나 무게에 대항하여 수행하는 운동으로 근력과 지구력을 증가시키는 것을 목적으로 한다. 저항운동은 근육수축의 형태에 따라 등장성 저항운동과 등척성 저항운동으로 나뉜다. 이들 모두 근력 등급이 fair+에서 normal인 근육의 근력을 증가시키기 위해 사용된다.

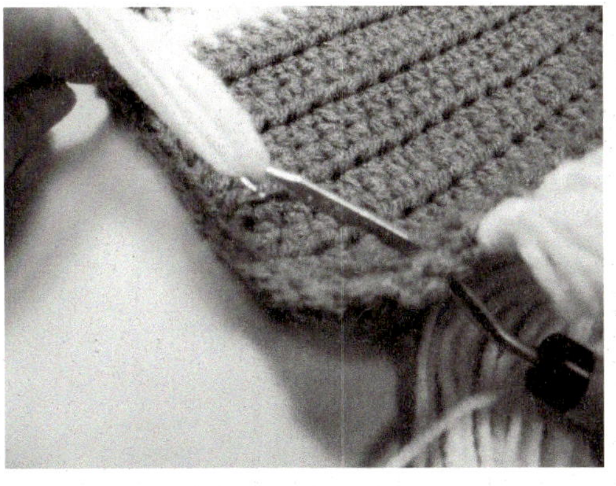

그림 2-6. latch hooking

### (1) 등장성 저항운동(isotonic resistive exercise)

등장성 저항운동은 특정 양의 무게에 대항하여 관절가동범위를 통해 동심수축이나 편심수축을 하는 것이다. 저항운동은 또한 대항근을 이완시키기 위해서도 사용될 수 있다. 예로 손목굽힘근에 과긴장이 있을 경우 손목 폄을 통해 굽힘근을 오래 신장시켜 이완시킬 수 있다. 이것은 손목 폄근의 저항운동이 되며 이를 위해 손목폄근은 손목굽힘근의 긴장을 이길 수 있을 만큼 근력이 있어야 한다.

환자는 저항에 대항하여 근육을 수축하고, 이용 가능한 관절가동범위를 통해 부위를 움직인다. 등장성 저항운동에서 저항은 환자가 움직일 수 있는 한도에서 최대저항을 제공한다. 만약 저항으로 환자가 움직일 수 없다면 저항이 너무 센 것이다. 저항은 치료사의 손이나, 무게나 모래주머니(그림 10-13), 스프링, 고무줄(theraband), 도르래(pulley)와 운동기구 등을 사용하여 주어진다. 저항의 종류는 수행하는 활동에 따라 달라지며, 저항의 양은 점차적으로 증가된다. 운동의 반복 횟수는 환자의 신체 지구력과 근지구력에 따라 다르다. 고무줄이나 도르래를 사용할 경우 당김의 방향이 움직임의 반대가 되도록 위치를 조절한다. 당기는 길이가 일정해야 한다. 운동범위의 중간까지 움직였을 때 당겨지는 줄이 팔과 수직을 이루는 가를 확인하는 것으로 길이를 일정하게 한다(그림 10-24, 49). 고무줄은 가격이 저렴하며 환자가 집이나 지역사회 프로그램으로서 스스로 근력강화운동을 할 때 사용된다. 고무줄은 각기 다른 크기의 저항을 색깔로 구분할 수 있으며, 등장성 근력강화운동을 제공하는데 효과적이다. 고무줄은 길이를 맞추기 위해 자르거나 묶어서 고리(loop)를 만들 수 있다. 고리의 한쪽 끝은 환자의 팔다리에 고정되거나 주변의 안정된 사물에 부착될 수 있다. 치료사는 고무줄의 저항에 대항하여 관절을 완전가동범위로 움직일 수 있도록 운동을 고안하고 환자에게 수행할 것을 요청한다.

다양한 근력 훈련프로그램이 있는데 이들 모든 근력을 증가시키기 위해 근육은 최대저항에 대항하여 수축해야 한다는 과부하의 원칙을 따른다. 반복 횟수, 휴식 간격, 훈련 빈도, 움직임의 속도는 특정 접근방법에 따라 그리고 운동이나 활동에 적응하는 환자의 능력에 따라 달라진다. 근육은 준비과정을 거치면 더욱 효과적으로 힘을 발휘하며, 근력과 수행을 증가시키기 위해 평소 일상활동보다 힘든 과제를 수행해야 한다. 이에 따라 DeLorme(1945)은 근력을 증가시키기 위해 저항과 반복의 원리를 이용하여 점진적 저항운동 프로그램(progressive resistive exercise, PRE)을 개발하였다. 이것은 초기 세트에 작은 부하를 사용하고 운동을 하고 첨차 저항을 증가시킴으로서 마지막 세트에 자신의 최대 힘을 발휘하기 위해 준비과정을 갖는다. Delorme 방법은 환자가 처음에 자신의 10 최대반복(repetition maximum, RM)의 50%, 다음에 75%, 마지막에 100%를 들어 올리는 프로그램이다. 10RM은 완전가동범위로 10회 들어 올릴 수 있는 최대무게이다. 처음 세트는 10 RM의 50%로 두 번째 세트는 75%로 마지막의 세 번째 세트는 100%로 반복 운동을 한다. 각 운동세트 마다 10회를 들어 올리고 세트들 사이에 2~4분 휴식기간을 준다.

예로 어떤 환자의 10RM의 무게가 10kg일 경우 그는 처음세트에 5kg을 10회, 다음 세트에 7.5kg을 10회, 마지막 세트에 10kg을 10회 든다. 각 세트 사이에 휴식을 갖는다. 이것을 매일 한번씩, 일주일에 4~5번 수행한다. 환자의 근력이 증가함에 따라 저항은 10회 반복 수행할 수 있는 한도에서 증가시킨다. 운동을 할 때 환자에게 동심수축(concentric contraction) 동안 숨을 들이쉬고, 이완 또는 편심수축(eccentric contraction) 동안에는 숨을 내쉬도록 가르친다. 운동과정은 각 환자에 적합하게 수정될 수 있다. 일부 가능한 것으로 최대저항의 25%에서 10회, 50%에서 10회, 75%에서 10회, 최대저항에서 10회를 들 수 있다. 다른 가능한 것으로는 50%에서 5회, 그리고 최대저항에서 10회이다. 게다가 또 다른 가능한 것은 두 번째 세트의 운동들을 생략하는 것이다. 처음 두 개의 운동 세트들에서 개인의 능력에 적합하게 수정되어 질 수 있다.

Oxford 방법은 DeLorme 방법과 반대로 진행한다. 운동은 최대 저항의 100%에서 시작하여, 최대 저항의 75%로 감소하고, 다음에 50%로 줄인다. 각 세트 당 10회 반복의 운동이 이루어진다. 이 방법의 효과는 치료프로그램 초기 일주 내에 이루어지며 그 후에는 작은 증가가 느리게 나타난다. 운동 동안 치료사는 올바른 호흡과 관절가동범위, 속도에 대해 지도하며 보상운동을 배제하고 기구를 올바르게 조정해야 한다.

최근에 단순 근력강화 프로토콜이 소개되었다. 이 방법에서 환자의 최대저항의 양을 알기 위해 1회 최대반복(one repetition maximum, 1RM)을 평가하는 것에 의해 수립된다. 1RM은 중력에 대항하여 전체 운동범위를 들어 올릴 수 있는 최대 무게이다. 환자의 최대저항의 양을 알기 위해 1회 최대반복(one repetition maximum, 1RM)을 평가하는 것에 의해 수립된다. 먼저 환자가 간신히 들어 올릴 수 있는 무게를 예상하여 그에게 들어 올리게 한다. 무게를 조정하면서 오직 한 번만 들어 올릴 수 있는 무게를 찾는다. 이때 피로를 방지하기 위해 각 시도 사이에 충분한 휴식시간을 갖는다. 그러나 치료 초기에 환자의 최대저항을 결정하는 것이 어려울 수 있다. 그 이유로는 환자가 최대 노력을 발휘하는 방법을 모를 수도 있고, 통증이나 재손상에 대한 두려움으로 격렬한 운동하는 것을 꺼릴 수 있고, 마음 내켜하지 않을 수 있기 때문이다. 근력강화 동안 제공되는 저항의 양은 환자의 과거 근력훈련에 의해 결정된다. 과거에 훈련받지 않은 사람을 위해서는 1RM의 60%로 완전가동범위로 10회 들게 한다. 1년 이상 지속적으로 근력 운동을 한 사람을 위해서는 1RM의 80%로 10회 들게 하고 휴식을 취한다. 훈련유무에 상관없이 각 근육의 근력강화프로그램을 위해 4세트의 10회 반복운동이 수행된다. 이 근력강화프로그램은 훈련받지 않았던 사람을 위해 1주에 3번 반복되고 훈련된 사람을 위해 1주일에 2번 수행되어야 한다. 이 간이근력강화프로토콜의 장점은 무게의 변경을 덜 요구하고 쉽게 작업에 통합될 수 있다는 것이다.

① **활동의 적용**

대부분의 목적 있는 활동들은 저항운동을 수행한다. 여러 가지 방법을 통해 활동에서 점차적으로 저항을 증가시킬 수 있다. 운동하는 면을 수평면에서 조금씩 수직으로 변환시키는 방법, 움직이는 사지에 무게를 추가하거나 사용하는 도구의 무게를 점차 늘리는 방법, 작업에 사용되는 재질을 부드러운 것에서 단단한 것 또는 고운 것에서 거친 것으로 점차 변화시키는 방법에 의해 저항을 단계적으로 증가시킬 수 있다. 경사면에서 샌딩 밀기(sanding)는 앞어깨세모근과 위팔세갈래근에 저항을 준다. 경사각도를 늘리면 이들에 대한 저항은 증가하게 된다. 도르래를 통해 위팔두갈래근에 저항을 줄 수도 있다(그림 2-7). 바느질이나 가죽 공예를 하는 동안 손목에 모래주머니를 부착하는 것도 움직임에 저항을 증가시킨다. 사포질을 할 때 재질의 변화를 통해 저항을 줄이거나 늘릴 수 있다.

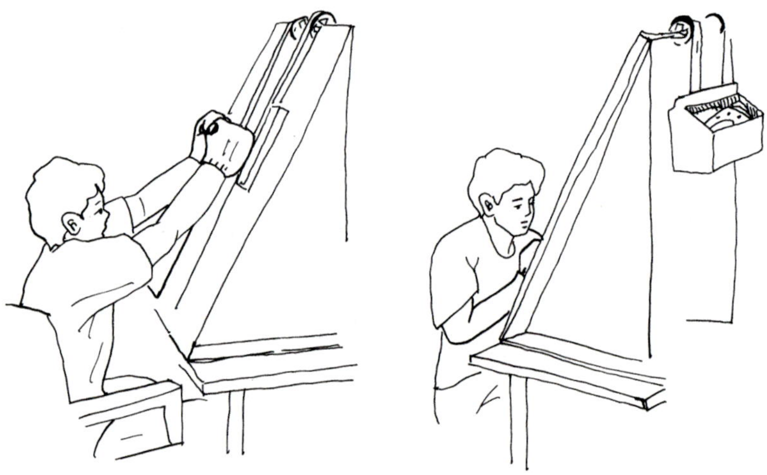

그림 2-7. 도르래와 무게에 의해 sanding을 밑으로 당길 때 저항이 가해진다.

### (2) 등척성 저항운동(isometric resistive exercise)

등척성 저항운동은 주어진 저항에 대항하여 근육에서 큰 장력과 힘이 발생하지만 관절의 움직임이 없는 저항운동의 한 형태이다. 작용근과 대항근에 교대로 적용되는 등척성 저항운동은 관절의 안정성을 증진시킨다.

치료사는 환자에게 저항을 주면서 근육수축을 유지하도록 지시한다. 5~6초 동안 근육수축을 유지한다. 등척성 운동은 하루에 1번 일주일에 5번 수행한다. 등척성 저항운동은 치료사가 손으로 제공하는 것 외에 벽과 같은 단단한 면을 밀거나 물건을 들고 있는 것에 의해 발생될 수 있다. 손목이 중립위로 고정하고 손에 작은 물건(weight)을 들고 있는 것은 손목 굽힘근과 폄근들의 등척성 수축을 필요로 한다. 환자의 근력이 증가함에 따라 저항은 환자가 대항하여 자세를 유지시킬 수 있는 한도에서 점차적으로 증가시킨다. 적용되는 저항의 양을 알기위해 장력계(tension gauge)를 사용한다.

등척성 저항운동은 혈압을 증가시키고 심폐지구력에 스트레스를 준다. 이것은 사람이 수축을 유지하는 동안 숨을 멈추고 있을 경우에 나타난다. 따라서 운동동안 호흡을 유지하기 위해 이야기하도록 하거나 노래하도록 할 수 있다. 등척성 저항운동은 부정맥을 초래할 수 있기 때문에 심장질환이 있는 환자는 피해야 한다.

**① 활동의 적용**

물건을 들고 있거나 정적 자세를 수반하는 활동들은 등척성 저항운동을 수행한다. 예로 손잡이를 잡고 활동하거나 팔을 들고 유지하는 것이 포함된다. 이런 종류의 운동은 오래 지속될 경우 피로해 질 수 있다.

### 6) 신장운동(stretch exercise)

신장운동은 신체 부위의 근육이나, 건, 인대 등을 늘여주는(신전시키는) 운동이다. 신장운도의 목적은 관절가동범위를 증가시키고, 유연성을 유지 및 향상시키고, 상해를 예방하는 것이다. 신장운동의 일반적인 원리는 근육의 길이를 확장하여 자연 상태보다 근육을 늘여주는 것이며, 유연성의 향상을 위해서는 근육을 정상의 길이보다 약 10% 이상 늘려야 한다. 스트레칭의 효과는 건의 길이가 늘어남에 따라서 장력이 변하는 것과 관련된 것으로 알려져 있다. 신장은 능동신장과 수동신장으로 나뉜다.

### (1) 수동신장(passive stretch)

수동신장을 위한 방법에는 치료사의 손으로 수동신장을 하는 것과 스플린트나 석고붕대와 같은 보조기를 사용하는 것이 있다. 치료사의 손으로 수동신장을 할 때 신장되는 근육들은 이완된 상태에 있어야 한다. 보상운동이 나타나지 않도록 관절의 몸쪽 부위를 고정해야 한다. 치료사는 운동이 필요한 사지를 잡고 가벼운 통증을 보이는 최대신장각도까지 뼈를 천천히 부드럽게 움직이며, 관절 가동범위의 마지막에 부드러우면서 견고한 신장을 적용한다. 환자에게 움직일 수 있는 근력이 남아 있다면 동작을 돕도록 한다. 사지를 최대신장각도에서 15~30초 동안 유지한다. 신장운동을 끝낸 직후 통증이 남아 있어서는 안된다. 운동 후 통증이 남아 있다면 다음의 신장은 더욱 천천히 약하게 수행되어야 한다. 수동신장은 환자에 의해서도 수행될 수 있다. 손상되지 않은 측 팔로 손상 측 부위를 움직여 이용 가능한 관절가동범위를 약간 넘어서 그것을 움직이게 한다.

수동신장은 관절 해부학 및 근육 기능에 대한 충분한 이해를 필요로 하며 주의 깊게 수행되어야 한다. 올바르지 않은 신장과정들은 근육의 찢김(tearing), 관절의 골절, 염증성 부종을 일으킨다. 수동신장은 의학적 승인을 얻어서 주의 깊게 수행되어야 한다. 주치의에 의해 통증을 지나서 움직이라고 처방되지 않았다면, 치료사는 통증이 있을 때 억지로 움직이지 말아야 한다.

#### ① 활동의 적용

목판 인쇄(block printing) 활동을 할 때 환자로 하여금 서있는 동안 손목이 폄됨 상태로 목판(block)을 눌러 고정하게 하면 손목 굽힘근의 수동신장이 나타난다. 또는 일부 수동신장을 포함한 ROM 댄스프로그램과 같이 활동들을 환자의 일상 작업에 포함시킬 수 있다. 치료사는 환자의 필요에 맞는 능동 및 수동신장을 제공하기 위해 ROM 댄스를 수정한다. 이때 팔다리의 관절가동범위를 증진시키기 위해서는 최대 신장각도까지 움직여져야 한다.

### (2) 능동신장(active stretch)

능동신장에서, 환자는 특정 근육의 길이를 증가시키기 위해 그것의 반대 작용을 하는 대항근의 힘을 사용한다. 이것은 대항근 근력이 good에서 normal 등급을 요구하며 좋은 협응 운동과 환자의 동기를 필요로 한다. 예로 위팔두갈래근을 신장시키기 위해 위팔두갈래근의 힘 있는 수축이 필요하다.

① **활동의 적용**

많은 활동들이 능동신장을 수반한다. 자연스럽게 수행되는 활동은 단축된 연부조직을 펴기 위해 능동신장의 형태로 적용된다. 예로 천천히 나무를 톱질할 때 위팔세갈래근의 강한 수축과 동시에 위팔두갈래근의 신장을 수반하게 된다. 단축된 근육은 작업의 적응을 통해서도 신장을 늘릴 수 있다. 일상 도구의 손잡이를 크게 만듦으로서 손가락 굽힘근의 신장을 늘리거나 높은 선반 위에 물건을 올려놓는 것을 통해 어깨의 단축된 근육을 신장시킬 수 있다.

## 7) 무-저항 등척성 운동(isometric exercise without resistance)

등척성 운동에서 근육은 관절의 움직임 없이 능동적으로 수축하고 이완된다. 무-저항 등척성 운동의 목적은 능동운동이 불가능하거나 금기사항일 때 근육의 힘을 유지하는 것이다. 이것은 근력이 trace 이상인 근육에서 사용되며 또한 수술 후 석고붕대로 고정된 관절이나 관절염이나 화상 환자에게도 효과적으로 사용된다.

환자는 수의적으로 근육을 수축하고 5~6초 동안 그 수축을 유지한다. 가능하다면 치료사는 저항을 주지 않고 손가락으로 저항의 운동 감각 이미지를 제공하고 환자들이 근육을 조절하는 것을 배우는 것을 돕는다. 만약 수동운동이 허용된다면 치료사는 가동범위에서 요구되는 자세로 관절을 움직이고 환자에게 자세를 유지하라고 요청할 수 있다.

## 8) 작업치료적 보상 기술의 사용(use of compensatory technology)

작업치료사는 운동 시 주어지는 저항의 양, 운동속도, 지속 시간, 훈련 빈도, 관절 구축 예방, 교정을 위한 보장구 처방, 도구설계, 제작과 착용 훈련, 근골격계적 기능상태를 유지하기 위한 동기부여, 피로 및 통증 예방, 심리적 안정을 위한 정신사회적 기술사용, 독립적 일상생활활동 수행 환경 조성을 위한 역할을 수행해야 한다. 또한, 활동 수정 시 근골격 기능상태와 작업에서의 성공 가능성 관계 예측, 다른 환경과 과제 제공 시 이루어지는 근육활동 및 운동 패턴 평가, 환자의 운동능력 수준, 피로가 치료적 목적을 달성하는 데 미치는 영향을 고려하여 보상 기술 습득을 위한 훈련 프로그램을 적용하도록 한다.

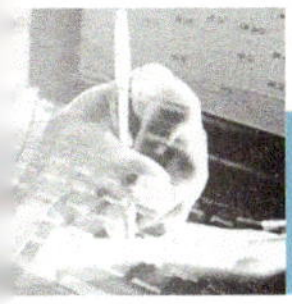

제 3 장

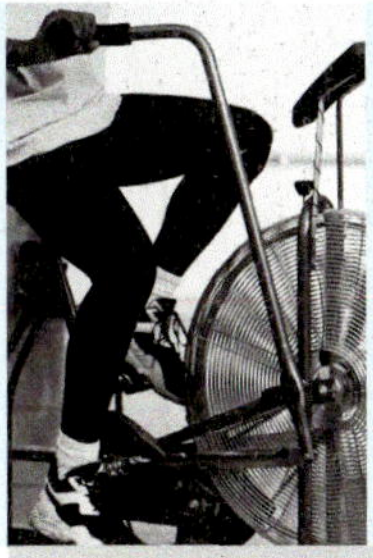

# Rood 접근법

## 1 개 요

Margaret Rood는 작업치료와 물리치료를 둘 다 정식으로 교육받았다. 그녀는 1940년대에 자신의 이론을 창안하여 수차례 개정하였다. 처음에는 뇌성마비아동의 치료를 위해 고안한 것이지만 이후 뇌손상장애 등 다른 장애의 환자들에도 치료를 적용시켰다. 그녀는 운동조절의 재학습을 위해 초기 반사의 중요성을 강조하였다. 그녀는 연수강좌나 임상 교육을 통해 자신의 이론을 보급하였으나 널리 저술하지는 않았다. Rood 접근법을 기술한 문헌의 대부분은 함께 일했던 Ayres, Farber, Heininger, Randolph, Huss, Stockmeyer 등의 작업치료사 및 물리치료사에 의한 해석에 근거를 두고 있다.

Rood 접근의 기본 요소는 발달적 자세와 감각자극의 사용이다. Rood 접근은 운동반응들을 촉진시키기 위해 운동발달 단계나 패턴을 사용한다. 운동발달은 몸쪽에서 먼쪽으로, 머리에서 꼬리 방향으로 이루어지며 단순한 것에서 복잡한 순으로 발생한다. 감각자극은 특정 운동반응을 일깨우기 위해 근육과 관절에 적용한다. 자극은 근육의 긴장에 촉진 또는 억제의 효과를 갖는다. 이런 감각자극은 환자가 목적 있는 활동을 준비하기 위해 사용되거나 일상생활활동의 수행을 강화하기 위해 사용될 수 있다. 촉진의 예로, 환자가 컵에 손을 뻗기 전에 위팔세갈래근에 빠른 신장을 적용할 수 있다. 억제의 예로, 환자가 상의 옷을 입을 경우 위팔두갈래근에 지속적인 신장을 사용함으로서 근육 긴장을 감소시키면 셔츠 소매에 팔을 넣기가 훨씬 쉬워진다. Rood 기술의 제한점은 감각자극을 받는다는 수동적 특성과 감각자극 중 일부가 예측할 수 없고 지속성이 짧다는 것이 제한점이다.

### 1) Rood의 기본 원칙

(1) 감각자극은 원하는 운동반응을 유발하고 긴장의 정상화를 위해 필수적이다.

(2) 근긴장과 운동조절은 서로 영향을 미치기 때문에 근육 긴장의 정상화는 움직임의 전제조건이다.

(3) 감각운동조절은 기능 발달에 근거한다. 그러므로 환자의 발달 단계에 따라 맞는 치료를 시행한다.

(4) 움직임은 목적적이다. 따라서 정상반응을 일으키기 위해 활동에 참여가 필요하며 움직임은 기능적 목표에 일치하도록 한다.

(5) 근육 반응의 학습을 위해 움직임의 반복이 필수적이다. 근육 반응의 재교육은 반복을 통해 일어난다.

## 2 운동패턴의 발달

### 1) 근육의 분류

Rood는 근육에서 나타나는 반응의 차이는 근육의 해부학적 형태가 다르기 때문이라고 보고, 근육을 가벼운 작업근육(light work muscle)과 힘을 요구하는 작업근육(heavy work muscle)으로 분류하였다. 가벼운 작업근육은 가동근(mobilizer)으로 보다 먼쪽에 위치하며 굽힘근과 모음근이 여기에 속한다. 힘을 요구하는 작업근육은 안정근(stabilizer)으로 보다 몸쪽에 위치하며 폄근과 벌림근이 여기에 속한다.

일반적으로 힘을 요구하는 작업근육집단이 가벼운 작업 근육집단보다 먼저 통합된다. 예로 몸쪽의 근육(힘을 요하는 작업근육)들이 팔을 들고 자세를 유지할 수 있을 정도로 충분히 강하지 않으면 섬세한 손가락 조작(가벼운 작업근육)이 기능적이지 못하게 된다.

## 2) 운동조절의 발달

Rood는 운동조절의 발달을 다음의 4단계로 분류하여 설명하였다.

### (1) 상호억제(reciprocal inhibition)

상호억제는 신체를 보호하기 위해 일어나는 초기 집단운동패턴으로 척수와 척수상위 기관에 의해 지배되는 반사로 나타난다. 이것은 작용근의 수축과 대항근의 이완이 요구되는 위상성 유형의 움직임이다. 이것은 작업에 참여하는데 필요한 움직임의 근거가 된다. 바로 누운 자세에서 회피반사(supine withdrawal), 옆으로 돌아눕기, 축 엎침 자세(pivot prone)가 여기에 속한다.

### (2) 동시수축(co-contraction)

동시수축(co-contraction)은 긴장성 근육 패턴으로 안정성을 제공한다. 동시수축은 대항근과 작용근이 동시에 수축하는 상태이다. 예로 서기는 몸통의 동시수축의 결과일 수 있다. 동시수축은 자세조절의 기초이며, 작업에 종사하는데 필요한 안정을 제공한다. 또한 팔다리의 위치고정을 할 수 있게 하여 오랜 기간 물건을 유지할 수 있게 된다. 목 동시수축, 팔꿈치의 체중지지, 네발기기 자세, 정적 서기 등이 여기에 속한다.

### (3) 힘을 요구하는 작업(heavy work)

Stockmeyer에 의하면 힘을 요구하는 작업은 "안정 위에 얹힌 운동성"으로 설명된다. 이 패턴에서 먼쪽 부위가 바닥에 고정된 상태에서 몸쪽 부위를 움직인다. 예로 아기들이 네발기기(creeping) 동안 먼쪽 부위인 손목, 발목은 고정된 자세로 있고 반면에 팔이음뼈와 골반을 움직이는 것을 들 수 있다. 팔꿈치의 체중지지 상태에서 체중이동, 네발자세나 선 자세에서 체중이동, 네발기기 등이 여기에 속한다.

### (4) **숙련**(skill)

숙련된 동작은 운동조절의 가장 높은 단계로서 운동성 및 안정성이 결합한 상태이다. 숙련된 동작의 시행은 몸쪽 부위가 안정되면서 먼쪽 부위가 자유롭게 움직인다. 예로 손을 뻗어 전구 끼우기, 화가가 팔을 편 상태에서 손으로 붓을 잡고 자유롭게 그리기와 걷기가 여기에 속한다.

## 3) 운동 발달 패턴

Rood는 주요 운동 패턴의 발달을 고찰하여 개체발생학적 발달패턴을 근거로 단순한 것부터 복잡한 순서로 설명하였다.

### (1) **바로 누운 자세에서 회피반사**(supine withdrawal)

바로 누운 자세에서 회피반사는 척추레벨 T10을 향한 전체 굽힘반응이다(그림 3-1). 이 패턴은 교차 굽힘패턴이 결여된 환자와 폄근 긴장이 우세한 환자에게 효과적이며, 긴장성 미로 반사의 통합을 돕는다.

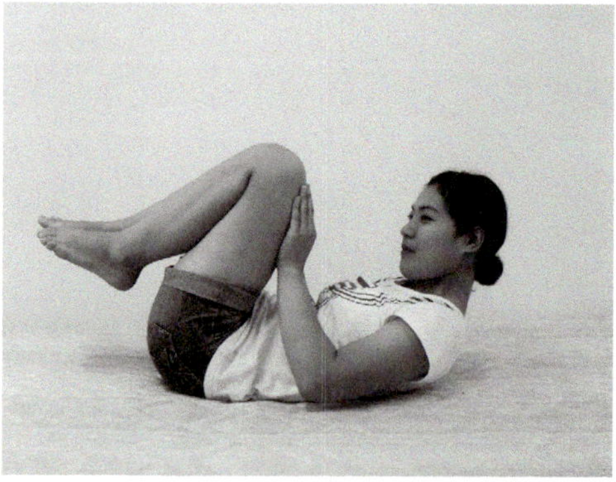

그림 3-1. Supine withdrawal

### (2) **옆으로 돌아눕기**(roll over toward sidelying)

옆으로 돌아눕는 동작은 팔과 다리의 굽힘근과 가쪽 몸통 근육을 촉진한다. 이 패턴은 바로 누운 자세에서 경직성 반사 패턴이 우세한 환자를 위해 장려된다. 돌아눕기 동작은 목과 바깥눈근육(extraocular muscles)을 활성화하는 반고리뼈관(semicircular canal, 반규관)을 자극한다(그림 3-2).

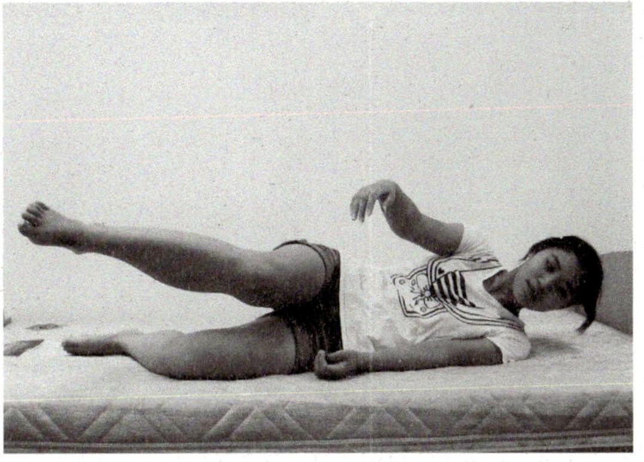

그림 3-2. 구르기

### (3) 축 엎침 자세(pivot prone, prone extension)

축 엎침 자세는 목, 어깨, 몸통, 다리의 완전한 폄을 필요로 하기 때문에 기립자세에서 폄근의 안정성을 위한 준비로서 중요한 역할을 한다. 축 엎침 자세는 머리의 미로 바로잡기반응(labyrinthine righting reaction)과 관련이 있다. 이 자세를 유지시키는 능력은 대칭 긴장성 목반사(symmetrical tonic neck reflex, STNR)와 긴장성 미로반사(tonic labyrinthine reflex, TLR)의 통합을 나타낸다(그림 3-3).

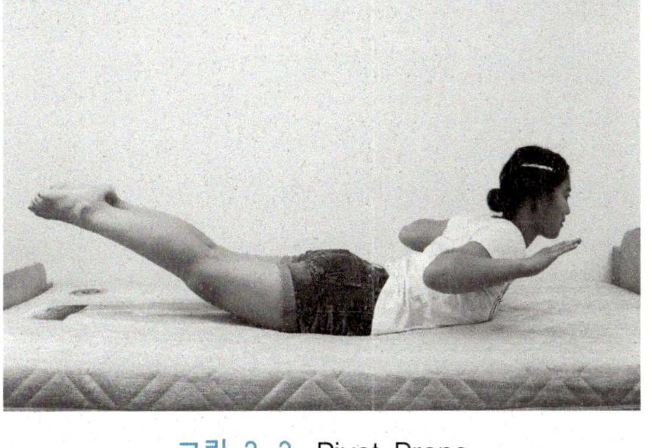

그림 3-3. Pivot Prone

### (4) 목 동시수축(neck co-contraction)

목 동시수축은 최초의 안정성 패턴으로 몸통과 사지의 동시수축에 앞서 나타난다. 엎드려 누운 자세에서 중력에 대항하여 머리를 들기 위해 목의 굽힘근과 폄근들의 원활한 동시수축이 필요하다. 신경학적으로 이 패턴은 얼굴이 바닥으로부터 수직이 될 때 긴장성 미로 바로잡기반응(tonic labyrinthine righting reaction)을 이끌어 낸다. 머리가 굽힘 됨에 따라, 목과 위등세모근 내 고유수용성 수용기가 신장된다. 이것은 중력의 힘에 대항하여 수축을 일으킨다. 이 자세는 목 안정성과 바깥눈근육 조절을 증진시킨다(그림 3-4).

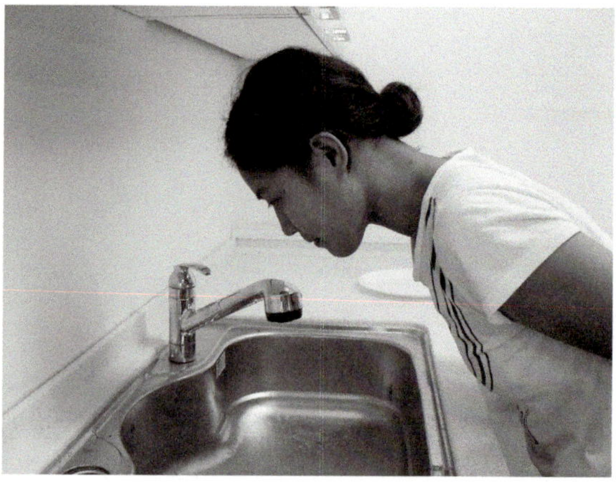

그림 3-4. 목 동시수축

### (5) 팔꿈치의 체중지지(prone on elbows)

팔꿈치의 체중지지는 축 엎침 자세와 목의 동시수축 후에 성취된다. 이 자세는 상부몸통 근육조직을 신장하여 어깨뼈와 어깨관절 부위의 안정성에 영향을 끼친다. 이 자세는 환자에게 주변에 관해 보다 나은 시야와 체중을 좌우로 이동하는 기회를 제공한다. 그것은 또한 대칭 긴장성 목반사에 대한 통합을 나타낸다(그림 3-5).

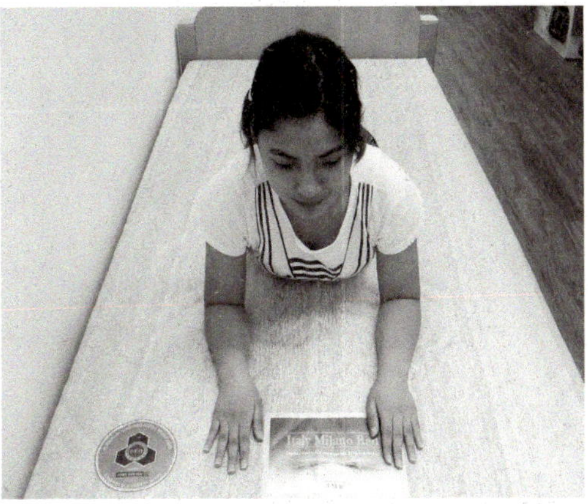

그림 3-5. 팔꿈치의 체중지지

### (6) 네발기기 자세(all fours)

네발기기 자세는 목과 어깨의 안정성을 증가시키고 뒤이어 하부 몸통과 다리의 동시수축 패턴을 이끈다(그림 3-6). 이 자세는 처음에 정적자세를 이루지만 이후 T10 부위를 기준으로 복부가 밑으로 쳐지는 형태가 되어 몸통과 팔이음뼈와 다리이음뼈의 대각선의 체중이동이 나타난다. 체중이동은 평형 반응 준비단계이다.

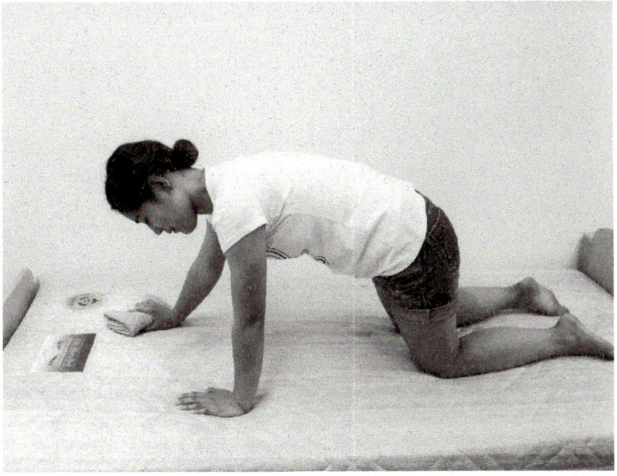

그림 3-6. 네발기기 자세

### (7) 정적 서기 자세(static standing)

두발로 서는 것은 팔을 자유롭게 하는 기반이 된다. 처음에는 양발에 체중을 균등하게

서는 것을 익히고 다음에 체중이동이 시작된다. 이 자세는 바로잡기반응(righting reaction)과 평형반응(equilibrium reaction)과 같은 보다 높은 수준의 통합을 가져온다.

#### (8) 걷기(walking)

걷기 패턴은 숙련성과 운동성과 안정성의 통합을 필요로 한다. Murray(1967)에 의하면 체중지지, 균형유지, 걷기 동작을 수행하는 능력을 갖추어야 보행이 가능해진다. 걷기는 신체의 다양한 부분이 조화된 운동패턴을 요구하는 매우 정교한 과정이다

## 3 감각자극 치료

감각자극은 근육의 긴장에 촉진 또는 억제의 효과를 갖는다. Rood 기술에서 촉진을 위해 피부자극과 고유수용감각자극을 사용한다. 감각자극이 진행 중이거나 전개될 경우 움직임의 질이 향상될 수 있다(Dean과 Shepherd, 1997). 감각자극은 적절하게 사용되어야 하며 안정에 대한 주의가 필요하다(표 3-1).

### 1) 촉진기술

#### (1) 피부 촉진 자극(cutaneous stimulation)

환자가 불안정할 경우 피부자극을 제공하지 않는다.

##### ① 가벼운 움직임 접촉(light moving touch)

피부의 가벼운 움직임 접촉이나 쓰다듬기(stroking)는 낮은 역치의 A-size 감각섬유를 촉진하여 위상성 근육의 반사활동을 활성화시킨다. 손가락이나 발가락의 갈퀴막(web space) 등 또는 손바닥이나 발바닥에 대한 가벼운 쓰다듬기는 자극되는 팔다리에 짧은 기간 회피동작을 이끌어 낸다. 쓰다듬기는 대략 10초 동안 초당 2회의 속도로 수행하며, 이 과정을 휴식과 함께 3~5회 반복한다. 반사반응이 일어날 때, 움직임을 강화시키기 위해 이것에 수의적 조절을 할 수 있도록 움직임에 대해 저항을 준다.

② **빠른 솔질**(brushing)

빠른 솔질은 부드러운 낙타털 붓으로 근육 위의 피부나 모발을 솔질하는 것으로, 높은 진동수와 높은 강도의 자극을 위해 전동 브러시나 칫솔로 대체되고 있다. 회전 브러시는 자극되는 피부에 적용한다. 빠른 솔질은 자세유지와 관련된 근육활동에 영향을 미치는 다연접 회로로 임펄스를 보내는 C-size 감각섬유를 자극한다.

빠른 솔질은 30초의 잠복기간을 가지며, 자극 후 30~40분 동안 최대 효과를 가지며, 그 이유는 C섬유에 공급하는 망상활성시스템을 촉진하기 때문이다. 귀의 귓바퀴에 대한 빠른 솔질은 심폐기능에 영향을 주는 부교감신경계 섬유의 미주신경을 자극한다. 이 섬유의 활성은 심방을 느리게 하며, 기관지나무의 평활근을 압축하며, 기관지 분비액을 증가시킨다. S2-4 레벨의 등 위 피부에 대한 빠른 솔질은 배뇨를 유발시킬 수 있다.

### (2) 온도 자극(Thermal Stimuli)

아이싱(icing, 얼음자극)은 같은 신경기전들에 의해 솔질과 쓰다듬기와 유사한 효과를 가진다. 아이싱은 감각섬유의 크기와 관련하여 A 아이싱과 C 아이싱이 사용된다.

① **A 아이싱**(A-icing)

A 아이싱은, 반사도피를 이끌어내기 위해 얼음조각으로 세 번 빠르게 문질러 적용하며, A 아이싱은 자극이 손이나 발의 갈퀴막 등쪽이나 발바닥이나 손바닥에 적용될 때 가벼운 접촉의 반응과 유사하다. 각 자극 후에 물을 빨아들인다. T7-9(흉곽 사이) 피부분절의 복부 4분절 중 위쪽-오른쪽 부분에 A 아이싱을 적용하면 가로막과 들숨을 자극한다. 얼음으로 입술을 접촉하는 것은 입을 벌리게 한다(도피반응). 그러나 얼음을 혀나 입술 안쪽에 적용하면 입술을 다물게 한다. 복장뼈의 피부에 얼음으로 위 방향으로 문지르는 것은 삼킴을 촉진한다.

② **C 아이싱**(C-icing)

C 아이싱은 C-size 감각섬유를 거쳐 자세긴장성 반응을 자극하기 위해 사용되는 높은 역치의 자극이다. C 아이싱은 얼음조각을 적소에 3~5초 동안 대는 것에 의해 수행되며 후에 물을 닦아낸다. 얼음 자극은 자세반응 유지를 촉진시키는데 사용된다. 얼음막대를 자극하고자 하는 근육의 척추의 피부분절 피부에 적용한다. 이에 대한 반응은 30분 정도

의 시간이 걸린다.

C 아이싱의 적용은 등의 후지(posterior primary rami)의 분포부위는 피해야 한다. 그 이유는 교감신경계의 도피보호반응을 이끌기 때문이다. 아이싱의 주의사항은 솔질과 비슷하다. 귓바퀴의 아이싱은 저혈압과 같이 심혈관 반응을 포함한 미주신경 반응을 일으킨다. S2-4 수준의 등에 대한 아이싱은 배뇨를 유발할 수 있다. 지속적인 아이싱은 고혈압을 포함한 순환장애나 레이노 현상(Raynaud's phenomenon)이 있는 환자에게는 금기사항이다.

### (3) 고유수용성 촉진 기술(proprioceptive stimuli)

고유수용성 촉진 기술은 관절, 근육 감각수용기와 안뜰계(vestibular system)의 자극을 말한다. 이것은 치료사에게 더욱 큰 운동반응과 조절을 제공한다. 운동반응은 자극을 적용하는 동안 지속한다.

#### ① 무거운 관절압박(heavy joint compression)

무거운 관절압박은 압박을 받는 관절주변 근육들의 동시수축을 촉진하며, 이로 인해 움직임 요소에 안정성을 촉진한다. 무거운 압박은 힘이 뼈의 축을 따라 힘이 가해져 관절표면이 서로 접근하도록 체중보다 큰 저항이 적용되는 것을 말한다. 이 기술은 위팔뼈와 넙다리뼈와 같이 긴뼈의 세로축에 적용할 때 가장 효과적이다. 무거운 관절압박은 팔꿈치의 체중지지, 네발기기 자세, 앉기와 서기 등의 운동발달 패턴과 같이 결합하여 사용한다(그림 3-7). 예로 환자가 네발기기 자세에서 체중지지 자세를 취하고 하나의 팔다리를 지지표면에서 떼면 표면에 접촉하고 있는 팔은 평소 체중보다 더욱 큰 하중을 지게 된다. 다른 방법으로 체중을 지지하고 있는 관절부위에 추가적인 무게를 제공한다.

#### ② 저항(resistance)

움직임이나 유지되고 있는 자세에 대한 저항은 근육방추를 자극하는 신장의 한 종류이다. 안정근(stabilizer)에 영향을 주기 위해 저항은 발달적 패턴에서 등장성 형태로 사용된다. 저항은 등장성 형태의 근 수축을 유발하며 특히 안정근에 많은 영향을 미친다. 사용하기 전에 빠른 솔질이나 빠른 신장을 하고 이 방법을 시행할 경우 더욱 효과적이다.

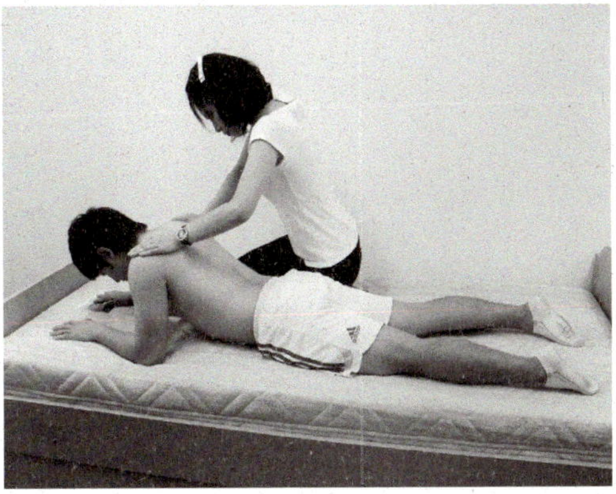

A

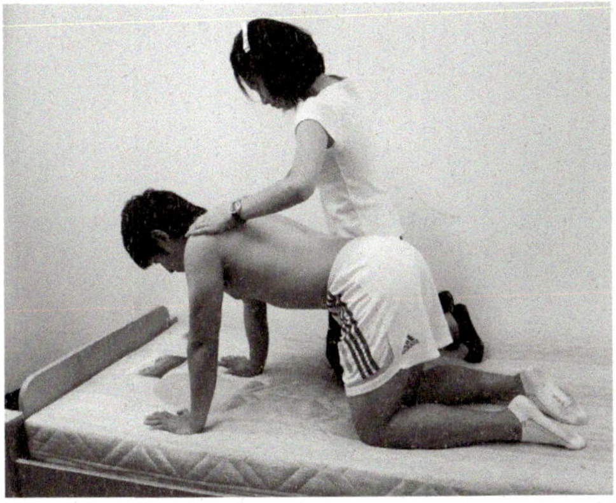

B

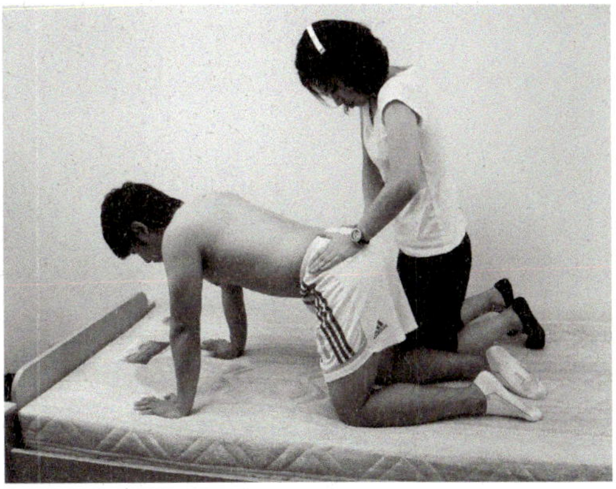

C

그림 3-7. 무거운 관절압박

A. 엎드린 자세에서 관절압박, B. 네발기기 자세에서 어깨의 관절압박,
C. 네발기기 자세에서 엉덩관절의 관절압박

③ **신장압박**(stretch pressure)

신장압박은 외부 수용기와 근육방추의 Ia 구심성 섬유 모두에 영향을 미친다. 신장압박을 위해 엄지와 둘째손가락, 셋째손가락의 패드로 근육 위의 피부에 견고한 아랫방향 압박과 신장 동작을 제공한다(그림 3-8). 압박과 신장의 강도는 피부의 변형을 유발하고 밑에 있는 근섬유를 신장시키기 위해 효율적이어야 한다. 자극은 3초를 초과하지 않는다.

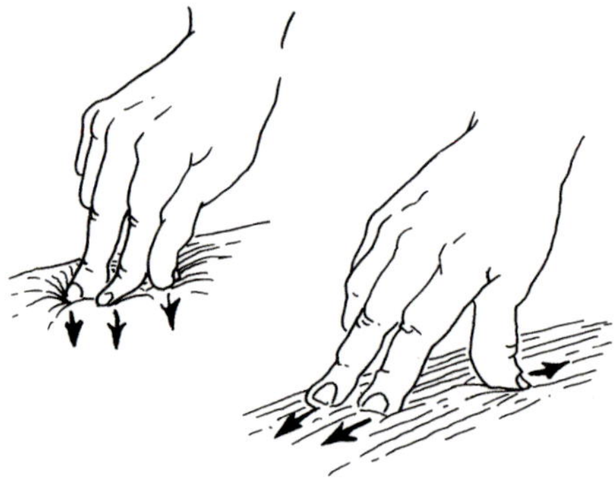

그림 3-8. 신장압박

④ **빠른 신장**(quick stretch) **또는 가볍게 두드리기**(tapping)

근육의 빠르고 가벼운 신장(stretch)은 낮은 역치의 자극으로, 신장되는 근육의 즉각적인 위상성 신장반사를 활성화하고 그것의 대항근을 억제한다. 신장은 근육이나 힘줄에 대해 가볍게 두드리기(tapping)나 팔다리의 빠른 움직임 양식으로 적용한다. 팔다리의 빠른 움직임은 치료사가 사지의 관절 몸쪽 뼈 융기(bony prominences)를 잡고 관절의 먼쪽 부위를 한쪽 반향으로 빠르게 움직이는 것에 의해 적용된다. 대각선패턴으로 빠른 신장의 적용은 조심스럽게 적용해야 한다. 근육이 해부학적 가동범위에 가까이 있을 경우, 너무 큰 신장의 적용은 근육을 손상시킬 수 있다.

손가락 끝으로 근육힘살(muscle belly) 위를 3~5회 가볍게 두드리기는 환자가 근육을 자발적으로 수축하기 전과 수축하는 동안에 수행된다. 이것은 근육에 대한 간헐적인 기계적 신장을 제공하여 보다 강한 반응을 일어나게 한다. 경직을 방지하기 위해 오랜 기간 또는 과도한 두드림을 피한다.

⑤ **손 내재근 신장**(intrinsic stretch)

손의 내재근의 신장은 어깨주위 근육의 동시수축을 촉진하기 위해 사용된다. 강하게 잡는 기구손잡이를 통해 이 반응을 얻는다. 손잡이가 원뿔 모양이고, 넓은 부위를 손의 자뼈 쪽으로 잡도록 수정될 경우 손허리뼈사이 관절(intermetacarpal joint)의 신장을 증가시킨다(그림 3-14). 이 치료는 먼쪽 부위보다 몸쪽 부위 약화가 있는 환자에게 사용된다.

⑥ **치료적 진동**(therapeutic vibration)

전기진동기(vibrator)에 의해 생성되는 고주파진동(100–300 Hz, 100–125 Hz가 선호됨)을 근육힘살이나 힘줄에 적용한다. 치료적 진동은 근육에 반복 기계적 신장을 제공하여 근육방추의 Ia 구심성 섬유의 반응을 촉진하고, 동원되는 운동단위의 수를 증가시킨다. 이런 반응을 긴장성 진동반사라 한다. 치료적 진동은 근육의 긴장성 유지수축(tonic holding contraction)을 유발하고 약하게 수축하는 근육의 힘을 증가시킨다. 긴장성 진동반사를 위해 전기진동기는 근섬유에 평행하게 근육힘살 위에 가벼운 압박과 함께 적용한다. 이것은 다른 자극과 같이 사용할 수도 있다(그림 3-9).

힘줄에 적용되는 진동은 뼈를 거쳐 연접근육에 전도될 수 있기 때문에 주의가 필요하다. 치료적 진동은 마찰로부터 열이 발생할 수 있으며 얇은 피부의 찢김을 유발할 수 있기 때문에 한 부위에 1분 이상 지속되어서는 안 된다. 이전에 고정되었던 부위에 대한 치료적 진동은 핏덩이(blood clot)를 제거하여 색전증을 유발할 수 있다.

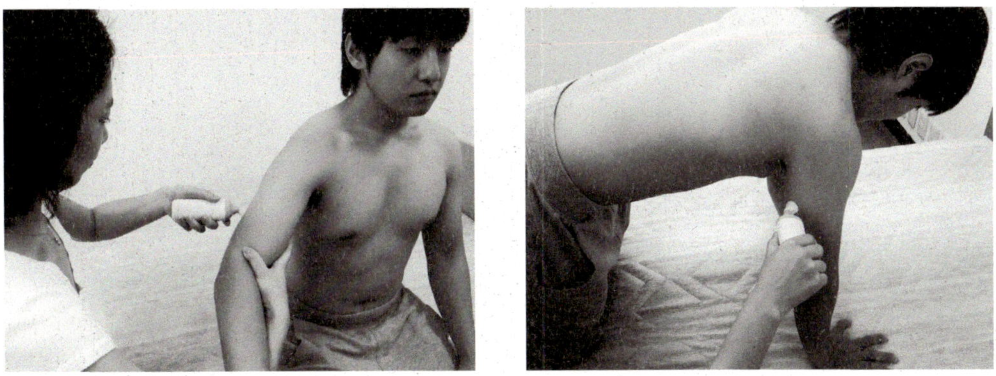

A B

그림 3-9. 치료적 진동 자극 적용

A. 위팔세갈래근의 자발적 수축 동안 적용되는 치료적 진동
B. 체중지지 동안 위팔세갈래근에 적용되는 치료적 진동

⑦ **안뜰자극**(vestibular stimulation, 전정자극)

안뜰자극은 강력한 고유수용성 자극이다. 평형미로 시스템(static labyrinthine system)은 목, 체간, 사지의 폄근 패턴을, 동적미로(kinetic labyrinth)는 보호 폄반응과 같은 위상성 겉질밑반응(phasic subcortical response)을 일으킨다. Jones와 Watt(1971)는 낙상에

대한 근육의 반응을 연구하였는데 그 결과 안뜰기관이 근육방추의 신장반사 전에 항중력 근육과 대항근을 활성화시킨다고 하였다. 안뜰기관은 근육 긴장, 균형, 방향, 보호반응, 뇌신경 기능, 양쪽 통합, 청각-언어 발달, 눈의 추적에 영향을 미치는 발산체계(divergent system)로서 수평면과 수직면의 선형적 가속(linear acceleration)과 돌리기(spinning), 구르기, 흔들기(rocking) 같은 가속 및 감속 각운동에 의해 자극된다(그림 3-10).

안뜰자극은 속도에 따라 촉진이나 억제로 작용한다. 빠르거나 갑작스런 몸 흔들기는 흥분을 일으키는 반면 느린 율동적 몸 흔들기는 긴장을 완화시킨다. 따라서 촉진을 위해서는 빠른 몸 흔들기를 수행해야 한다.

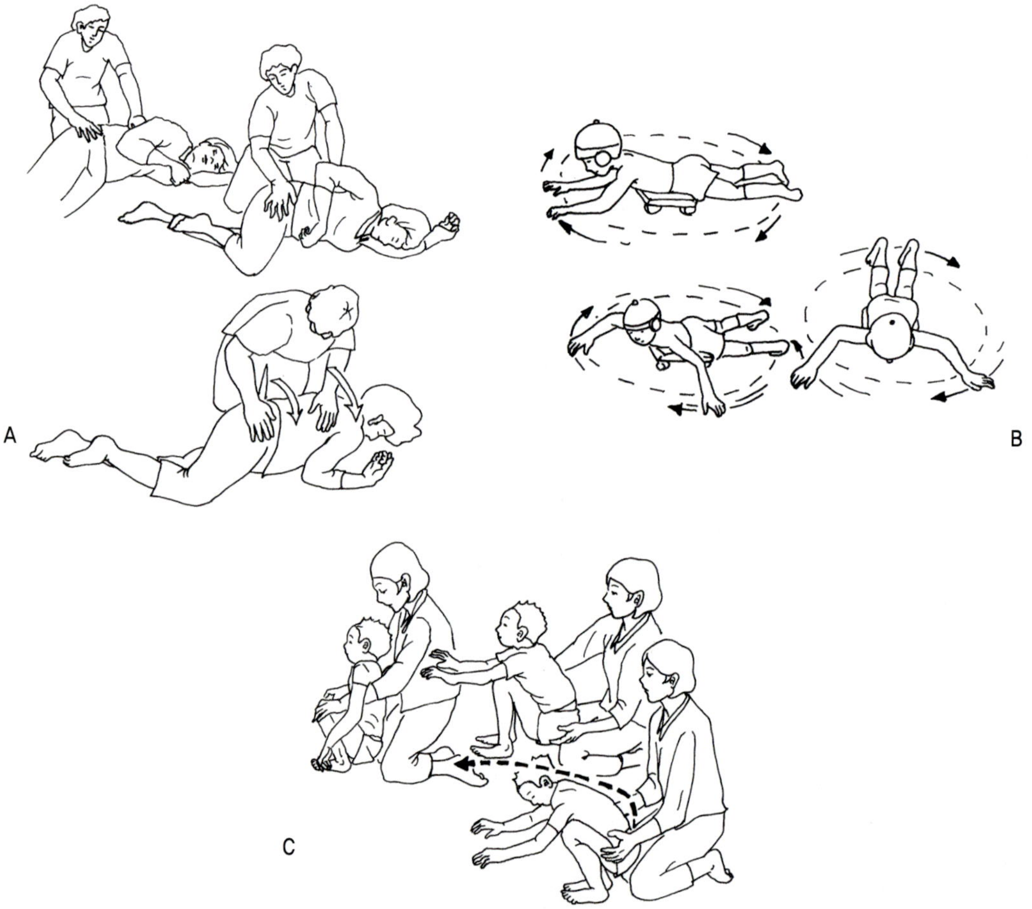


그림 3-10. 다양한 안뜰자극

A. 구르기, B. 돌리기, C. 빠른 갑작스런 흔들기

⑧ **자리바꿈**(inversion, 역전)

자리바꿈의 안뜰계(vestibular system)는 목, 중간 몸통 폄근, 특정 팔다리 폄근의 근육긴장을 증가시킨다. 자리바꿈을 위해 몸의 위와 아래의 위치가 바뀌는 것으로 앉은 자세에서 머리를 아래로 숙이는 자세를 취한다(그림 3-11). 이것은 선택된 근육의 긴장을 변화시키기 위해 진동이나 목의 압박(compression) 기술과 함께 사용된다. Tokizane은 폄근 긴장이 머리를 숙인 자세에서 최대화되는 반면 기립자세에서는 최소화된다고 하였다. 따라서 최적의 결과를 위해 머리는 목과 함께 정상정렬을 유지하게 된다. 만약 목이 굽힘되거나 폄되면 긴장 목반사(tonic neck reflex)가 나타나 기능을 방해한다.

자리바꿈은 심혈관계 질환 환자에 매우 조심하여 사용해야 한다. 머리가 어깨보다 아래에 위치하므로 목동맥팽대(carotid sinus)의 압력수용기를 자극한다. 이 자세는 부교감신경계를 통해 혈압과 근육긴장을 감소시키고 일반적인 이완을 증가시키는 생리학적 반응을 이끌어낸다.

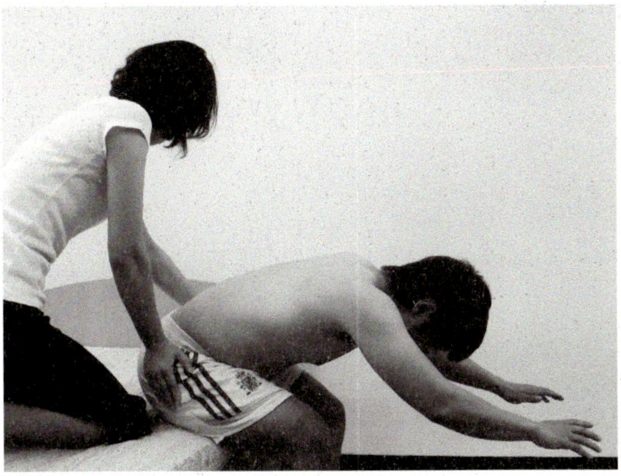

그림 3-11. 자리바꿈 자세

표 3-1. 구심성 자극의 적용을 위해 필요한 안전지침

- 귀의 귓바퀴에 대한 빠른 솔질은 심폐기능에 영향을 주는 부교감신경계 섬유의 미주신경을 자극한다. 이 섬유의 활성은 심방을 느리게 하며, 기관지나무의 평활근을 압축하며, 기관지 분비액을 증가시킨다. S2-4 레벨의 등 위 피부에 대한 빠른 솔질은 배뇨를 유발할 수 있다.
- C 아이싱의 적용은 등의 후지(posterior primary rami)의 분포부위는 피해야 한다. 그 이유는 교감신경계의 도피보호반응을 이끌기 때문이다. 아이싱의 주의사항은 솔질과 비슷하다.
- 귓바퀴의 아이싱은 저혈압과 같이 심혈관 반응을 포함한 미주신경 반응을 일으킨다. S2-4 레벨의 등 부위(back)에 대한 아이싱은 배뇨를 유발할 수 있다.

- 지속적인 아이싱은 고혈압을 포함한 순환장애나 레이노 현상(Raynaud's phenomenon)이 있는 환자에게는 금기사항이다.
- 힘줄에 적용되는 진동은 뼈를 거쳐 연접근육에 전도될 수 있기 때문에 주의가 필요하다.
- 치료적 진동은 마찰로부터 열이 발생할 수 있으며 얇은 피부의 찢김(tearing)을 유발할 수 있기 때문에 한 부위에 1분 이상 지속되어서는 안 된다. 이전에 고정되었던 부위에 대한 치료적 진동은 핏덩이(blood clot)를 제거하여 색전증을 유발할 수 있다.
- 어깨 근육의 손상과 어깨 통증의 발달을 방지하기 위해 모든 위팔의 관절가동범위 동안 어깨 위팔리듬이 고수되어야 한다.
- 등척성 수축은 발살바 매뉴버를 초래할 수 있다. 그 결과 빠른 맥(tachycardia)과 혈압 증가를 일으키고, 이어서 반사성 느린 맥(reflexive bradycardia)을 야기한다. 심장병이 있는 환자는 면밀히 관찰되어야 한다.
- 빠른 신장(quick stretch)은 대각선패턴으로 주의 깊게 적용되어야 한다. 근육이 완전 가동범위에 거의 근접한 상태에 놓일 경우, 너무 큰 신장의 적용은 근육을 손상시킬 수 있다(예로 D2 굽힘). 목 근육 또한 패턴의 시작 자세에서 그들의 완전한 가동범위에 가까이에 놓인다.

## 2) 억제기술

경직성 근육을 억제하기 위해 다양한 자극을 적용한다.

### (1) 촉각자극

① **느린 쓰다듬기**(slow stroking)

후지(posterior primary rami)의 분포부위에 대한 느린 쓰다듬기는 전신의 이완을 일으킨다. 환자는 조용한 환경에서 등을 노출시키고 엎드려 눕거나 앉는다. 치료사는 한 손의 펴진 손가락들이나 손바닥을 사용하여 뒤통수에서 꼬리뼈까지 척추근조직을 따라 율동적 움직임의 견고한 압박을 가한다. 또 다른 손도 뒤통수 부위에서 시작하여 꼬리뼈까지 똑 같이 진행한다. 손이 항상 접촉하게 한다(그림 3-12). 이와 같이 양손을 교대로 사용하는 느린 율동적 쓰다듬기는 환자가 이완할 때까지 또는 약 3~5분 동안 수행된다. 이 기술은 부드러운 음악이 수반되었을 때 더욱 효과적인 것으로 알려지고 있다.

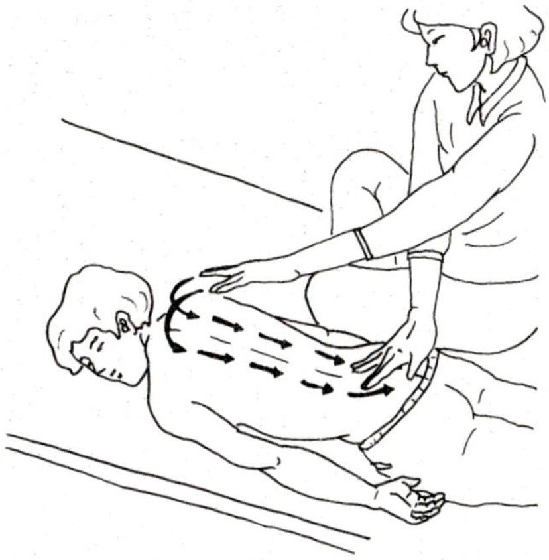

그림 3-12. 등에 느린 쓰다듬기를 하고 있다.

### (2) 온도 자극

① **미온**(neutral warmth)

미온은 시상하부의 온도감각 수용기에 영향을 미치며 부교감신경계를 자극한다. 미온은 과긴장 특히 강직과 경직이 있는 환자에게 사용될 수 있다. 온몸에 담요나 솜털이불로 5~10분 동안 감싸 적용한다. 환자는 편안함을 느끼고 근육 긴장이 감소된다. 탄력붕대와 에어스플린트(airsplint)도 사용될 수 있다. 그들은 미온을 유지시킬 뿐 아니라 지속적 압박을 제공하며 모두 억제효과를 갖는다.

② **지속적 냉각**(prolonged cooling)

50°F(10℃)에 이르는 피부의 지속냉각은 단일연접신장반사 흥분을 감소시킨다. 20분 동안 적용되는 냉찜질(cold pack)은 이런 효과를 만들어 낸다.

### (3) 고유수용성 자극(proprioceptive stimuli)

① **지속적인 신장**(maintained stretch)

경직성 근육의 긴장을 감소시키기 위해 지속적인 신장을 사용한다. 오랜 시간(몇 분에서 수주일) 근육이 정상적인 길이보다 길어진 위치에서 놓여있도록 하면 근육방추가 그

길이에 적응되어 근육의 길이가 현재보다 더 늘어나기 전에는 흥분을 하지 않음으로서 간접적인 억제효과를 갖게 된다. 치료사는 환자의 팔다리 근육이 길어진 길이에 적응하여 놓아지는 것이 느껴질 때 까지 20초 이상 계속 최대 길이로 유지한다. 예로, 엄지를 벌림과 폄된 상태로 지속적으로 유지하는 것은 긴장된 쥐기를 이완시킨다. 지속적인 신장은 또한 과긴장 근육이 오래 신장된 상태로 유지되도록 자세 취하거나 스플린트의 사용을 통해서도 이루어질 수 있다.

② **관절접근**(joint approximation)

관절접근이라고 불리는 가벼운 관절압박은 관절주변의 경직성 근육을 억제하기 위해 사용된다. 이 기술은 경직성 근육으로 인한 편마비환자의 어깨통증을 완화시키기 위해 그리고 어깨관절 주변의 근육불균형을 일시적으로 상쇄하기 위해서도 사용된다. 방법은 환자의 팔꿈치를 잡고 위팔뼈를 대략 35~45도 벌림 상태로 유지하면서 부드럽게 위팔뼈머리를 관절오목 안을 향하게 세로축으로 체중이하의 압박을 가하고, 경직성 근육이 이완될 때까지 그 상태로 유지한다(그림 3-13). 일단 근육이 이완되기 시작하면, 어깨통증과 뻣뻣함을 감소하기 위해 위팔을 작은 범위로 천천히 부드럽게 회선운동을 시킬 수 있다. 환자가 팔꿈치 체중지지 자세로 있을 때도 어깨와 팔꿈치에 관절압박을 줄 수 있다.

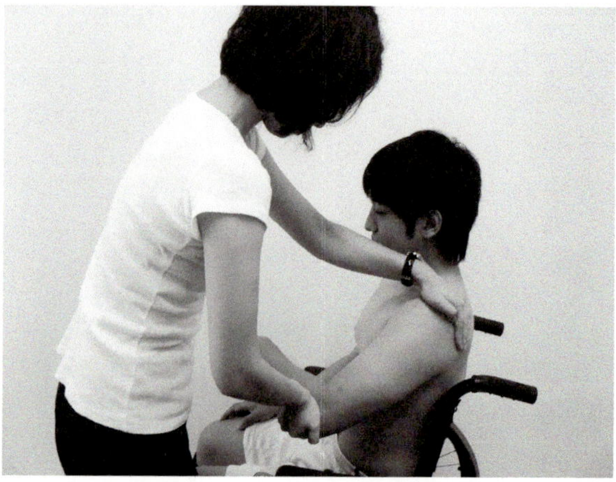

그림 3-13. 어깨관절의 관절접근

③ **힘줄압박**(tendinous pressure)

힘줄압박은 경직성 근육에 억제효과가 있다. 근육의 힘줄이 뼈에 부착하는 닿은 곳(insertion)에 대한 압박은 근육의 닿는 곳 아래에 있는 파시니안소체(Pacinian corpuscle)를 자극하여 근육을 억제시킨다. 압박은 긴 힘줄을 가로질러 적용하거나 근육이 힘줄과 닿는 곳에 적용한다. 손의 외재 굽힘근들은 스플린트에 의해 또는 단단하고 확대된 도구의 손잡이의 쥐기를 통해 긴 힘줄의 길이에 대해 일정한 압박을 적용함으로서 억제된다. 예로 손가락 굽힘근을 억제하기 위해 엄지를 향해 끝이 점점 가늘어지는 딱딱한 원통을 손에 쥐게 한다(그림 3-14).

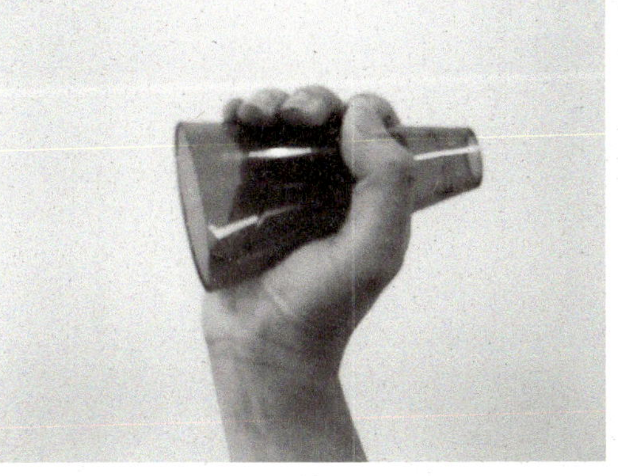

그림 3-14. 원통주기를 통한 힘줄압박

④ **발달패턴에 따른 흔들기**(rocking in developmental patterns)

Rood는 힘을 요구하는 작업 단계의 "안정 위에 얹힌 운동성" 개념과 운동조절의 발달에 따라 정적 자세를 숙달시켜 움직임을 증진시켰다. 발달상으로 환자는 먼저 정적 자세를 성취한 다음에 자세를 유지한 상태에서 협응된 운동으로 통합되며 이것은 기술의 발달이라 불린다. 예로 네발기기 자세에서 환자는 3점 자세로 체중을 옮기고 한 손은 자유롭게 되어 주변 환경을 탐색하고 물건을 잡으려고 앞으로 뻗는다(그림 3-15 A). 이것의 준비단계로 네발기기 자세에서 체중이동을 연습한다. 움직임은 체중을 앞 · 뒤로 이동함으로 시작된다. 다음에 환자가 리드미컬한 움직임을 갖게 됨에 따라 체중은 옆에서 옆으로 다음에 대각선패턴으로 이동된다(그림 3-15 B).

네발기기 자세에서 치료사가 위팔세갈래근과 팔꿈치근에 압박과 신장을 적용할 경우 편마비 환자는 마비된 팔꿈치의 안정성을 성취하는데 도움을 받는다. 치료사가 동시수축 촉진을 위해 체중보다 많은 압박을 적용함에 따라, 압박은 펴된 손목과 손의 뒤꿈치(heel)에 가해져 손목 굽힘근을 억제시킨다. 손등의 가벼운 움직임 접촉은 손가락 폄을 증진시킨다. 네발기기에서 몸 흔들기(rocking)는 목이 신체와 일직선상의 관계를 이루게 하여 목의 고유수용기가 팔다리의 긴장에 영향 받지 않도록 한다. 환자가 앞 · 뒤 방향으로 움직일 때 팔이음뼈와 다리이음뼈를 움직인다. 치료가 진행됨에 따라 반사억제 측정으로 목의 굽힘, 폄, 돌림의 통합을 이룬다.

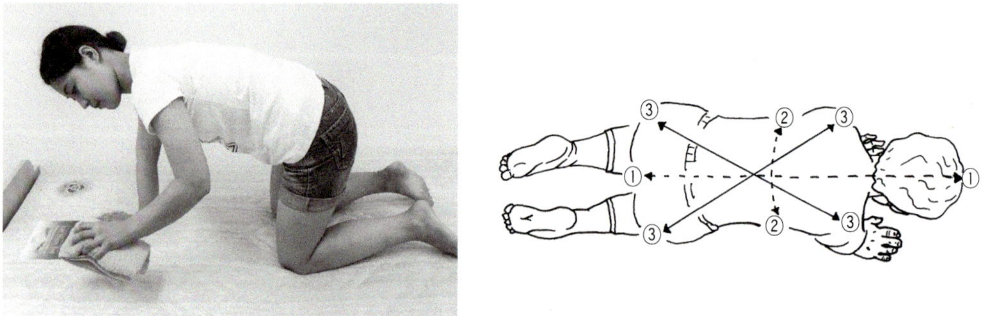


A B

그림 3-15. 발달패턴에 따른 흔들기

A. 3점 자세로 체중을 주어 한 손은 자유롭다.
B. 네발기기 자세에서 체중이동

⑤ **천천히 흔들기**(gentle shaking or rocking)

천천히 흔들기는 진정효과를 가지며 긴장이 높거나 흥분된 환자들에게 효과적이다. 흔들 의자에 앉은 상태에서 몸을 천천히 흔드는 것은 억제적 효과를 갖는다. 만약 환자 스스로 의자를 흔드는 경우 치료사는 흔드는 속도에 주의해야 한다. 왜냐하면 너무 빠른 흔들기는 안뜰기관의 자극에 의해 촉진이 일어날 수 있기 때문이다. 팔다리의 이완을 위해 유사한 기술이 위팔이음뼈와 다리이음뼈에 적용될 수 있다. 예로 경직성 왼팔의 이완을 위해 환자는 바로 누운 자세로 눕고 치료사는 환자의 왼팔과 가슴(겨드랑이) 사이에 자신의 왼손을 살짝 넣어서 손바닥을 위로 향하게 하고 어깨뼈 바로 아래를 지지한다. 치료사는 오른손을 환자의 왼쪽 어깨 위에 둔다. 왼손으로 어깨뼈 아래를 지지하고 오른손으로는 환자의 왼쪽 어깨의 상단에 굳게 대고서, 치료사는 환자 어깨 위 부분을 뒤쪽으로 부드럽게 회전시킨다. 이 기술은 어깨뼈 부위의 경직이 있는 환자에게 좋다. 어깨뼈의 이완과 함께 가동화시키며 이완될 때까지 계속한다. 목 부위 근육의 이완이나 억제를 위해 목뼈의 당김(traction)과 가벼운 관절압박과 머리의 느리고 리드미컬한 회선운동을 사용할 수 있다(그림 3-16).

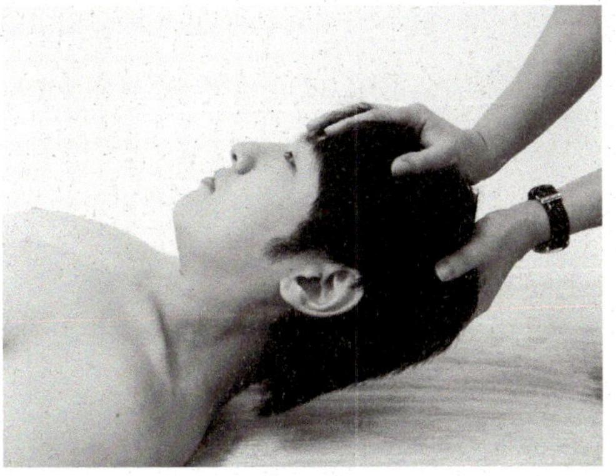

그림 3-16. 목 부위의 근육이완을 위해 천천히 흔들기를 적용하고 있다.

⑥ **느린 구르기**(slow rolling)

느리고 율동적인 움직임은 억제효과를 갖는다. 느린 구르기는 환자가 옆으로 누운 자세로 눕힌 상태에서, 치료사가 환자의 어깨와 골반을 잡고, 천천히 바로 누운 자세에서 옆으로 누운 자세로 그리고 원위치로 굴리는 것에 의해 수행된다(그림 3-17). 편안함을 위해 필요하다면 무릎 사이와 머리 밑에 베개를 두어 편안하게 누울 수 있도록 한다. 과긴장의 감소가 몇 분 내로 나타난다.

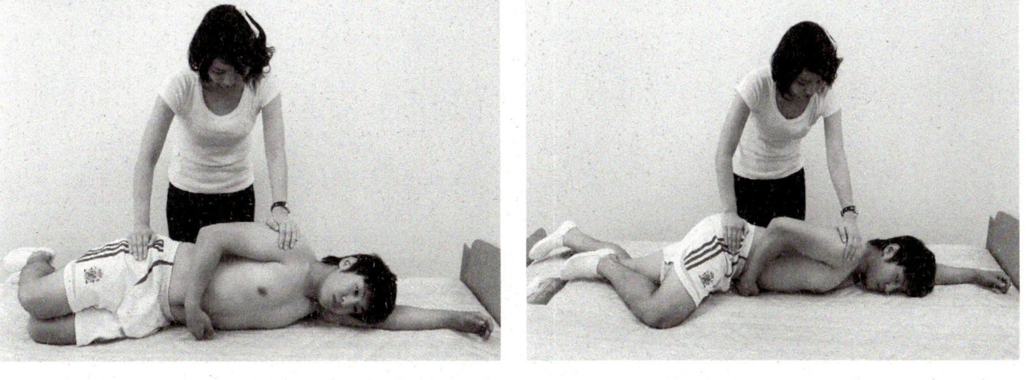

그림 3-17. 느린 구르기

## 3) 특수 감각자극

근육을 촉진하거나 억제하기 위해 청각자극과 시각자극과 같은 특수감각자극을 사용한다. 일정한 비트를 갖는 음악은 촉진효과가 있다. 떠들썩하고, 소란스러운 치료실은 자극효과가 있으며 중추신경계 손상 환자의 수행에 영향을 미칠 수 있다. 화려하고 빛나는 다양한 자극 환경은 일반 촉진효과를 갖는다. 치료사의 목소리와 말하는 태도 또한 환자의 수행에 영향을 준다. 크고, 날카로운 명령은 빠른 반응을 이끌고, 더욱 많은 운동단위를 동원한다.

후각자극과 미각자극은 자율신경시스템의 영향을 통해 촉진이나 억제효과를 갖는다. 바닐라 향은 진정효과가 있다. 바닐라 향은 교감신경반응을 억제하는 부교감신경 반응을 이끌어낸다. 암모니아 냄새와 같이 불유쾌하거나 위험한 자극은 교감신경의 도피반응을 이끌며, 기침이나 재채기와 같은 보호 반응을 생성한다.

### 4) 움직임을 위한 근수축의 작용

감각자극은 패턴들을 강화할 수 있으며 특정 근육들을 촉진하거나 억제하기 위해 그리고 환자가 목적 있는 활동을 할 수 있도록 준비시키기 위해 사용될 수 있다. 촉진과 억제 기술은 기능과 관련된 운동 발달을 위해 목표-지향적 활동으로 시도된다. 운동 발달은 활동선택을 가이드 하는데 도움이 된다. 움직임은 처음에 보호기능에 필요한 움직임으로 위상성 움직임이 나타난다. 이런 움직임들은 빠른 솔질이나 A 아이싱을 사용하여 촉진된다. 이런 움직임에서 근육이 수축하여 가동범위를 통해 움직임을 일으키며, 이것은 대항근의 상호억제를 이끈다. 위상성 움직임 이후에 긴장성 유지수축이 뒤이어 발달한다. 안정성은 동시수축을 통해 얻어지며 무거운 관절 압박이 도움이 된다. 환자는 비마비쪽 손으로 글을 쓰는 동안 마비쪽 팔꿈치와 아래팔에 기댄 상태에서 오락게임을 하거나 글을 쓰는 것과 같은 목표-지향적 활동이 다시 추구된다. 몸단장 활동에서도 적용될 수 있는데 환자는 마비 쪽 팔꿈치와 아래팔에 기대도록 자세 취한 상태에서 물건을 잡으려 손을 뻗는다.

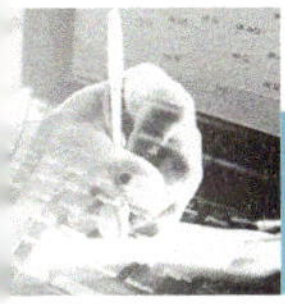

제 4 장

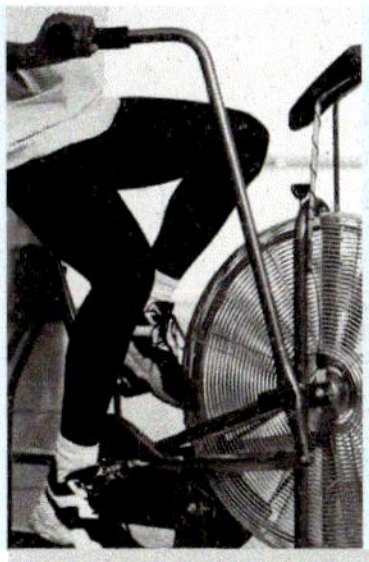

# 고유수용성신경근육촉진법

## 1 개 요

고유수용성신경근촉진법(Proprioceptive Neuromuscular Facilitation ; PNF)은 고유수용성감각 수용기의 자극을 통해 신경근 기전의 반응을 촉진하는 방법이다. 고유수용성신경근촉진법은 움직임을 촉진하기 위해 대각선패턴을 사용한다. 또한 촉각, 청각, 시각의 입력을 포함하는 감각 자극의 사용은 운동 반응을 촉진하기 위해 치료에 적극적으로 통합된다. 작업치료에서 기능적 활동을 고안하고, 특히 목적 있는 활동 동안 물건들을 배치할 때 PNF 패턴들을 사용할 수 있다. 고유수용성신경근촉진법은 파킨슨병, 척수손상, 관절염, 뇌졸중, 뇌손상, 수부손상의 치료에 효과적이다. PNF에서는 환자의 능력과 잠재력에 중점을 두어 근력 및 움직임, 자세를 평가하고 인간의 움직임 패턴을 기초로 운동 반응과 운동 기술을 촉진하는 다감각적 감각입력 방법을 사용한다. 감각 입력 및 움직임 타이밍의 조절은 환자로부터 적절한 움직임 반응을 이끌어 내는데 매우 중요한 부분으로 PNF를 효과적으로 사용하기 위해서는 작업치료사는 먼저 운동 발달순서와 정상적 움직임 요소에 대한 정확한 이해를 하고 있어야만 한다.

고유수용성신경근촉진법은 1940년대에 의사이자 신경생리학자인 Dr. Herman Kabat에 의해 개발되었다. 그는 Sherrington의 신경생리학적 원리를 회백수염(소아마비)과 다발경화증(multiple sclerosis)으로 인한 마비의 치료에 적용하였다. 1948년 Kabat와 Henry Kaiser는 캘리포니아에 Kabat-Kaiser 연구소를 설립하였다. 여기에 물리치료사인 Magarett Knott가 고유수용성신경근촉진법을 이용한 치료법을 개발하는 작업을 시작하였다. 1952년 대각선패턴과 여러 기술들이 확립되었다. 1952년 물리치료사인 Dorothy Voss가 합류하여 knott와 함께 치료사들을 위한 교육을 담당하였다. 2년 후 Proprioceptive Neuromuscular Facilitation의 제1판이 Magarett Knott와 Dorothy Voss에 의해 출판되었다. 1974년에 Voss에 의해 Northwestern 대학에서 처음으로 작업치료사들을 위한 PNF 교육이 제공되었다. 현재 수많은 나라에서 PNF 코스가 개최되고 있다.

### 1) 치료의 원칙

Voss(1966)는 치료적 운동에서 다음의 치료원칙을 제안하였다.

(1) 인간은 충분히 개발되지 않은 잠재능력들을 가지고 있다. 치료에서 환자의 잠재능력이 강조된다. 예로, 마비쪽 팔이 이완된 환자는 체중지지 활동으로 약한 팔의 강화를 위해 손상되지 않은 머리, 목, 몸통 근육조직을 사용한다.

(2) 정상 운동발달은 머리에서 꼬리, 몸쪽에서 먼쪽 방향으로 진행한다. 이것은 팔의 미세협응동작을 촉진하는 치료에 중요하다. 만일 머리, 몸통 부위에 적절한 조절이 없다면, 미세운동 기능은 적절하게 발달하지 못한다.

(3) 초기 운동행동은 반사활동에 의해 지배된다. 성숙한 운동행태는 자세반사에 의해 지지되거나 강화된다. 인간이 성숙됨에 따라 원시반사들은 구르기, 네발기기, 앉기 등 점진적 발달의 강화를 위해 이용되고 통합된다. 예로 긴장성 목반사(tonic neck reflex)와 비대칭 긴장성 목반사(asymmetrical tonic neck reflex)는 사지의 움직임에 영향을 미친다. 이에 따라 환자는 목을 마비 쪽을 바라보도록 함으로써 비대칭 긴장성 목반사를 이용하여 약한 어깨 폄근을 강화할 수 있다. 또한 반사는 자세지지를 위해서도 사용된다. 예로 침대에서 일어날 때 옆으로 누운 자세에서 침대 모

서리에 앉는 것을 위해 몸통에 대한 몸통 바로잡기 반응(body-on-body righting reaction)을 사용한다.

(4) 치료 동안 대항근들 사이의 양 방향의 움직임에 유의한다. 의자에서 일어 나는 훈련을 할 때, 반대로 앉는 것도 수행해야 한다. 뇌졸중 환자는 이런 원심성 수축이 자주 소실되는데 적절히 치료되지 않으면, 부드럽게 앉기 위한 운동조절이 부적절한 채로 있게 되며 따라서 의자로 쓰러질 수 있다.

(5) 운동행동의 발달은 전체적인 움직임과 자세패턴으로 순차적으로 나타난다. 정상 유아에서 전체패턴의 발달순서는 이동(locomotion)의 발달을 통해서도 나타난다. 유아는 구르기, 배밀이, 네발기기, 마지막으로 서기와 걷기를 배운다. 이런 이동단계를 통해 아동은 서로 다른 패턴의 움직임과 자세에서 사지를 사용하는 것을 배운다. 처음에 바로 누운 자세와 엎드린 자세와 같이 안정적인 자세에서 손을 사용한다. 자세조절이 발달함에 따라 유아는 옆으로 누운 자세, 앉은 자세, 선 자세에서 손을 사용하기 시작한다.

운동수행을 극대화하기 위해, 다양한 발달자세에서 일할 기회를 주어야 한다. 전체패턴의 사지의 사용은 머리, 목, 몸통 패턴들의 상호작용을 필요로 한다. 예로 테니스 라켓으로 포핸드 스트로크를 할 때, 팔과 머리, 목, 몸통이 스윙 방향으로 움직인다. 몸쪽과 먼쪽 부위의 상호작용이 없다면 움직임은 힘이 약하거나 조화롭지 않게 된다.

(6) 굽힘근과 폄근 사이의 우세(dominance)의 변화처럼, 운동의 발달은 순환적 경향을 보인다. 대항근들 사이의 변화는 근육의 균형과 조절을 발달시키는데 도움이 된다. PNF 접근의 주요 목표 중 하나는 대항근들 사이의 균형을 수립하는 것이다. 발달적으로 유아는 기기 전에 이런 균형을 수립한다. 네발자세에서 앞으로(폄근 우세) 뒤로(굽힘근 우세) 몸 흔들기(rocking)를 할 수 있다. 이런 자세에서 움직임을 시작하기 전에 자세 조절과 균형이 수립되어야 한다. 치료를 할 때 먼저 어느 곳에 근육의 불균형이 존재하는지 관찰하고 다음에 약한 요소를 촉진함으로서 대항근들 사이의 균형을 수립한다. 예로 뇌졸중 환자가 굽힘근시너지(굽힘근 우세)를 보이면 폄을 촉진한다.

(7) 정상운동발달은 규칙적인 순서를 갖지만 완전히 단계적으로 이루어지지 않고 약간의 중복이 일어난다. 더욱 발달된 단계의 다른 동작을 시작하기 전에 한 동작을 완전하게 수행하지 못한다. 운동실조 환자가 앉아서 글씨쓰기를 할 수 없다면 팔로 지

지하고 엎드린 자세와 같이 더욱 지지된 자세에서 글씨쓰기를 하는 것이 필요하다.

(8) 거동은 대항근들 사이의 교차적 수축에 의존하며, 자세유지는 미세한 차이의 불균형에 대한 지속적인 적응을 요구한다.

(9) 운동능력의 증진은 운동학습에 의존한다. 다양한 감각입력은 환자의 운동학습을 촉진한다. 예로 선반의 컵에 손을 뻗을 때 구두입력을 주거나 촉각, 시각입력을 사용한다. 운동학습은 이런 외적 단서들이 더 이상 필요치 않을 때 발생된다.

(10) 운동학습을 유지하고 증진시키기 위해, 힘과 지구력을 발달시키기 위해 빈번한 자극과 반복 동작이 사용된다. 환자는 새로운 운동기술들을 연습할 기회가 필요하다.

(11) 촉진기술과 결부된 목표지향적 활동들이 전체패턴의 걸음과 자조활동들의 학습을 촉진하기 위해 사용된다. 운동실조 환자가 접시를 닦으려 서있는 동안 안정성을 제공하기 위해 어깨와 골반을 통해 관절접근을 제공한다.

## 2) 운동학습

운동학습은 여러 감각을 사용하는 접근이 필요하다. 고유수용성신경근촉진법에서 필요한 반응을 이끌어 내기 위해 고유수용성감각, 청각, 시각 및 촉각시스템이 사용된다. 접촉은 가장 효과적인 자극 방법이며 환자에게 정상적인 움직임을 느낄 기회를 제공한다. 치료할 때 각 환자에 맞는 감각의 조합을 확인하고 환자의 변화에 따라 그 조합을 변경한다.

최근 운동학습이론은 운동학습을 일으키기 위해 환자가 수동적으로 치료를 받아서는 안된다고 주장한다. 따라서 환자는 기능적 상황에서 운동기술을 연습할 기회를 가져야 한다.

### (1) 청각시스템

언어적 지시는 짧고 명확해야 한다. 언어적 지시는 운동행동과 관련하여 너무 빠르거나 늦지 않도록 정확한 타이밍에 하는 것이 중요하다. 목소리의 톤은 환자의 반응의 질에 영향을 준다. 중간 강도의 목소리 톤은 감마운동신경세포(gamma motor neuron)의 활동을 유발하며, 큰 소리의 톤은 알파운동신경세포(alpha motor neuron)의 활동을 유발한다. 강하고 날카로운 지시는 스트레스 상황처럼 보이게 만들며, 운동반응의 최대자극이 요구될 때 사용된다. 부드러운 톤의 목소리는 통증이 있을 때, 환자를 안심시키고 부드러운 움직임을 촉진할 때 사용된다. 환자가 최대노력을 하고 있을 경우 중간 정도의 목소리 톤이 사용된다.

운동수행에 대한 청각피드백을 위해 언어적 매개(verbal mediation) 전략을 사용할 수 있다. 언어적 매개는 원하는 움직임을 안내하고 강조하기 위해 사용된다. 예로 휠체어에서 침대로 이동하기 전에 큰 소리로 휠체어에서 안전하게 이동하는데 필요한 과정을 말하도록 한다. 이런 언어적 매개는 환자가 실수 없이 보다 순서적으로 독립성을 달성하게 하는데 효과적이다.

### (2) 시각시스템

시각입력은 정상발달과 신체의 협응된 사용을 위해 중요하다. 발달적으로 신경근육시스템의 조절은 머리에서 꼬리 방향으로 진행된다. 몸통과 사지의 움직임은 시각시스템의 통합에 의해 촉진될 수 있다. 이것은 머리와 목의 통합을 요구한다. 또한 균형 및 평형반응은 공간관계의 정확한 해석을 위해 시각에 크게 의존한다.

시각자극은 움직임을 촉진하기 위해 사용된다. 환자의 시선이 움직임의 방향을 따라가도록 한다. 시각자극으로부터의 피드백은 더욱더 강한 근 수축을 유발시키게 된다. 상지 대각선패턴의 움직임을 수행할 때 움직이는 손을 주시하는 것은 그 움직임패턴을 촉진하게 된다.

### (3) 촉각시스템

발달적으로 촉각시스템은 청각시스템과 시각시스템 이전에 성숙한다. 시각시스템이 공간적 구별만을 하고 청각시스템은 시간적 구별만을 하는 것에 반해 촉각시스템은 시간적 및 공간적 구별능력 모두 갖고 있기 때문에 더욱 효과적이다. 발달동안 촉각-운동감각 정보(tactile-kinesthetic information)의 처리과정은 인지적 및 감정적 경험을 쌓기 위한 기초로 간주된다(Affolter, 1981). 환자들이 협응되고 균형 있는 움직임패턴을 느끼는 것이 중요하다. 고유수용성신경근촉진법과 함께, 촉각입력은 원하는 반응을 가이드하고 강화하기 위해 치료사의 도수접촉을 통해 제공된다. 또한 촉각입력은 환자의 자가-접촉에 의해 제공될 수 있다. 한랭이나 진동이 도수접촉에 추가적으로 사용될 수 있다. 도수접촉의 형태와 범위는 환자의 임상적 상태에 달려있으며, 이것은 평가와 재평가를 통해 결정된다.

운동수행의 속도와 정확성과 증진시키기 위해 환자는 연습이 필요하다. 반복을 통해 습관적 패턴이 의식적인 노력 없이 발생하게 된다. 고유수용성신경근촉진법은 부분과제연습(part-task practice)과 전체과제연습(whole-task practice)의 개념들을 사용한다.

즉 환자는 전체과제를 배우기 위해 독립적으로 수행할 수 없는 과제의 부분들에 중점을 두어야 한다는 것이다. 단계적 절차(stepwise procedure)라는 용어는 전체 수행 동안 그 과제의 한 부분에 중점을 두는 것을 설명한다. 예로 휠체어에서 욕조의자로 이동을 배우는 환자가 욕조 테두리 위로 다리를 들어 올리는 것에 어려움을 가질 수 있다. 과제의 이런 부분이 엉덩관절 굽힘근들에 대한 반복과 촉진기술과 함께 중점적으로 연습될 수 있다. 이동이 순조롭게 될 때, 더 이상 각 부분을 개별적으로 연습할 필요가 없으며 또한 촉진을 계속 제공할 필요가 없게 된다.

운동을 학습할 때 처음에는 치료사의 도수접촉과 감각입력이 필요하지만, 환자가 숙련된 기술을 학습하고 나타내면서 점차적으로 필요하지 않게 된다. 또한 환자가 내적 피드백시스템에 의존하여 스스로 실수를 깨닫고 수정하는 방법을 익힘에 따라 치료사로부터의 피드백도 감소하게 된다.

## 2 평 가

초기평가는 환자의 능력, 결함과 잠재력을 결정하기 위해 시행된다. 치료계획이 수립된 후에도 치료효과를 확인하고 환자가 변화됨에 따라 치료를 수정하기 위해 지속적인 평가가 필요하다.

고유수용성신경근촉진법의 평가는 몸쪽에서 먼쪽으로 진행한다. 먼저 숨쉬기, 삼키기, 발성, 얼굴과 구강 근육, 시각-눈 조절 등과 같이 생명유지 관련 기능들이 고려된다. 생명유지기능 다음에 머리와 목 부위가 관찰된다. 이런 기능의 결손은 사지와 몸통에 직접 영향을 미친다. 머리와 목의 위치는 기능적 활동 동안에 변화하는 자세들과 집단패턴들로 관찰된다. (1) 긴장의 우세(굽힘근 또는 폄근), (2) 신체배열(정중선 또는 한쪽으로 이동), (3) 안정성과 운동성(더 필요한지 덜 필요한지)에 주의한다.

머리와 목 부위의 관찰 후에 평가는 다음의 몸 부위들에 대해 시행한다.: 상부 몸통, 상지, 하부 몸통, 하지. 각 분절은 특정 움직임패턴에서 뿐만 아니라 신체 분절들이 상호작용하는 발달 활동들에서도 개별적으로 평가된다. 마지막으로 개별적 및 집단 패턴들의 수행이 기능적 활동의 배경에서 적절한지 결정하기 위해 환자는 일상생활동작 동안에 관찰된다.

## 3 치 료

운동행동의 발달은 작용근과 길항근이 적절한 균형을 이루면서 굽힘근과 폄근 사이의 부드러운 움직임 협력으로 이루어진다. 운동을 하는 동안 길항근은 균형 능력의 발달과 운동조절 능력의 발달에 많은 영향을 미치며, PNF에서는 길항근들 사이의 균형적 수축과 이완을 주요 치료 목표로 한다. 이는 균형감각의 획득을 위해서도 매우 중요하다. 예를 들어, 아동의 경우에는 기기, 손과 무릎의 체중 지지, 이동을 통해 자연스럽게 습득될 수 있다. 또한, 굽힘근 시너지패턴(flexor synergy pattern)이 나타나는 뇌졸중 환자의 경우에는 길항근육으로 작용하는 폄 근육에 대한 움직임 요소를 촉진시킴으로써 상지의 기능적 움직임을 도울 수 있다. 작업 수행력 강화를 위해 PNF에서 사용하고 있는 다양한 기술과 치료적 방법을 적절하게 선택하여 적용한다.

### 1) 대각선패턴들

고유수용성신경근촉진법에서 사용되는 대각선패턴들은 대부분의 기능적 활동들에서 관찰되는 집단운동패턴이다. 대각선에 대한 지식은 결손의 영역을 아는데 필요하다. 두 가지 대각선동작이 머리와 목, 상부와 하부 몸통, 사지 등 신체의 각 주요부분에 대해 존재한다(그림 4-1). 각각의 대각선패턴은 안쪽돌림이나 가쪽돌림, 벌림이나 모음, 굽힘과 폄의 운동요소를 갖는다. 모든 운동패턴에서 회전요소의 포함한다. 머리, 목, 몸통 패턴들은 (a) 우측 또는 좌측으로 돌림과 함께 굽힘, (b) 우측 또는 좌측으로 돌림과 함께 폄으로 언급된다. 이런 몸쪽 부위 패턴들은 사지의 대각선과 결합한다. 팔과 다리의 대각선들은 어깨와 엉덩관절에서 일어나는 세 종류의 운동요소에 따라 서술된다. (1) 굽힘 및 폄, (2) 벌림 및 모음, (3) 가쪽돌림 및 안쪽돌림.

Voss는 1967년에 사지 패턴에 대해 대각선1(diagonal 1, D1) 굽힘/굽힘패턴과 대각선2(D2) 굽힘/폄 패턴으로 설명하였다. 굽힘과 폄에 대한 기준점은 팔과 다리와 어깨와 엉덩관절이다. 예로 상지의 대각선1 패턴은 어깨 굽힘-모음-가쪽돌림의 대각선1 굽힘패턴과 대항근패턴인 어깨 폄-벌림-안쪽돌림의 대각선1 폄패턴으로 이루어진다. 사지의 몸쪽 관절과 먼쪽 관절은 패턴 내에서 연결되어 있다. 중간 관절은 자유롭게 굽힘하거나 폄

한 자세를 유지할 수 있다. 예로 손가락의 굽힘, 손목의 노쪽 굽힘, 아래팔의 뒤침은 상지의 대각선1 패턴에서 빠뜨릴 수 없는 부분이다. 그러나 팔꿉관절은 굽힘이나 폄 또는 다른 자세로 유지될 수 있다(표 4-1). 몸통과 사지는 협력근 형태로 함께 작용한다. 예로 왼쪽 어깨뼈의 앞쪽 올림(올림-벌림-돌림)과 함께 왼쪽 어깨의 대각선1 패턴(굽힘-모음-가쪽돌림 패턴)은 전체 운동을 완전하게 하기 위해 몸통은 오른쪽으로 돌림된다. 시각은 항상 대각선패턴과 연합되어야 한다.

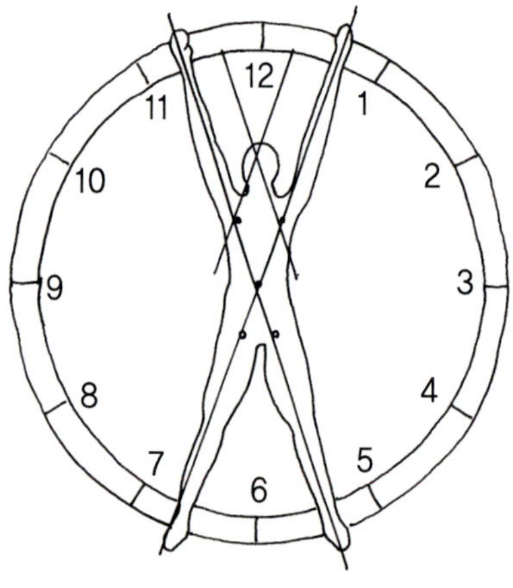


그림 4-1. 대각선패턴

### (1) 머리와 목, 몸통

① 머리/목 또는 머리/목/몸통을 오른쪽으로 돌림과 함께 머리/목 또는 머리/목/몸통의 굽힘(반전으로 왼쪽으로 돌림과 함께 폄)

② 머리/목 또는 머리/목/몸통을 왼쪽으로 돌림과 함께 머리/목 또는 머리/목/몸통의 굽힘(반전으로 오른쪽으로 돌림과 함께 폄)

머리와 목 패턴만 수행될 수 있지만 일반적으로 몸통과 사지의 패턴과 함께 연합해서 수행된다.

### (2) 상지

상지패턴은 어깨관절의 움직임 방향에 의해 명명된다. 환자는 움직이는 동안 자신의 손을 항상 주시하도록 한다. 이런 방법으로, 머리, 목, 몸통의 움직임이 사지의 움직임을 강화한다. 아래팔과 손의 움직임은 말로 설명된다. 몇몇 관절들은 대각선패턴으로 완전한 해부학적 범위를 통해 움직이지 않는다. PNF 패턴은 기능적 운동가동범위로 나타난다.

팔이 대각선패턴으로 시작함에 따라 모든 근육들은 연장 범위(lengthened range)에서 놓인다. 패턴이 계속됨에 따라 패턴의 근육들이 수축하며, 움직임이 완수될 때 근육들은 단축 범위(shortened range)에 놓인다. 근육은 길이에 기초하여 빠른 신장의 적용에 대해 서로 다르게 반응하기 때문에 연장 범위와 단축 범위의 구별은 중요하다.

### ① 편측 대각선패턴들

어깨관절의 움직임 방향에 따라 대각선1 굽힘(D1 flexion), 대각선1 폄(D1 extension), 대각선2 굽힘(D2 flexion), 대각선2 폄(D2 extension) 패턴으로 나뉜다.

표 4-1. 편측 대각선패턴

| 종류 | 설명 | 기능 활동의 예 |
|---|---|---|
| 대각선1 굽힘 (D1 flexion) | 어깨뼈의 올림, 벌림, 돌림 ; 어깨의 굽힘, 모음, 가쪽돌림 ; 팔꿈치의 굽힘이나 폄 ; 아래팔의 뒤침 ; 손목의 노쪽 굽힘 ; 손가락들의 굽힘과 모음 ; 엄지의 모음(그림 4-2) | 식사 시 손-입 동작, 테니스의 포핸드 스트로크, 오른손으로 왼쪽 머리를 빗으로 빗기, 바로 누운 자세에서 엎드린 자세로 구르기 |
| 대각선1 폄 (D1 extension) | 어깨뼈의 내림, 모음, 돌림 ; 어깨의 폄, 벌림, 안쪽돌림 ; 팔꿈치의 굽힘 또는 폄 ; 아래팔의 엎침 ; 손목의 자쪽 폄 ; 손가락들의 폄 및 벌림 ; 엄지의 바닥쪽 벌림(그림 4-3) | 자동차 안에서 문을 열기 위해 밀기, 테니스의 백핸드 스트로크, 엎드린 자세에서 바로 누운 자세로 구르기 |
| 대각선2 굽힘 (D2 flexion) | 어깨뼈의 올림, 모음, 돌림 ; 어깨의 굽힘, 벌림, 가쪽돌림 ; 팔꿈치의 굽힘 또는 폄 ; 아래팔의 뒤침 ; 손목의 노쪽 폄, 손가락들의 폄과 벌림 ; 엄지의 폄(그림 4-4) | 오른손으로 오른쪽 머리 빗기, 테니스에서 서브를 할 때 라켓 들어올리기, 수영을 할 때 백 스트로크 |
| 대각선2 폄 (D2 extension) | 어깨 뼈의 내림, 벌림, 돌림 ; 어깨의 폄, 모음, 안쪽돌림 ; 팔꿈치의 굽힘 또는 폄 ; 아래팔의 엎침 ; 손목의 자쪽 굽힘 ; 손가락의 굽힘과 모음 : 엄지의 맞섬(그림 4-5) | 야구의 피칭, 테니스에서 서브를 할 때 공을 치기, 오른손으로 왼쪽 바지단추 끼우기 |

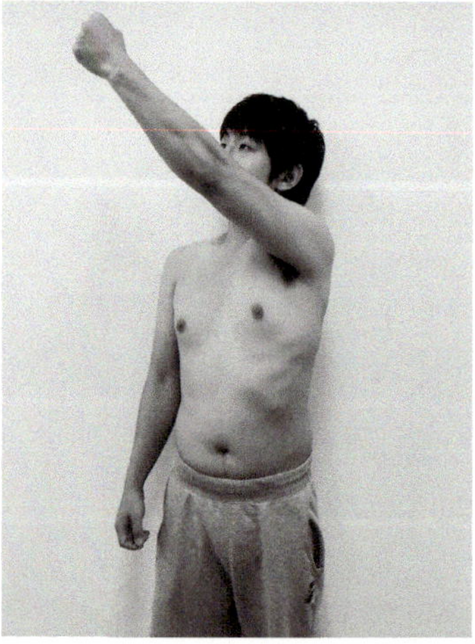

그림 4-2. 대각선1(D1) 굽힘패턴

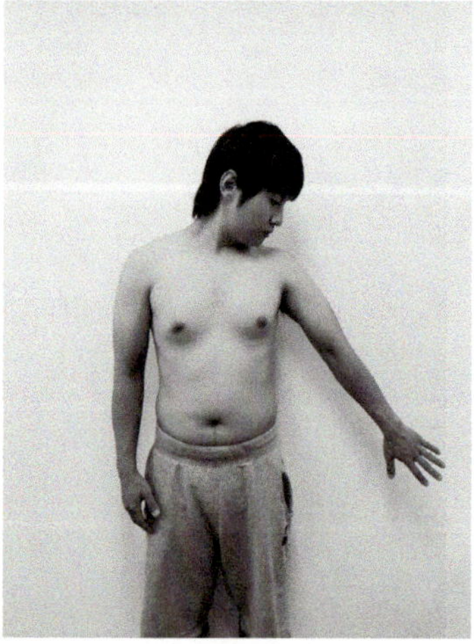

그림 4-3. 대각선1(D1) 폄패턴

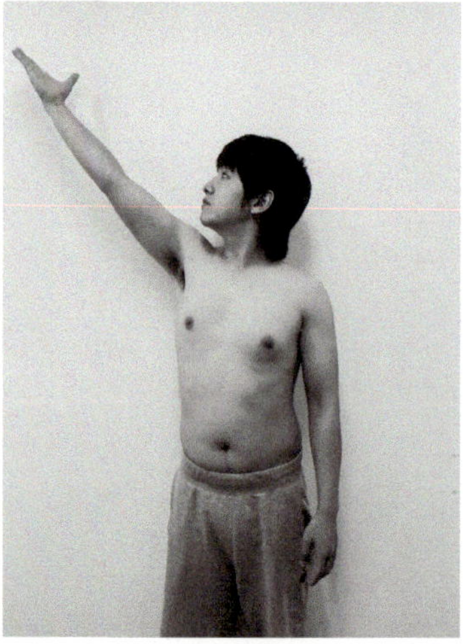

그림 4-4. 대각선2(D2) 굽힘패턴

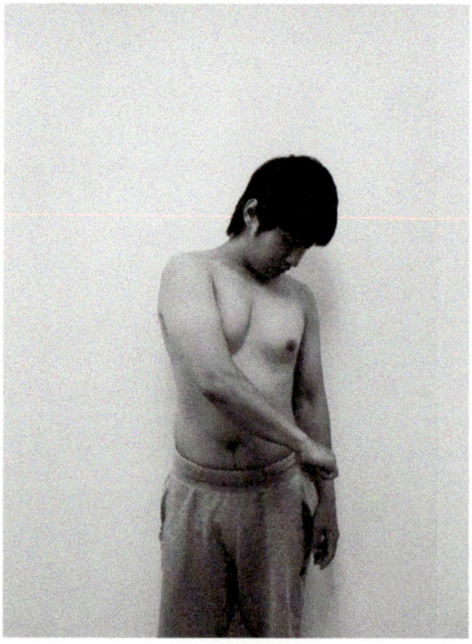

그림 4-5. 대각선2(D2) 폄패턴

### ② 양쪽 패턴들

사지의 움직임은 대각선패턴을 양쪽 패턴들로 결합함으로써 강화될 수 있다.

#### ㉠ 대칭성 패턴들

쌍을 이룬 사지들이 동시에 같은 종류의 움직임을 수행한다. 양쪽 대칭성 패턴들은 몸통의 굽힘과 폄을 촉진한다. 양쪽 대칭성 대각선2 굽힘패턴은 몸통 폄 뿐 아니라 가슴을 확장시키고 호흡을 촉진한다. 몸통 동작과 연합하여 두 팔을 움직인다. 대칭성 패턴을 완전히 수행하기에 팔의 관절가동범위나 근력 감소가 있을 경우, 환자를 능동보조하거나 부분관절가동범위로 움직이거나 팔꿈치를 구부린 상태로 수행하게 한다. 대칭성 패턴들의 기능 활동의 예는 다음과 같다.

- 양쪽 대칭성 대각선1 폄 – 서기 위해 의자를 밀기(그림 4-6 A)
- 양쪽 대칭성 대각선2 폄 – 스웨터를 벗기 시작하는 것(그림 4-6 B)
- 양쪽 대칭성 대각선2 굽힘 – 높은 선반에서 큰 물건을 들기 위해 손을 뻗는 것(그림 4-6 C).

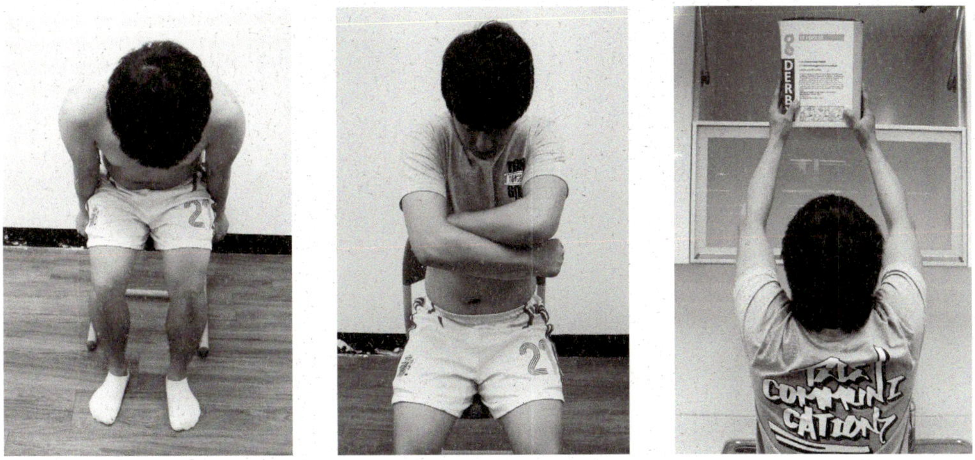

A B C

그림 4-6. 양쪽 대칭성 패턴의 예

A. 팔로 의자를 밀고 서기 B. 스웨터 벗기 C. 양쪽 팔로 큰 물건 들기

### ㉡ 비대칭성 패턴들

비대칭성 패턴은 사지들이 동시에 몸의 한 방향으로 움직임을 수행하며, 몸통 돌림을 촉진한다(그림 4-7). 비대칭성 패턴은 보다 큰 몸통 회전을 보이는 내려치기(chopping) 패턴(그림 4-7 A)이나 들어올리기(lifting) 패턴(그림 4-7 B)에서와 같이 팔이 접촉한 상태로 수행될 수 있다. 비대칭성 패턴은 테니스의 양손 백핸드나 야구타자의 배팅과 같이 보다 큰 힘이 필요할 때나 통증이 있는 경우에 관찰된다. 양쪽 비대칭성 패턴들의 예로 왼쪽 귀걸이를 달 때 왼쪽으로 양쪽 비대칭 굽

힘이 일어나며 왼쪽 팔은 대각선2 굽힘, 오른 쪽 팔은 대각선1 굽힘을 보인다. 그리고 왼쪽의 지퍼를 때 올릴 왼쪽으로 양쪽 비대칭 폄이 일어나며 왼쪽 팔은 대각선1 폄, 오른쪽 팔은 대각선2 폄을 보인다.

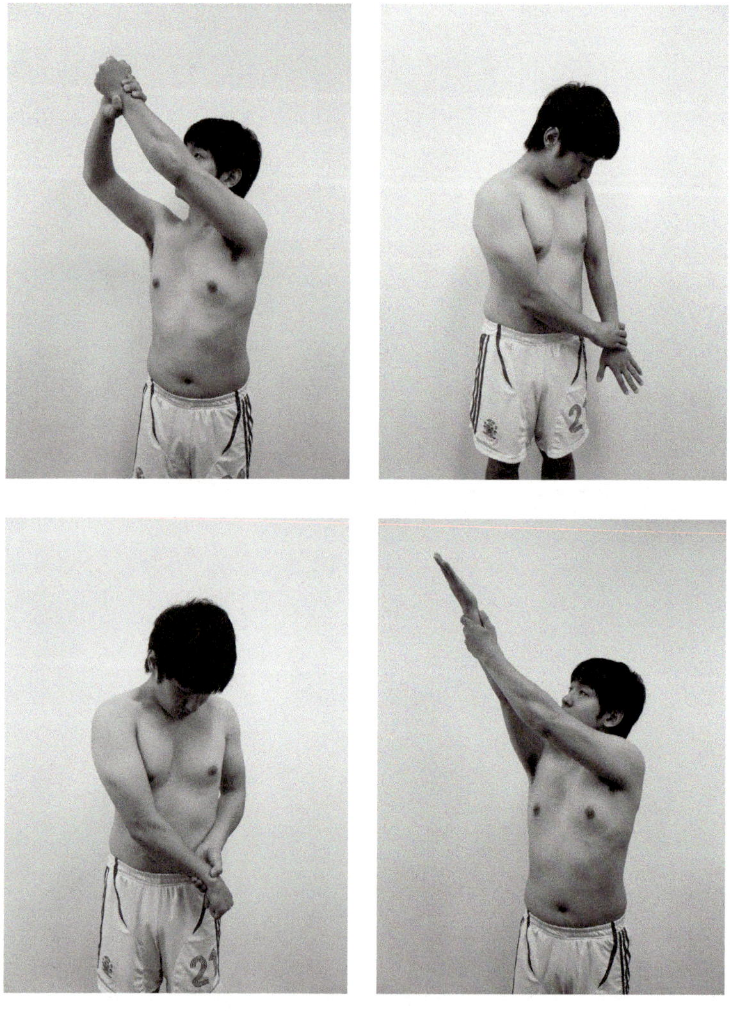

A

B

그림 4-7. 양쪽 비대칭성 패턴(왼팔 D1 오른팔 D2)

A. 내려치기 B. 들어올리기

### ㉢ 교차패턴들

쌍을 이룬 사지들이 동시에 반대방향으로 움직임을 수행하는데, 같은 대각선 또는 혼합된 대각선들로 움직인다. 만약 쌍을 이룬 사지들이 혼합된 대각선들로 움직임을 수행한다면, 머리와 목이 정중선에 있는 동안 사지들의 움직임이 반대 방향으로 이루어지기 때문에 머리, 목, 그리고 몸통에 안정화 효과가 있다(그림 4-8). 높은 수준의 균형을 요하는 활동 동안에, 혼합된 대각선으로 교차패턴들은 한 쪽 사지는 D1 폄 패턴으로 다른 한쪽은 D2 굽힘 패턴으로 움직이게 된다.

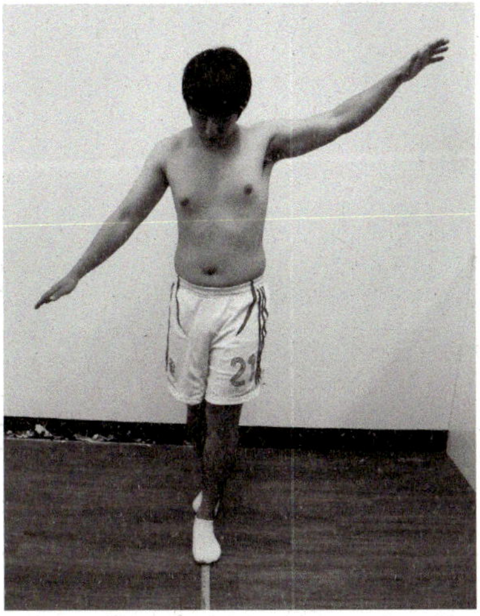

그림 4-8. 교차패턴을 이용한 평형대 위 걷기

## 2) 움직임에 적절한 자세

치료 계획을 짤 때 환자에게 가장 적절한 자세와 자세들 사이의 움직임을 고려한다. 이런 체위들은 운동관점의 작업을 수행하기 위해 머리, 목, 몸통과 필요할 경우 사지의 패턴들이 결합된다. 자세는 옆으로 누운 자세, 팔꿈치 대고 엎드린 자세, 손과 무릎으로 대고 엎드린 자세, 발바닥서기, 무릎 꿇기, 반 무릎 자세, 다리 뻗고 앉기, 다리 움츠려 앉기, 무릎 꿇고 앉기, 양반다리 앉기, 옆으로 앉기, 의자에 앉기 등이 포함된다. 수정된 서기(modified plantigrade posture)는 상지는 테이블이나 다른 표면에 체중을 지지하고 다리를 바닥에 대고 서 있는 자세로 환자들에게 자주 사용된다. 체중은 네 개의 각 팔다리에 주어진다. 환자는 양 팔꿈치에 체중을 줌으로써 이 자세를 더욱 수정할 수 있다. 각 자세의 균형 요건을 고려한다.

여러 요소들이 치료 자세의 선택에 영향을 미친다. 많이 손상된 환자들은 가장 안정된 자세에서 치료를 시작한다. 급성기의 환자의 경우 침대에 바로 누운 자세에서 시작하는 것이 필요하지만 자주 옆으로 누운 자세가 안정된 자세가 될 수 있다. 활동 동안 팔과 손을 사용하려 시도할 때 기본적 운동성(관절가동범위), 안정성, 조절된 운동성(controlled mobility)과 마지막으로 기술을 고려한다. 안정성은 긴장성 유지(근육들이 짧아진 가동 범위에서 등척성 수축을 수행)와 동시수축(근육들이 중간 가동범위 에서 등척성 수축을 수행)의 두 가지 순차적인 기술들로 이루어진다. 조절된 운동성은 중력에 대해 사지를 부드럽고 조정된 움직임으로 사용할 수 있는 능력을 말한다. 환자가 양쪽 체중지지 자세에서 안정성을 보이고, 중간 가동범위에서 등척성 수축을 수행할 수 있으면, 한쪽 팔을 활동에 참여하기 위해 지지표면에서 뗀 상태에서 과제들을 수행하도록 한다. 조절된 운동성이 향상됨에 따라 환자는 큰 가동범위를 통해 팔을 움직일 수 있게 된다. 한 팔이 고정되고 다른 팔이 움직일 때, 고유수용성신경근촉진법(PNF)에서 이런 자세를 동시정적동적자세(stimultanceous static dynamic : SSD)라 부른다(그림 4-9).

자세를 선택할 때 또 다른 고려사항은 환자의 활동이다. 만약 환자가 수행하는 활동이 어려우면, 자세요구가 낮아지며, 반대로 어려움이 없다면 자세요구는 높아진다. 예로 서명하기 위해 팔꿈치 대고 엎드린 자세에서 글쓰기 활동을 수행할 수 있다.

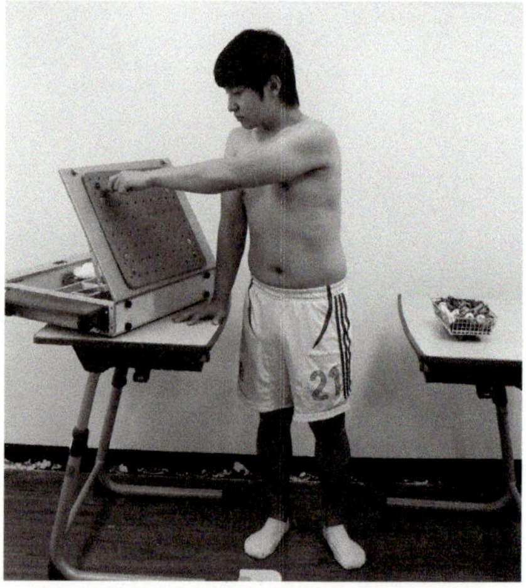

그림 4-9. 동시정적동적자세

왼팔은 대각선1 폄패턴으로 체중을 지지하고
오른쪽 팔은 대각선1 굽힘패턴으로 움직인다.

마지막으로 자세들 사이의 움직임이 필수적인 기술이다. 환자는 옆으로 누운 자세에서 치료를 시작하고 옆으로 앉은 자세를 거쳐 무릎 꿇은 자세로 진행하고 다음에 환자가 피로해지면 자세요구가 낮은 자세로 돌아간다. 자세들 사이의 상지에 근거한 진전의 관점에서 볼 때 치료는 처음에 양발 체중지지를 시작하고, 동시정적동적자세(SSD)에서 활동을 수행하고, 다음에 다시 체중지지로 돌아온다.

### 3) 고유수용성신경근촉진법의 기본절차

환자가 효과적인 PNF 기술을 적용하기 위해 필수적인 기본절차를 설명하였다. 기본절차는 각각의 효과가 서로 중복되어 그 효과를 배가시킨다. 예로 저항은 효과적인 신장반사를 일으키기 위해 필요하며, 저항의 영향은 치료사의 체위와 도수접촉의 방향에 따라 변화된다. 기본절차에는 도수접촉, 치료사의 자세, 당김과 관절접근, 빠른 신장, 저항, 방산, 청각지극, 시각자극 등이 있다. 촉각자극(도수접촉), 청각자극, 시각자극은 앞서 설명하여 여기서는 간략하게 설명하였다.

#### (1) **도수접촉**(manual contact)

치료사는 움직임을 촉진하고 가이드하기 위해 신체에 특정 도수접촉을 사용한다. 손으로 환자를 잡을 때 환자의 피부감각수용기와 압력수용기를 자극한다. 도수접촉은 환자에게 정확한 운동의 방향을 유도하거나 암시한다. 도수접촉은 원하는 패턴의 작용근이나 힘줄 위 피부에 손을 놓는다. 치료사의 손 위치는 운동방향의 반대로 압력을 작용하기 위해 놓인다.

근육에 가해진 압력은 근 수축력을 돕는다. 동작 중 운동동작 방향에 반대방향으로 주어지는 압력은 동작의 강화를 위해 협력근을 자극하게 된다.

도수접촉을 바꾸어 강조를 변화시킬 수 있다. 예로, 상지패턴에서 손목이나 팔이나 어깨뼈 또는 아래팔의 어디든 접촉할 수 있다. 몸통의 율동적 안정을 촉진할 때, 한쪽 어깨와 반대쪽의 엉덩이를 또는 양쪽 어깨를 또는 양쪽 엉덩이에 도수접촉을 할 수 있다(그림 4-10). 치료사는 대각선패턴으로 위치하고 패턴의 범위의 성공적인 완수를 위해 환자와 함께 움직이는 것이 중요하다. 치료 목적이 안정성일 경우 치료사는 안정된 위치에 있어야 한다.

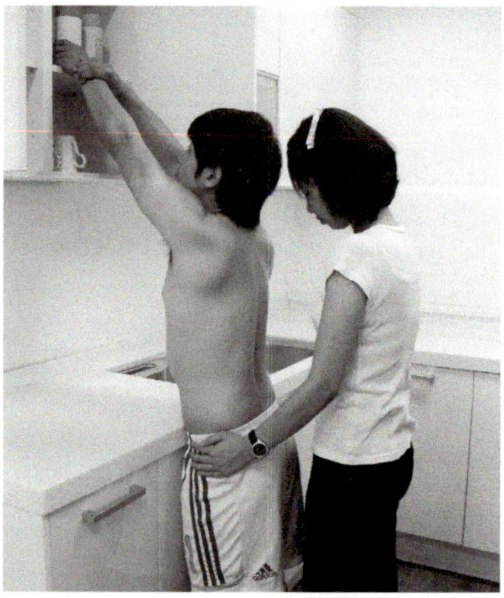

그림 4-10. 몸통의 안정을 촉진하기 위한 골반의 도수접촉

치료사는 동작을 조절하고 자체의 돌림에 저항을 주기 위해 룸브리칼 쥐기(lumbrical grip)로 잡는다(그림 4-11). 룸브리칼 쥐기는 손허리손가락관절(metacarpophalangeal joint)을 굽힘하는 힘으로 잡게 된다. 이 쥐기는 손가락 끝으로 잡는 것을 피하게 되어 통증을 유발하지 않고 동작조절이 가능하도록 한다.

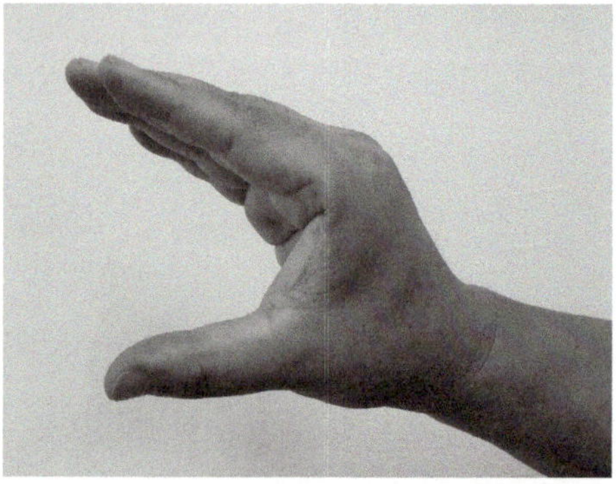

그림 4-11. 룸브리칼 쥐기(lumbrical grip)

### (2) 치료사의 자세

치료사가 환자를 운동시킬 때 치료사의 위치는 환자의 원하는 움직임이 일어나는 동작선 상에 있을 때 환자의 움직임이 가장 효과적이다. 치료사 위치를 옮김에 따라 저항의 방향이 변하고, 그 저항에 대해 환자의 동작이 변하게 된다. 치료사의 위치는 동작선 또

는 작용선 상에 있어야 한다.

### (3) 당김(traction)과 관절접근(approximation)

당김은 관절 면들을 분리시켜 신장에 민감한 관절수용기를 자극한다. 당김은 운동성을 촉진하며 증진시키는 것으로 생각된다. 당김은 또한 근육을 길게 당기는 것이므로 신장 자극으로 작용하기도 한다. 당김은 통증이 있는 환자에게는 통증의 감소와 관절가동범위의 증진을 제공할 수 있다.

관절접근은 관절표면들을 접근시키거나 압박을 하는 것으로 관절수용기를 자극한다. 이것은 관절의 안정성과 자세조절을 증진시킨다. 이것은 또한 체중부하를 촉진시키고 항중력근을 수축시킨다. 점진적이고 부드러운 접근(압축)은 불안정한 관절과 통증이 있는 관절의 치료에 중요하다.

당김과 접근은 골절이나 급성 관절염과 같은 증상이 있는 환자에게는 금기증이다.

### (4) 빠른 신장(quick stretch)

신장반사는 근육이 최대로 길어질 때 일어난다. 신장반사는 근육이 연장되거나 수축상태에 있거나 장력이 발생되는 상태에서 이끌어 낼 수 있다. 치료사는 근육의 반응을 이끌어 내기 위해 연장되거나 장력이 발생된 상태에 있는 근육을 빠르고 부드럽게 순간적으로 신장시킨다. 근육은 신장 후 큰 힘으로 반응하며 특히 연장된 자세에 있을 때 더욱 큰 힘으로 반응한다. 신장은 근육과 관절수용기로부터 되먹임을 증가시키며 반응을 강화한다. 그러나 고유수용성신경근촉진법(PNF)에서 빠른 신장이 회전요소를 강조하며 대각선 패턴의 세 가지 요소 모두가 적용된다. PNF 대각선패턴은 해부학적 관절가동범위와 차이가 있으며 이런 차이는 근육에 대한 안전한 신장의 적용을 허용한다. 빠른 신장을 적용할 때 부드럽고 안정된 적용을 위해 치료사의 전체 몸 움직임을 사용한다.

### (5) 저항

저항은 근육 수축이나 근력을 증가시키기 위해 사용된다. 저항은 또한 고유수용성신경근촉진법(PNF)의 관점에서 치료사는 환자의 노력에 저항하는 동시에 움직임의 일부가 된다. 치료사는 환자와 같이 동시에 움직인다. 만약 치료사가 움직이지 않는다면 패턴은 깨진다. 빠른 신장에서처럼, 치료사가 전체 몸 움직임을 사용함으로서 단계적 저항이 적용된다. 도수접촉을 통한 도수저항과 치료사의 몸의 사용이 접근에 통합된다. 저항은 목표에 따라 다른 방법들로 제공된다. 예로 저항이 패턴의 관절가동범위의 끝에서 제공되거나 환자가 패턴 움직임에 따라 간헐적으로(이것은 반복 수축으로 불림) 또는 범위 전체를 통해 계속 제공될 수 있다.

저항에서 흔히 사용되는 용어로 최대저항은 치료사가 가할 수 있는 최대한의 저항이 아니라 환자가 최대한의 노력을 할 수 있도록 하는 것이다. 저항은 환자의 상태에 맞게 주어지며, 환자의 노력을 깨뜨려서는 안 된다. 등장성수축에서 적절한 저항의 양은 완전한 능동관절가동범위운동이 일어날 수 있게 적용되는 양이다. 등척성 수축에서 저항의 양은 환자가 안정자세 상태로 처리할 수 있는 양이다.

저항의 목표는 다른 근육들에 방산(irradiation)을 일으키는 것이다. 방산은 반응에 참여하기 위해 최초에 근육보다는 근육집단들을 흥분되도록 한다. 이런 촉진의 확산은 협동근들에서 발생한다. 이 효과는 과다유출(overflow)이라고도 한다. 약한 근육을 촉진하기 위해 강한 움직임에 대해 저항하는 것은 강화(reinforcement)라고 한다.

### (6) 방산(irradiation)과 강화

적절히 적용된 저항은 방산과 강화를 일으킨다. 방산은 강한 요소(근육)들로부터 약한 요소들로 흥분의 과다유출을 말한다. 이것은 방산을 촉진하고 약한 근육에서 적절하고 강화된 수축을 일으키기 위해 강한 요소들에 단계별로 저항을 적용함으로써 성취된다. 강한 근육에 저항을 주어 방산을 일으킴으로써 약한 근육의 근력을 증가시키는 것을 강화라고 한다. 치료적 운동에서 특정 방산 패턴의 적용은 마비된 근육의 기능회복 증진이나 자극을 위해 유용하다. 특정 방산패턴 내에서 강한 근육군에 대한 저항은 강력한 고유수용성감각 자극으로 작용하여 약한 근육의 운동을 촉진시키기 때문이다. 방산패턴은 여러 가지 패턴 중에 대각선 나선상의 방산패턴이 가장 효과적이다. 예로 아래팔 뒤침에 대해 저항을 가할 경우 어깨 가쪽돌림근의 수축이 유발된다. 또는 상지의 D2 굽힘패턴(어깨 굽힘-벌림-가쪽돌림) 동작의 초기에 저항을 통해 어깨 움직임을 억제할 경우 손목, 손이나 손가락의 수축을 유발시킬 수 있다.

### (7) 언어자극

언어자극은 두 가지 방식으로 수행한다. 첫째로 목소리의 톤이다. 크고 날카로운 지시는 최대자극을 위해 사용된다. 중간정도의 톤은 환자가 가장 좋은 노력으로 반응을 할 때 사용하며 부드러운 목소리 톤은 환자가 통증이 있거나 그가 흥분된 상태로 있을 때 사용된다.

두 번째는 언어적 지시이다. 지시는 최대자극을 제공하기 위해 짧고 명확해야 한다. 지시는 앞으로 일어나는 것에 대해 환자에게 준비하도록 하며 최대 자극을 위해 때에 알맞게 제공한다.

### (8) 시각자극

시각자극은 환자의 자세, 움직임을 촉진하거나 조절하기 위해 사용된다. 환자의 시선이 움직임 방향을 따라가도록 한다. 눈의 움직임은 머리와 몸통의 운동에 영향을 미친다. 환자가 자신이 움직이는 것을 볼 때 눈의 움직임에 따라 머리도 움직인다. 머리의 움직임은 몸통의 움직임을 더 크게, 더 강하게 촉진한다(그림 4-12). 시각자극으로부터의 피드백은 더욱더 강한 근 수축을 유발시키게 된다. 예로 환자가 자신의 팔과 다리를 대각선패턴으로 움직이는 동안 팔과 다리를 보게 하면 더 강한 수축을 얻을 수 있다.

치료사의 위치와 활동의 배치는 환자가 시각적 단서로 사용하기 때문에 중요하다. 만약 원하는 움직임 방향이 앞쪽일 경우 치료사는 환자의 앞쪽에 대각선으로 위치한다. 치

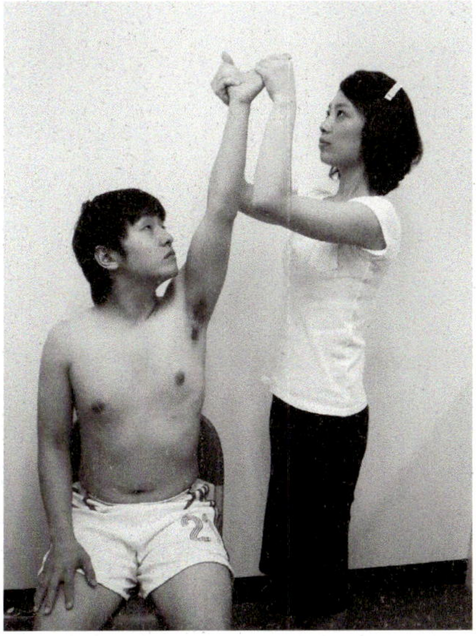

그림 4-12. 시각적 조절

료목표가 머리, 목과 몸통의 왼쪽 돌림을 증가시키는 것일 경우 환자가 수행하는 활동은 환자의 앞과 왼쪽에 놓여야 한다(그림 4-9).

## 4 기본기술

### 1) 작용근에 가하는 기술

#### (1) 반복신장(repeated stretch) 또는 반복수축(repeated contraction)

작용근의 강화를 목적으로 사용하는 기술로 초기 운동범위에서의 반복신장과 전체 운동범위에서의 반복신장으로 나눌 수 있다. 초기 운동범위에서의 반복신장은 연장범위(lengthened range)에서 근육의 길이가 신장되어 긴장상태에 있는 작용근으로부터 신장반사를 유발하여 치료한다. 이때 근육만 긴장되고 관절구조는 신장되지 않아야 한다. 전체 운동범위에서의 반복신장은 운동패턴 전체 범위에 걸쳐 능동운동이 약해지는 시점에서 수축 긴장 상태에 있는 근육으로 부터 신장반사를 유발하여 치료한다. 반복수축은 불안정한 관절이나 통증이 있는 경우는 금기이다.

#### (2) 율동적 개시(rhythmic initiation)

율동적 개시는 움직임을 시작하지 못하거나 과긴장에 의해 관절가동범위가 제한되거나 또는 운동기술을 습득하는데 어려움이 있는 환자에게 사용되며 특히 파킨슨병이나 실행증 환자들에게 도움이 된다. 이것은 수의적 이완, 수동운동, 작용근 패턴의 반복된 등장성 운동의 순서로 구성된다. 환자가 이완하고 능동적으로 움직일 수 있게 됨에 따라 PNF 기술은 완전 수동 움직임으로부터 능동보조 움직임으로 그리고 약간의 저항과 함께 움직임으로 진행한다.

치료사는 느리고 부드러운 목소리 톤으로 "이완하세요. 내가 당신의 팔을 위 아래로 움직일 것입니다(어깨관절 굽힘과 폄)."라고 말하며 움직임을 시작한다. 환자가 이완함에 따라 "자 나와 함께 동작을 해보세요."라고 지시한다. 움직임은 느리고 율동적으로 반복되어야 된다. 이완되어야 하는 근육집단군에 대해 빠른 신장은 피한다. 마지막으로 치료사는 도수접촉을 제거하고 “이제 당신이 해보세요.”라고 말하며, 다음에 환자는 활동에서 그 동작을 수행한다(그림 4-13). 이 기술은 어깨 벌림, 어깨 안쪽돌림, 어깨 가쪽돌림, PNF 상지 굽힘 D1 및 D2 패턴 등 다른 동작들을 위해서도 수행될 수 있다.

식사하기, 씻기, 옷 입기와 같은 활동은 이 방법으로 촉진할 수 있다. 율동적 개시는 환자로 하여금 능동 움직임에 앞서 패턴을 느끼도록 해준다. 따라서 고유수용성 감각과 운동 감각이 증가된다.

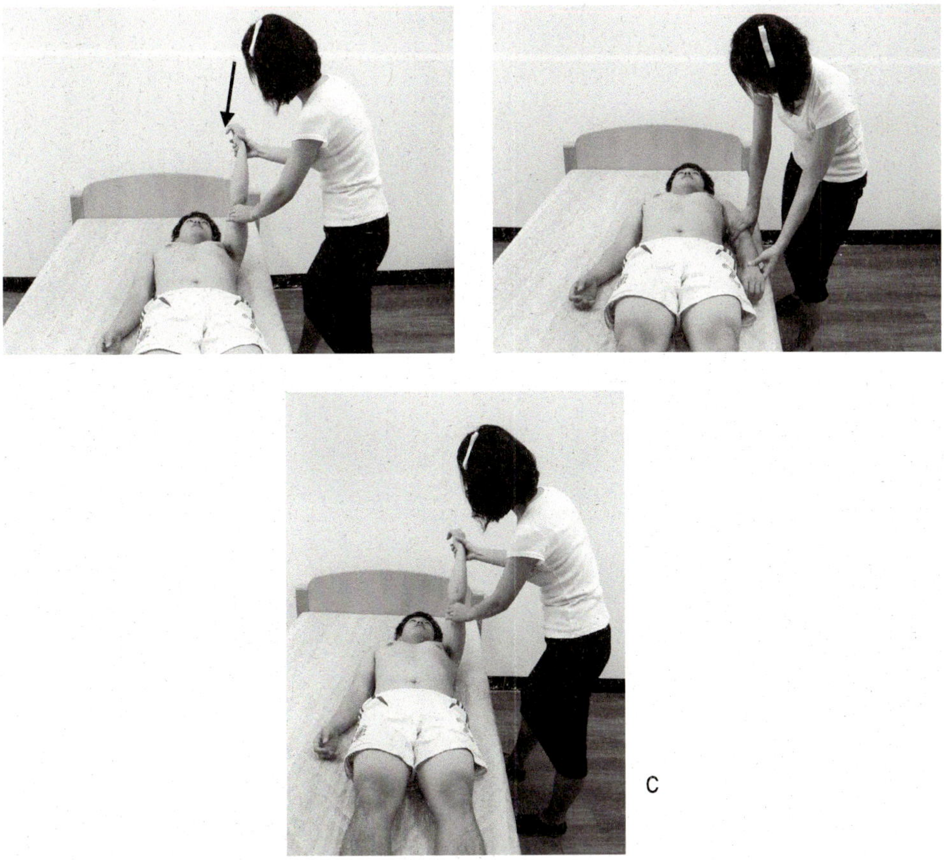

A B C

그림 4-13. 율동적 개시

A. 수동적으로 어깨관절 굽힘을 수행한다. B. 수동적으로 어깨관절 폄을 수행한다. C. 환자는 능동 보조동작으로 어깨관절 굽힘과 폄을 수행한다.

## 2) 대항근 반전(Reversal of Anatogonists)

Sherrington은 굽힘 반사의 유도 후에 연이어 폄 반사의 흥분이 크게 유도되는 것을 발견하고 이것을 연속적 유도(successive induction)라고 하였다. 대항근 반전 기술은 작용근의 수의적 활동 뒤에 즉시 대항근의 운동이 촉진되는 연속적 유도를 수의적 동작에 적용하여 치료하는 기술이다. 대항근 수축은 등장성이나 등척성일 수 있다. 대항근의 저항이 통증이나 강직을 유발할 경우 금기시 된다. 예로, 손가락 폄의 촉진은 경직성 손가락 굽근들(대항근)에 대한 저항을 통해서는 효과적으로 수행될 수 없다.

### (1) 느린 반전(slow reversal)

느린 반전(예로 어깨의 굽힘과 폄)은 어깨의 강한 작용근과 약한 대항근 사이에 번갈아 일어나는 느리고 율동적인 저항성 동심수축(구심성 수축)이다. 반전들 사이에 이완이 일어나지 않는다. 필요할 경우 움직임을 시작하기 위해 연장된 범위에서 빠른 신장이 적용될 수 있다.

예로 굽힘패턴의 약화로 인해 손이 입에 닿지 않는 환자에게 “아래와 바깥쪽으로 누르세요.”라고 지시하면서 저항에 대항하여 어깨관절 폄으로 등장성 수축을 하게 한다. 이어서 이완하지 않고 곧바로 “위로 가로질러 당기세요.”라고 지시하면서 저항에 대항하여 어깨관절 굽힘으로 등장성 수축을 하게 하다(그림 4-14). 이 기술은 어깨 벌림, 어깨 안쪽돌림, 어깨 가쪽돌림, PNF 상지 굽힘 D1 및 D2 패턴 등 다른 동작들을 위해서도 수행될 수 있다.

### (2) 안정적 반전(stabilizing reversal)

안정적 반전은 운동시키려고 하는 근육의 단축범위에서 유지수축(hold)과 함께 운동범위를 통하여 저항 능동운동을 시키는 것으로 느린 반전-유지(slow reversal-hold)라고도 불린다. 이것은 교대 등장성 수축에 기초를 둔 것이다. 안정성 반전은 안성성과 균형의 증진, 근력증가를 위해 이용된다.

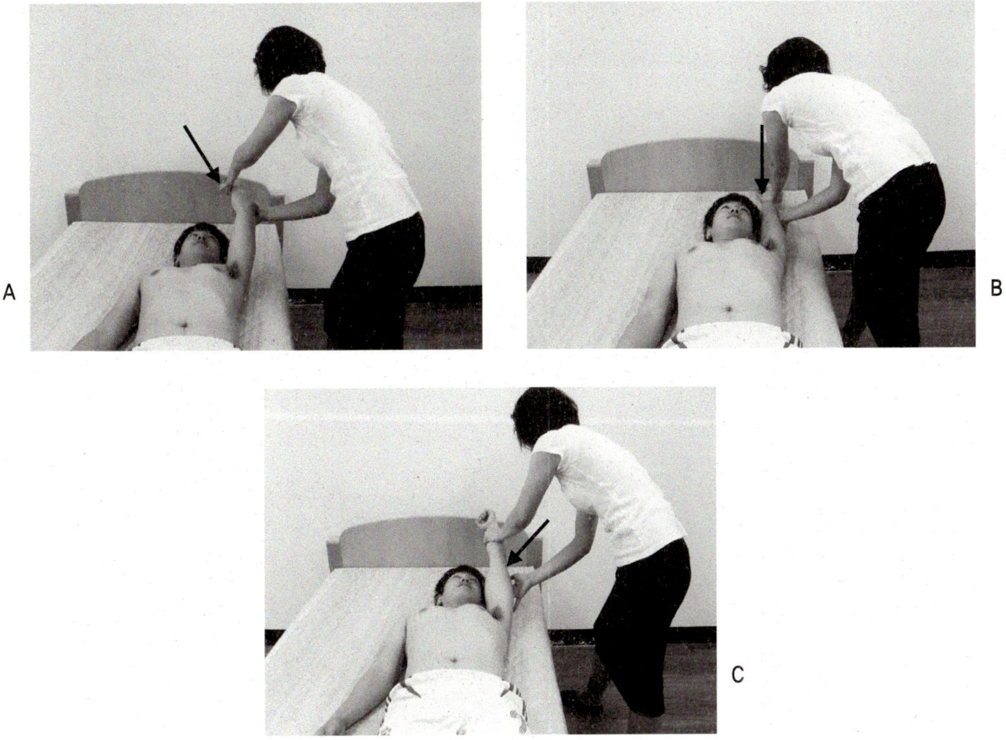

그림 4-14. 느린 반전

A. 환자는 저항이 가해진 상태에서 어깨 굽힘으로 등장성 수축을 수행한다.
B. 치료사는 어깨 굽힘 방향으로 빠른 신장을 제공한다.
C. 저항의 방향을 바꾸어 어깨 폄으로 등장성 수축을 수행한다.

### (3) 율동적 안정(rhythmic stabilization)

율동적 안정은 최대저항에 대항해서 일어나는 교대 유지수축을 이용하는 방법으로 관절의 운동이 없다. 율동적 안정(등척성)은 어깨관절을 한쪽 방향으로 다음에 곧바로 다른 쪽으로 율동적으로 수행하는 교대 등척성 수축이다. 수축들 사이에 이완이 일어나지 않는다. 따라서 동시수축이 나타난다. 목표는 자세를 유지시키는 힘(안정성)이나 지구력을 증가시키는 것이다.

예로 치료사가 한 손으로 폄근에 저항을 주면서 환자에게 움직임이 일어나지 않게 하라고 지시한다(그림 4-15A). 반응이 일어나면 곧바로 다른 한 손으로 굽힘근에 새로운 저항을 주면서 움직임이 일어나지 않도록 한다(그림 4-15B). 이 기술은 어깨 벌림, 어깨 안쪽돌림, 어깨 가쪽돌림, PNF 상지 굽힘 D1 및 D2 패턴 등 다른 동작들을 위해서도 수행될 수 있다. 반전을 필요할 때 반복한다. 율동적 안정은 길항적인 근육집단들의 동시 수축(등척성)을 이끌어내어 안정을 증가시키기 위해 사용된다. 동시수축은 심장에 부담을 줄 수 있으므로 심장질환 환자에게는 금기사항이다. 율동적 안정은 운동실조증이나 근위부 약화로 인해 자세조절을 할 수 없는 환자에게 유용하다. 율동적 안정화는 통증의 감소에도 도움이 된다.

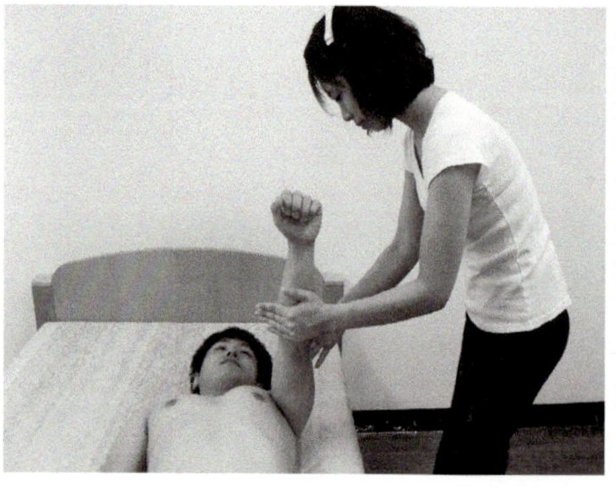
A

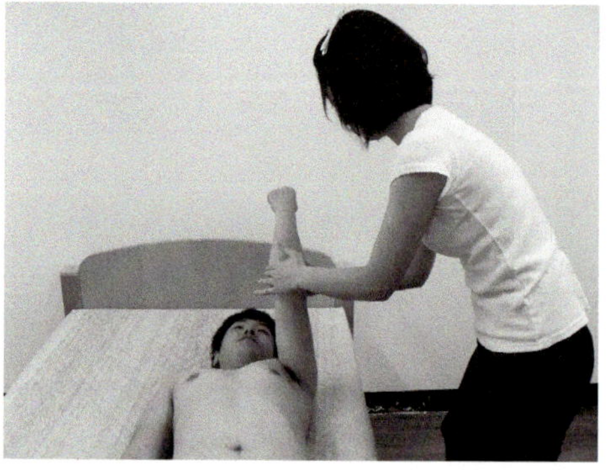
B

그림 4-15. 율동적 안정

A. 어깨 폄으로 등척성 수축을 한다. B. 어깨 굽힘으로 등척성 수축을 한다.

## 3) 이완기술

이완기술은 관절가동범위를 증가시키는데 효과적인 방법이며, 특히 수동적 신장에 의해 증가될 수 있는 통증이나 강직이 있는 경우 효과적이다.

### (1) 수축-이완(contract-relax)

수축-이완은 근육의 타이트니스가 기능적 활동을 위해 필요한 동작을 제한할 때 관절가동범위를 증가시키기 위해 사용하는 작용근패턴이다. 예로 어깨 굽힘에 대한 수축-이완을 한 경우, 사지를 능동이나 수동적으로 제한 범위까지 움직인다. 환자는 등장성 수축으로 할 수 있는 어깨 굽힘을 수행한다. 대항근패턴(어깨관절 폄)으로 5초 이상 저항에 대항한 등장성 수축을 한다. 대각선패턴의 요소 중에서 모든 근육(특히 회전의 요소)은 반드시 일어나야 한다. 그 후에 5초 이상 이완한다. 작용근패턴(어깨관절 굽힘)으로 새로운 가동범위까지 수동이나 능동 움직임을 하여 신장을 한다. 더 이상 증가가 이루어지 않을 때까지 반복한다(그림 4-16). 이 기술은 어깨 벌림, 어깨 안쪽돌림, 어깨 가쪽돌림, PNF 상지 굽힙 D1 및 D2 패턴 등 다른 동작들을 위해서도 수행될 수 있다.

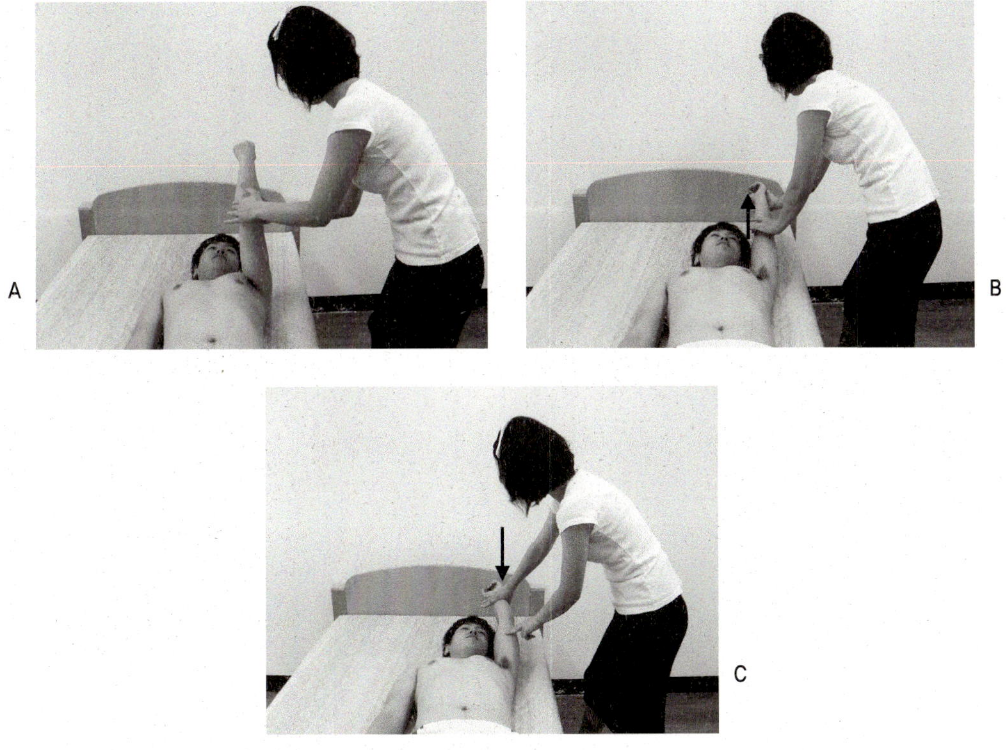


그림 4-16. 수축-이완 기술

A. 환자는 등장성 수축을 하여 할 수 있는 어깨관절 굽힘을 수행한다.
B. 어깨관절 폄으로 5초 이상 저항에 대항하여 등장성 수축을 한다.
C. 환자가 이완하면 수동적으로 새로운 범위의 어깨관절 굽힘을 한다.

### (2) 유지-이완(hold-relax)

유지-이완(어깨관절 굽힘)은 관절가동범위의 제한 범위에서 작용근패턴으로 수행하는 등척성 PNF 기술이다. 이 기술은 관절 한 쪽의 근육 타이트니스 때문에 관절가동범위가 감소되거나 통증이 가동범위 제한의 원인이 될 경우 효과적이다. 예로 어깨 굽힘에 대한 유지-이완을 할 경우, 사지를 능동이나 수동적으로 제한 범위까지 움직인다(어깨관절 굽힘). 대항근 패턴(어깨관절 폄)으로 5초 이상 저항에 대항하여 등척성 수축을 한다. 5초 이상 이완한다. 작용근패턴(어깨관절 굽힘)으로 새로운 가동범위까지 수동이나 능동 움직임을 하여 신장을 한다. 더 이상 증가가 이루어지지 않을 때까지 반복한다(그림 4-17). 이 기술은 어깨 벌림, 어깨 안쪽돌림, 어깨 가쪽돌림, PNF 상지 굽힘 D1 및 D2 패턴 등 다른 동작들을 위해서도 수행될 수 있다.

이 기술은 저항에 대항하는 등척성 수축을 포함하기 때문에, 특히 통증이 있는 환자에게 유용하다. 예로 어깨관절 굽힘, 벌림, 가쪽돌림 동작을 할 때 통증이 있는 환자에게 통증을 느끼는 위치에서 대각선2 폄패턴으로 저항에 대항하여 유지하도록 요청하고, 이어서 D2 굽힘패턴으로 능동 움직임을 수행도록 요청한다. 이것은 머리 감기에 문제가 있는 환자에게 도움이 된다.

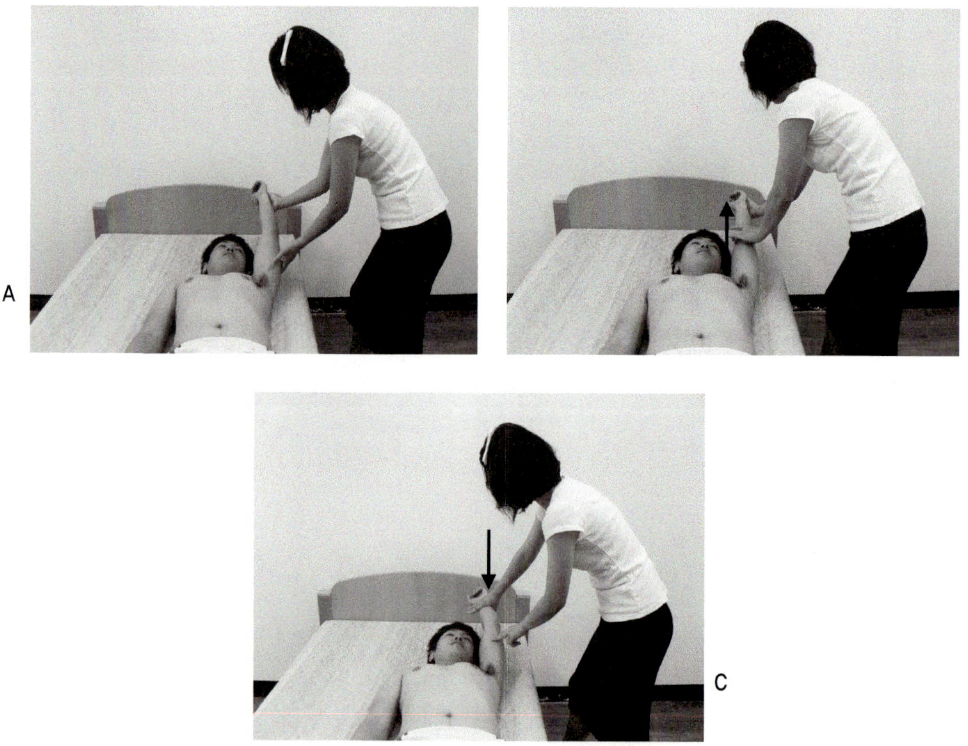


그림 4-17. 유지-이완 기술

A. 어깨관절 굽힘을 위해 팔을 가동범위 제한범위까지 움직인다.
B. 어깨관절 폄으로 5초 이상 등척성 수축을 한다.
C. 환자가 이완하면 수동적으로 새로운 범위의 어깨관절 굽힘을 한다.

#### (3) **율동적 회전**(rhythmic rotation)

율동적 회전은 강직을 줄이고 관절가동범위를 증가시키는데 효과적이다. 치료사는 수동적으로 신체부위를 원하는 패턴으로 움직인다. 움직임에 타이트니스나 제한이 느껴질 때 신체부위를 양쪽 방향으로 천천히 율동적으로 회전시킨다. 이완이 느껴진 후에 치료사는 새로운 범위로 계속하여 신체부위를 움직인다. 이 기술은 하지에 경직이나 클로누스(clonus)가 있는 하지마비 환자가 바지를 입도록 준비하거나 강직성 손의 스플린트 적용을 준비하는데 효과적이다.

### 4) 치료를 위한 고려 사항(considerations)

환자의 능력과 잠재력에 중점을 두어야 하며, 생체역학적인 부분을 정확히 평가하고 움직임과 자세의 전체적인 패턴 내에서 치료하고 있는지, 강한 부분이 약한 부분을 도와주고 있는지 살펴야 한다. 운동 반응과 운동 기술을 촉진시킬 수 있도록 다감각적 입력 방법 사용, 점진적 감각 입력 조절, 운동의 타이밍 조절, 최적의 움직임 반응을 정확히 점검해 나가도록 한다.

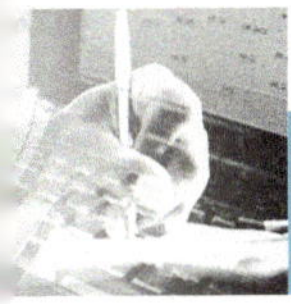

제 5 장

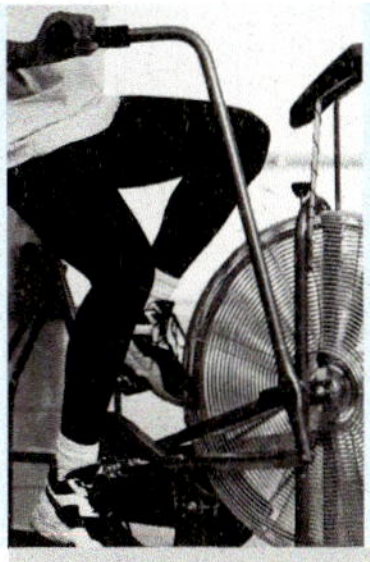

# Brunnstrom 접근법

## 1 개 요

Signe Brunnstrom은 스웨덴 출신의 물리치료사로써 뇌혈관질환 이후 운동조절의 손상에 관심을 가졌다. 미국에서의 그녀의 치료, 강의, 이론의 발달은 세계 2차 대전으로부터 1970년대를 통해 계속하였다. 그녀의 치료 및 교육기관에서의 임상적 관찰과 연구는 움직임치료라고 불리는 치료접근의 발달을 이끌었다. 이것은 뇌졸중 이후 운동기능 장애에 대한 최초의 체계적인 치료접근방법이다. Brunnstrom이 미국에서 발행한 3가지 중요 저술 중의 마지막이 Movement Therapy in Hemiplegia(1970)이다. 이 책은 Brunnstrom의 접근에 대해 상세히 설명하고 있으며, 지금까지 더 이상의 발전은 그 이후 이루어지지 않고 있다.

Brunnstrom은 중추신경계 운동발달이 뇌손상 후 정상과 반대로 전개되며 계통 발생학적으로 보다 옛날의 움직임패턴으로 퇴보하며, 뇌졸중 이후 시너지패턴, 반사, 다른 비정상적인 움직임들을 정상 수의적 움직임이 나타나기 전에 환자가 거쳐야 하는 정상

과정의 일부라고 보았다. 따라서 뇌졸중 이후 수의적 움직임의 회복을 촉진시키기 위해 반사와 원시움직임패턴들을 사용하였다. 그러나 동작을 이끌기 위해 반사, 시너지패턴, 연합반응들을 사용하는 것은 최근에 논란이 되고 있다.

## 1) Brunnstrom 접근의 이론적 기초

### (1) Brunnstrom 접근의 가정들

Brunnstrom 접근의 기초가 되는 가정들은 다음과 같다.

① 정상 운동발달에서 척수 및 뇌간 반사들은 통합되는데 이런 반사의 요소들은 상위 중추의 작용을 통해 목적 있는 움직임으로 재조정된다.

② 뇌졸중 환자는 질병후 정상발달에서 후퇴하여 중추신경계가 계통발생학적으로 옛날의 움직임패턴으로 퇴보한다. 따라서 원시반사, 사지의 굽힘근과 폄근 시너지패턴이 다시 나타나는데 이것은 뇌졸중처럼 중추신경계가 초기 발달단계로 퇴보했을 때 "정상"으로 고려된다. 뇌졸중 이후 회복은 중추신경계의 기능 퇴보 순서의 반대로 수립된다. 따라서 뇌졸중 이후 수의적 움직임의 회복을 촉진시키기 위해 반사와 원시움직임패턴들을 사용한다.

③ 긴장의 변화나 원하는 동작을 유발하기 위해 고유수용성과 외수용성 자극을 사용한다.

④ 뇌졸중 이후 수의적 움직임의 회복은 굽힘근 또는 폄근시너지 패턴으로 움직이는 것으로부터 두 가지 패턴의 특성이 결합된 움직임을 수행하고, 마지막으로 의도대로 각 관절의 분리움직임을 수행하는 것의 순서로 진행된다. 여기에서 시너지는 수의적 노력이나 자극에 대한 전체 사지의 패턴 움직임을 말하며 집단적인 정형화된 움직임 패턴(mass stereotyped movement pattern)으로 나타난다.

⑤ 새롭게 획득된 적절한 동작이 학습되기 위해서는 연습을 해야 한다.

⑥ 일상 활동의 상황에서 연습은 학습과정을 촉진한다.

### (2) Brunnstrom 접근의 원칙들

Brunnstrom 접근의 원칙들은 위의 가정으로 부터 비롯된다. 이들은 다음과 같다.

① 치료는 반사 반응을 유발하는 것으로부터 의도대로 수의적 움직임을 조절하는 것으로, 그 다음 자동적인 기능적 운동 행동을 수행하는 것의 순서로 진행한다.

② 환자가 수의적 동작을 보이지 않을 경우 반사, 연합반응, 고유수용성 및 외수용성 자극들을 사용하여 근긴장을 촉진한다. 근긴장의 증진은 움직임을 위한 준비로 중요하다.

③ 환자가 움직이려고 하는 노력과 함께 반사 및 연합반응을 유발하여, 얼마간의 수의적인 움직임을 만들어 낸다. 이것은 환자에게 움직임에 대한 감각 피드백을 제공하며 얼마간의 수의적으로 움직이는 것에 대해 만족감을 갖게 한다.

④ 고유수용성 및 외수용성 자극 또한 움직임을 유발할 수 있다. 저항(고유수용성자극)은 다른 근육으로 자극의 충동(impulse)의 확산을 촉진하여 연합반응과 같은 정형화된 반응을 유발하는 반면에 촉각자극(외수용성 자극)과 근육이나 힘줄을 가볍게 두드리는 것(고유수용성 자극)은 자극부위와 관련된 근육만을 촉진한다.

⑤ 수의적 노력으로 반응(근수축)이 나타날 때, 환자에게 그 수축을 유지하게 한다(등척성 수축). 성공할 경우 편심수축(원심성 수축)을 하고 마지막으로 동심수축(구심성 수축)을 하도록 요청한다.

⑥ 움직임을 보일 경우 치료 동안 굽힘에서 폄으로 움직임의 반전(reversal of movement)을 강조한다. 부분적인 움직임만을 보일 경우에도 수행한다.

⑦ 환자가 의도대로 움직임 조절을 하는 즉시 자극을 줄이거나 중단한다. 어떤 자극에도 정형화된 반응을 보이는 반사는 가장 원시적이기 때문에 먼저 중단한다. 외수용성자극에 대한 반응은 덜 정형화된 반응을 보이기 때문에 촉각자극은 나중에 중단한다. 연합반응을 수반하는 원시반사들은 3단계의 Brunnstrom 회복단계 이후에는 사용하지 않는다.

⑧ 시너지들 간의 영향을 극복하기 위해 의도적인 움직임을 강조한다. 의도적인 움직임은 환자가 움직이려고 노력하는 것을 뜻한다. 환자에게 친숙한 움직임을 수행하면 더욱 성공적으로 이루어 수 있다.

⑨ 올바른 움직임이 일어나면 그것을 학습시키기 위해 반복하게 한다. 올바른 움직임의 느낌을 목표-지향 움직임과 결부시키고 의도적인 면을 증가시키기 위해 기능적 활동들에 대한 연습도 포함시킨다.

### 2) 연합반응(associated reaction)

연합반응은 다른 신체부위의 강한 수의적 움직임에 대응하여 마비쪽 부위에서 나타나는 움직임이다. 연합반응에 의한 근수축이 있을 때 근육들의 정형화된 반사적인 긴장의 증가나 불수의적 움직임을 보인다. 연합반응은 환자가 움직이려고 노력할 때 또는 다른 신체부위(비마비쪽 사지)들이 움직이는 동안 저항될 때 마비쪽 사지들에서 나타난다. Brunnstrom은 마비쪽 사지에 어떤 움직임이 존재하지 않지만 경직이 있을 때 일부 움직임을 불러일으키기 위해 기초 사지시너지, 연합반응과 뇌간반사들(표 5-3)을 사용하였다. 수의적 움직임이 없을 때 움직임을 촉진하기 위해 사용될 수 있는지 알기 위해 이들을 평가한다.

#### (1) 사지시너지

상 · 하지의 시너지는 연합반응의 한 예로 반사적으로 또는 경직이 존재할 때 수의적 조절의 초기 단계로서 발생한다. 환자가 한 관절의 움직임을 시작할 때 자동적으로 그 움직임과 시너지로 연합된 모든 근육들이 수축하여, 정형화된 움직임패턴을 일으킨다. 상지에서 굽힘근시너지가 우세하고 하지에서는 폄근시너지가 우세하다. 상지의 굽힘근시너지는 보통 폄근시너지가 나타나기 전에 발달된다.

상지의 굽힘근시너지는 어깨뼈의 뒤당김과 올림, 어깨의 벌림과 가쪽돌림, 팔꿈치의 굽힘, 아래팔의 뒤침으로 구성된다(그림 5-1A). 손목과 손가락들의 자세는 일정하지 않다. 팔꿈치 굽힘은 굽힘근시너지의 가장 강한 요소이며, 초기 동작에 나타나거나 촉진된다. 어깨의 벌림과 가쪽돌림은 약한 요소이다. 어깨의 과도폄은 굽힘근시너지로 고려되지는 않지만 벌림과 가쪽돌림이 약할 때 나타날 수 있다. 굽힘근시너지는 아무 움직임이 없을 때 비마비쪽 팔의 팔꿈치 굽힘이나 어깨의 올림에 저항을 가할 때 유발된다. 상지의 폄근시너지는 어깨뼈의 내밈, 어깨의 수평모음과 안쪽돌림, 팔꿈치의 폄, 아래팔의 엎침으로 구성된다. 비록 손목의 폄과 손가락의 굽힘을 보이지만 손목과 손가락 동작은 일정하지 않다(그림 5-1B). 큰 가슴근은 폄근시너지의 가장 강한 요소이다. 따라서 어깨의 수평모음과 안쪽돌림은 초기에 나타난다. 아래팔의 엎침은 다음으로 강한 요소이다. 팔꿈치의 폄은 약한 요소이다. 폄근시너지는 어떤 움직임이 없을 때 비마비쪽 팔의 수평모

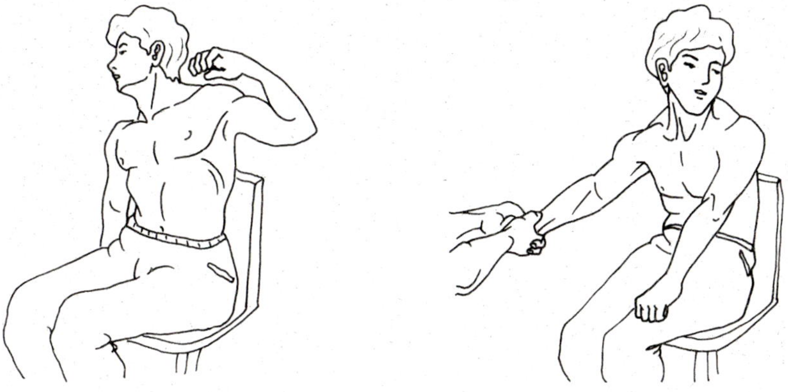

A　　　　B

그림 5-1. 필의 시너지

A. 굽힘근시너지　B. 폄근시너지

음에 저항을 가할 때 유발된다. 두 가지 시너지들이 발달되고 경직이 현저해질 때, 굽힘근시너지와 폄근시너지의 가장 강한 요소들이 혼합되어 편마비 환자의 전형적인 팔 자세를 만들어 낸다. 팔은 모음과 안쪽돌림되고, 팔꿈치는 굽힘되고, 아래팔은 엎침되고, 손목과 손가락은 굽힘된다(그림 5-2).

하지의 굽힘근시너지는 엉덩관절의 굽힘, 벌림, 가쪽돌림, 무릎의 굽힘, 발목의 발등굽힘과 안쪽번짐(inversion), 발가락의 발등굽힘으로 구성된다(그림 5-3A). 이 시너지

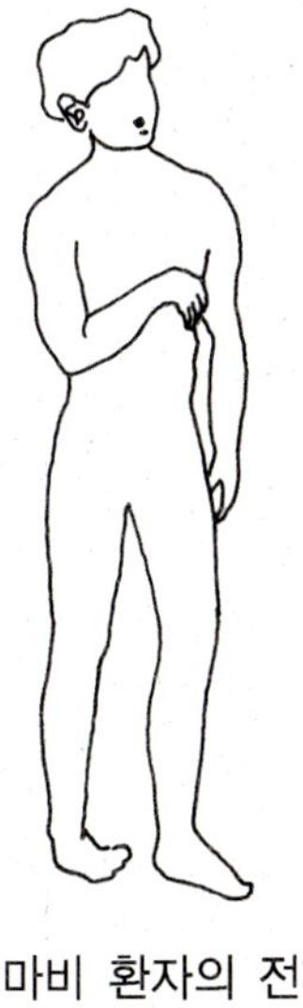

그림 5-2. 편마비 환자의 전형적인 자세

에서 엉덩관절의 굽힘이 가장 강한 요소이며 엉덩관절의 벌림과 가쪽돌림이 약한 요소이다. 하지의 폄근시너지는 엉덩관절의 폄, 모음, 안쪽돌림, 무릎의 폄, 발목의 발바닥쪽굽힘과 안쪽번짐, 발가락의 발바닥쪽굽힘으로 구성된다(그림 5-3B). 이 시너지에서 엉덩관절의 모음과 무릎의 폄, 발목의 발바닥쪽굽힘과 안쪽 번짐이 강한 요소이며, 엉덩관절의 폄과 안쪽돌림, 발가락들의 발바닥쪽굽힘이 약한 요소이다. 발목의 안쪽번짐은 다리의 두 시너지들 모두에서 나타난다. 다리의 폄근시너지는 환자가 서있을 때 우세하다.

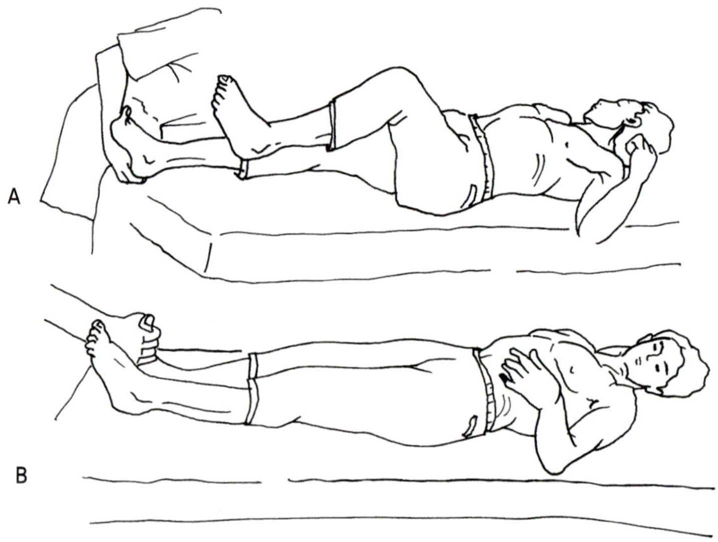


그림 5-3. 다리의 시너지

A. 굽힘근시너지 B. 폄근시너지

### (2) 다른 연합반응들

Brunnstrom은 뇌졸중 환자의 사지에 나타나는 여러 연합반응들을 정의하였다. 다음의 연합반응들은 초기 치료단계에 원시 뇌간 반사와 기초 사지시너지와 함께 사용할 수 있다.

① 비마비쪽 다리의 굽힘에 대한 저항은 마비쪽 팔다리의 폄을 일으키며, 비마비쪽 다리의 폄에 대한 저항은 마비쪽 팔다리의 굽힘을 일으킨다.

② 비마비쪽을 움직이려고 시도할 때 마비쪽에서 반사움직임이 일어난다. 예로 비마비쪽 손의 쥐기 저항은 마비쪽 손의 파악반응을 일으킨다. 이것은 거울 연합운동(mirror synkinesis) 또는 모방 연합운동(imitation synkinesis)이라고 한다.

③ 마비쪽 다리를 구부리기 위한 시도나 다리 굽힘에 대한 저항은 마비쪽 팔에서 굽힘근 반응을 일으킨다. 이 반응은 같은쪽 연합운동(homolateral synkinesis)이라고 한다. 같은쪽 연합운동은 마비쪽 상지와 하지의 시너지들 간에 상호의존 상태를 나타낸다.

④ 마비쪽 팔을 능동적이나 수동적으로 90도 이상 올리는 것(굽힘이나 벌림)은 손가락 폄과 벌림을 일으킨다. 이 반응은 Souques 현상이라고 하며 일부 뇌졸중 환자에서 관찰된다.

⑤ 비마비쪽 다리의 벌림이나 모음에 대한 저항은 마비쪽 다리에서 유사한 반응을 일으키는데 이것을 Raimiste 현상이라 한다.

⑦ 어깨뼈의 모음근을 신장시키면 반사적인 손가락 굽힘을 일으키는데 이것을 당김반응(traction response) 또는 몸쪽 당김반응(proximal traction response)이라 한다. 보통 당김반응은 상지의 한 굽힘근에 대한 신장에 의해 도출되며 손가락을 포함하여 그 상지의 모든 굽힘근의 수축을 일으킨다. 이 반응은 굽힘근시너지를 이끌어 내기 위해 사용된다.

⑧ 손바닥에 심부압박을 적용할 때 손가락의 모음과 굽힘이 나타나는데 이것을 파악반사(grasp reflex)라고 한다.

### 3) 움직임의 회복단계

Brunnstrom은 뇌졸중 이후 환자가 일련의 회복단계들을 통해 향상되는 것을 보고 상지와 하지에 대해 회복단계를 6단계로 분류하였다(표 5-1, 2). 이런 단계들을 통한 회복의 진전은 빠르거나 느릴 수 있으며 또한 어떤 단계에서 중단될 수 있다. 어떤 환자가 위에서 설명된 어느 한 회복단계의 모든 동작들을 할 수 있을 경우 그 환자는 그 회복단계에 있다고 할 수 있다. 일부 환자는 두 단계들의 증상이 나타내며 그 단계들 사이의 과도기에 있을 수 있다. 이런 경우에 한 회복 단계와 다음 단계 사이에 정확하게 결정할 수 없기 때문에, 환자는 2단계와 3단계, 또는 3단계와 4단계에 걸쳐있다고 할 수 있다. 이것은 환자가 한 단계로부터 다음 단계로 진행하고 있는 것을 나타낸다.

최근 임상에서 대부분의 치료사들은 뇌졸중 이후 수의적 움직임의 회복을 촉진시키기 위해 반사와 원시움직임패턴을 사용하여 비정상적 움직임패턴의 발달을 증가시키면 나중에 원상태로 돌리는 것이 힘들 수 있다는 우려 때문에 Brunnstrom의 접근을 사용하지 않는다. 그러나 움직임 회복 단계들은 움직임 회복을 기술하기 위해 흔히 사용되고 있다.

표 5-1. 상지의 회복단계

| 단계 | 팔 | 손 |
|---|---|---|
| 1 | • 이완<br>• 어떤 수의적인 움직임이나 신장반사가 없다. | • 이완<br>• 손 기능이 없다. |
| 2 | • 시너지가 반사적으로 이끌어진다.<br>• 굽힘이 폄 전에 발달한다.<br>• 경직이 발달한다. | • 능동적인 손가락 굽힘이 없거나 아주 적다.<br>• 집단패턴의 쥐기(mass gross grasp)가 시작된다. |
| 3 | • 수의적 움직임이 시작하지만 오직 시너지로만 시작한다.<br>• 경직이 증가하며 현저해 진다. | • 집단패턴의 쥐기나 후크 쥐기가 가능하다.<br>• 수의적 손가락 폄이나 놓기가 안 된다. |
| 4 | • 시너지로 인해 어려웠던 복합적인 움직임이 가능하다.<br>a. 손을 등 뒤로 가져감<br>b. 팔을 앞쪽으로 어깨 높이까지 굽힘<br>c. 팔꿈치 90도 굽힘 상태에서 아래팔을 엎침/뒤침.<br>• 경직이 감소한다. | • 집단패턴의 쥐기가 존재한다.<br>• 측면 잡기 가능하다.<br>• 작은 범위의 손가락 폄과 엄지 움직임이 가능하다. |
| 5 | • 시너지가 더 이상 우세하지 않다.<br>• 시너지로부터 벗어난 보다 많은 움직임 결합이 가능하다.<br>a. 팔을 옆으로 어깨 높이로 벌림<br>b. 팔을 앞쪽으로 움직여 머리 위로 굽힘<br>c. 팔꿈치가 폄된 상태에서 엎침/뒤침<br>• 경직이 쇠퇴한다. | • 손바닥 잡기(palmar prehension),<br>• 원통 쥐기(서투른 쥐기),<br>• 구면 쥐기(일정치 않은 가동범위)가 가능하다.<br>• 물건을 놓는 것이 가능하다. |
| 6 | • 거의 정상의 협동동작과 함께 분리된 관절 움직임을 쉽게 수행한다.<br>• 빠른 움직임을 수행할 때를 제외하고는 경직이 없다. | • 모든 형태의 잡기가 가능하다.<br>• 수의적으로 완전한 관절가동범위의 손가락 폄이 가능하다.<br>• 개별적인 손가락 움직임이 가능하다. |

표 5-2. 하지의 회복단계

| 단계 | 다리 |
|---|---|
| 1 | 이완 |
| 2 | • 경직이 발달한다.<br>• 최소의 수의적 움직임 |
| 3 | • 경직이 최고로 발달한다.<br>• 굽힘 및 폄 시너지 패턴이 존재한다.<br>• 앉은 자세와 선 자세에서 엉덩관절-무릎관절 굽힘을 할 수 있다. |
| 4 | • 앉은 자세에서 발을 뒤쪽으로 바닥에 미끄러지며 무릎을 90도를 넘어서 굽힘을 할 수 있다.<br>• 무릎을 90도 구부리고 뒤꿈치를 바닥에 놓은 채 발등굽힘을 할 수 있다. |
| 5 | • 선 자세에서 엉덩관절을 폄 시킨 채 무릎 굽힘을 할 수 있다.<br>• 엉덩관절과 무릎관절을 폄시킨 상태에서 발목 발등굽힘을 할 수 있다. |
| 6 | • 앉은 자세나 선 자세에서 엉덩관절 벌림이 가능하다.<br>• 앉은 자세에서 발목 안쪽번짐 및 가쪽번짐과 결합하여 엉덩관절의 상호 안쪽돌림과 가쪽돌림이 가능하다. |

## 2 평 가

평가는 편마비 발병 이후 회복단계에 토대를 둔다. 평가 동안 환자는 신체적으로 정신적으로 안정되어야 한다. 평가에서 환자는 마비쪽 사지로 동작을 수행하기 전에 비마비쪽으로 동작을 수행한다. 환자는 단순한 것에서부터 점차 보다 정교한 신경근 조절을 요구하고 보다 복잡해지는 운동 행위들을 수행한다.

### 1) 감각

감각평가는 운동평가보다 먼저 수행하며, 수동운동감각(passive motion sense)과 손의 접촉 위치인식(touch localization)의 평가를 포함한다. 감각평가의 결과는 움직임을 증진시키기 위해 사용하는 촉진의 선택을 돕거나 결여된 움직임이나 자세감각을 위한 시각피드백을 대체하도록 장려할 수 있다.

## 2) 긴장성 반사

움직임이 없을 때 움직임을 촉진하기 위해 긴장반사를 이용하기 위해 평가한다. 원시 뇌간반사의 평가는 대칭 긴장성 목반사 및 비대칭 긴장성 목반사(symmetrical & asymmetrical tonic neck reflex), 긴장성 미로반사(tonic labyrinthine reflex), 긴장성 요추반사(tonic lumbar reflex) 등이 포함된다(표 5-3). 환자의 움직임에 대한 긴장의 변화가 나타날 수 있다. 긴장의 변화는 중립 상태에서 수동 신장에 대한 저항의 양을 비교함으로서 평가한다.

표 5-3. 뇌간 반사의 평가

| 반사 | 자극 | 반응 |
|---|---|---|
| 비대칭 긴장성 목반사 | 한쪽으로 고개를 90도 돌린다. 다른 쪽에도 반복한다. | 얼굴 쪽 사지의 폄근 긴장과 후두 쪽 사지의 굽힘근 긴장이 증가한다. |
| 대칭 긴장성 목반사 | 머리의 굽힘 | 팔의 굽힘과 다리의 폄이 나타난다. |
| | 머리의 폄 | 팔의 폄과 다리의 굽힘이 나타난다. |
| 긴장성 미로반사 | 엎드려 누운 자세 | 팔과 다리에서 굽힘근의 긴장이 증가한다. |
| | 바로 누운 자세 | 팔과 다리에서 폄근의 긴장이 증가한다. |
| 긴장성 요추반사 | 골반에 대해 상부몸통을 돌린다. | 몸통을 돌리는 쪽 상지에서 굽힘근의 긴장이 증가하고 하지에서 폄근의 긴장이 증가한다.<br>돌림방향과 반대쪽에서는 반응이 반대로 일어난다. |

## 3) 연합반응

연합반응은 환자가 움직이려고 노력할 때나 또는 다른 신체 부위들이 움직임 동안 저항될 때 마비쪽 사지에서 환자의 마비쪽 사지들에서 나타난다. 수의적 움직임이 없을 때 움직임을 촉진하기 위해 사용될 수 있는지 결정하기 위해 연합반응들이 평가된다. 정상 상지의 굽힘 움직임에 대한 저항은 보통 마비쪽 상지에서 굽힘근시너지를 일깨운다. 반면에 하지에서는 마비쪽에서 폄근시너지가 나타난다. 사지시너지 외에 거울연합반응(mirror synkinesis), 같은쪽 연합반응(homolateral synkinesis), Souques 현상, Raimiste 현상 등이 나타나는지 평가한다.

## 4) 수의적 움직임의 회복 수준

운동회복 수준은 뇌졸중 후 반사로부터 완전한 수의조절까지 운동수행을 순서대로 배열한 도구를 사용하여 평가한다. Brunnstrom은 상지와 하지의 회복단계를 6단계로 분류하였다(표 5-1, 2). 이것은 많은 치료사들이 뇌졸중 이후 회복되는 환자들을 평가하고 진전을 알기 위해 사용하는 다양한 표준화된 평가방법들의 발전에 영향을 주었다. Fugl-Meyer 운동기능평가(Fugl-Meyer motor assessment, FMA)는 널리 사용되고 있는 평가들 중 한 예이다.

### (1) Fugl-Meyer 운동기능평가

Fugl-Meyer 운동기능평가(FMA)는 팔과 다리의 다양한 면에 대해 운동(motor), 균형(balance), 감각(sensation), 관절가동범위(joint range of motion), 통증(pain)의 5가지 요소들의 하위검사들(subscale)로 구성된다. FMA의 각 요소들은 각기 독립적으로 사용될 수 있다. 각 요소의 항목은 3점 척도(0 = 수행할 수 없음, 1 = 부분적으로 수행, 2 = 결점 없이 수행)로 점수 매긴다. 5가지 요소들 모두의 총점은 226점으로 환자의 회복 정도를 추적하기 위해 사용된다. 균형은 14점, 감각은 24점, 관절가동범위는 44점이다. FMA에서 Brunnstrom 접근의 영향은 근육의 시너지를 강조하는 상지와 하지 모두의 운동 하위검사에서 가장 명백하다. 운동의 합계전체점수는 0점에서 100점으로, 0점은 팔다리의 이완을 나타내며, 100점은 정상운동기능을 나타낸다. 팔의 전체점수는 66점이며 다리의 전체 점수는 34점이다.

환자의 반응이 불완전할 경우, 시너지나 움직임패턴의 특정 약한 부위를 결정하기 위해 환자의 반복 시도를 관찰하는 것이 필요하다. 표 5-4는 팔의 하위검사를 보여주고 있다.

표 5-4. Fugl-Meyer 운동기능평가 : 상지 하위검사

| | 단계 | 설명 | 반응 | 점수기준 | 점수 |
|---|---|---|---|---|---|
| 어깨 팔꿈치 아래팔 | 1과 2단계<br>반사 활동 | 위팔두갈래근과 손가락굽힘근 힘줄을 가볍게 두드린다. | 팔꿈치와 손가락들의 신장반사 | 0 = 반사가 이끌어지지 않음<br>2 = 반사가 이끌어짐 | |
| | | 위팔두갈래근 힘줄을 가볍게 두드린다. | 신장반사 | | |
| | 3단계<br>시너지 내<br>수의적 움직임 | 굽힘근시너지<br>"마비쪽 손을 위로 돌리고 손바닥으로 귀를 만지세요." | 어깨 뒤당김 | (9개 세부항목 중 각기)<br>0 = 수행할 수 없음<br>1 = 부분적으로 수행<br>2 = 결점 없이 수행 | |
| | | | 어깨 올림 | | |
| | | | 90도까지 어깨 벌림 | | |
| | | | 어깨 가쪽돌림 | | |
| | | | 팔꿈치 굽힘 | | |
| | | | 아래팔 뒤침 | | |
| | | 신근시너지<br>"마비쪽 손을 아래로 뻗어 손바닥으로 비마비쪽 무릎을 만지세요." | 어깨모음과 안쪽돌림 | | |
| | | | 팔꿈치 폄 | | |
| | | | 아래팔 엎침 | | |
| | 4단계<br>굽힘근 및 폄근 시너지들이 혼합된 수의적 움직임 | "벨트를 어떻게 매는지(행주치마를 매는지)보여주세요." | 마비쪽 손을 요추 부위로 가져 감 | 0 = 수행할 수 없음<br>1 = 손을 위앞엉덩뼈가시을 지나 움직임<br>2 = 결점 없이 수행 | |
| | | "팔을 앞으로 뻗어 (환자의 앞에 있는) 물건을 잡으세요." | 90도 어깨 굽힘으로 뻗음 | 0 = 즉시 팔꿈치를 굽히거나 어깨를 벌림<br>1 = 동작 중 후에 발생 함<br>2 = 결점 없이 수행 | |
| | | "팔을 몸 옆에 놓고 팔꿈치를 구부리세요. 손바닥을 위와 아래로 돌리세요." | 어깨 0도 팔꿈치 90도 상태에서 아래팔을 엎침과 뒤침을 함 | 0 = 자세취하지 못하거나 엎침이나 뒤침을 할 수 없음<br>1 = 어깨와 팔꿈치를 바르게 위치하고 뒤침이 나타남<br>2 = 결점 없이 수행 | |
| | 5단계<br>시너지에서 벗어난 수의적 움직임 | "손바닥을 아래로 하고 (몸 옆에 떨어져 있는) 손을 물건에 뻗어 만지세요." | 팔꿈치 0도 폄, 아래팔 엎침 상태에서 어깨를 90도까지 벌림 | 0 = 엎침의 상실 또는 초기 팔꿈치 굽힘<br>1 = 부분적 동작 또는 후에 운동 중 팔꿈치를 굽힘하고 아래팔을 엎침 함<br>2 = 결점 없이 수행 | |
| | | "천장을 향해 가급적 높이 팔을 뻗으세요." | 팔꿈치 0도 상태에서 어깨를 90~180도 굽힘 | 0 = 즉시 팔꿈치를 굽힘하거나 어깨를 벌림<br>1 = 후에 동작 중 발생 함<br>2 = 결점 없이 수행 | |
| | | "팔을 앞으로 뻗고 손바닥을 위와 아래로 돌리세요." | 어깨를 30~90도로 굽힘하고 팔꿈치를 0도로 폄하고, 뒤침과 엎침 동작을 함. | 0 = 팔을 위치하지 못하거나 돌림하지 못함<br>1 = 자세 수정하고 돌림 시작<br>2 = 결점 없이 수행 | |
| | 6단계<br>정상 반사활동<br>(환자가 5단계 검사에서 6점을 받으면 검사함) | 위팔두갈래근, 위팔세갈래근, 손가락굽힘근 힘줄들을 가볍게 두드린다. | NT 정상 반사반응 | 0 = 2개 반사들이 현저하게 과활동<br>1 = 1개의 반사 및 과활동 또는 2개의 강한 반사<br>2 = 1개의 강한반사, 과활동 없음 | |
| | 팔의 점수 소계(36점) | | | | ( %) |

| 점수 | 단계 | 설명 | 반응 | 점수기준 | 점수 |
|---|---|---|---|---|---|
| 손목 | 팔꿈치 굽힘 상태에서 손목안정 | 어깨 0도, 팔꿈치 90도 굽힘, 아래팔 엎침 상태에 놓는다. "손목을 들고 그 상태로 유지하세요." | 손목을 15도 까지 폄함 위팔을 적절한 자세로 지지해 줌 | 0 = 폄할 수 없음<br>1 = 폄함하지만 저항이 있으면 못함<br>2 = 저항에 대해 유지 함 | |
| | 팔꿈치 폄 상태에서 손목안정 | 팔꿈치를 0도로 놓는다. "손목을 들고 그 상태로 유지하세요." | 위와 같음 | 위와 같음 | |
| | 어깨 0도와 팔꿈치 굽힘 상태에서 능동동작 | "손목을 여러 번 올리고 내리세요." | 완전 굽힘에서 완전 폄으로 부드럽게 움직임. 위팔을 지지해 줌 | 0 = 수의 움직임이 없음<br>1 = 움직이지만 불완전한 동작<br>2 = 결점 없이 수행 | |
| | 팔꿈치 폄 상태에서 능동 동작 | "손목을 여러 번 올리고 내리세요." | 위와 같음 | 위와 같음 | |
| | 회선동작 | 시범을 보이며 "손목을 이와 같이 원형을 이루어 움직이세요." | 노쪽 및 자쪽 치우침과 함께 굽힘과 폄을 혼합하여 완전한 원형을 만듦 | 1 = 수행할 수 없음<br>2 = 갑자기 움직이거나 불완전한 동작<br>3 = 결점 없이 수행 | |
| | 손목의 소계 점수(10점) | | | | ( %) |
| 손 | 3단계<br>집단 굽힘패턴 | "주먹을 쥐세요." | 손가락들을 굽힘. | 0 = 굽힐 수 없음<br>1 = 다른 손과 비교하여 불완전한 굽힘<br>2 = 완전한 능동 굽힘 | |
| | 3단계<br>갈고리 쥐기 | "손잡이로 이 쇼핑백을 쥐세요." | 쥐기는 MCP관절을 폄과 PIP와 DIP 관절 굽힘이 포함됨 | 0 = 수행할 수 없음<br>1 = 능동 쥐기, 저항 없음<br>2 = 저항에 대해 쥐기를 유지 | |
| | 3B단계-4단계<br>손가락 폄 | "쇼핑백을 놓으세요."<br>"손을 넓게 피세요." | 모든 손가락들을 굽힘으로부터 완전한 능동 또는 수동 폄 | 0 = 폄할 수 없음<br>1 = 부분 폄 또는 쥐기를 놓음<br>2 = 다른 손과 비교하여 완전한 가동범위 | |
| | 4단계<br>측면 잡기 | "한 장의 종이(또는 카드)를 잡으세요." | 엄지와 둘째손가락 사이로 쥠. | 0 = 수행할 수 없음<br>1 = 종이를 잡을 수 있지만 당길 때 유지 못함<br>2 = 당길 때 종이를 잘 유지함 | |
| | 5단계<br>손바닥 잡기 | "글씨를 쓸 때처럼 연필을 잡으세요." | 연필을 수직으로 지지해주면 그것을 쥠. | | |
| | 5단계<br>실린더 쥐기 | "종이컵(또는 약병)을 잡으세요." | 컵을 지지해주면 환자는 첫째와 둘째손가락으로 쥠 | | |
| | 6단계<br>구면 쥐기 | "테니스공을 잡으세요." | 손가락들을 벌림시킨 상태로 쥔다. | | |
| | 손의 소계 점수(14점) | | | | ( %) |
| 협동동작 속도 | 6단계<br>정상움직임 | "눈을 감으세요. 지금 손가락 끝으로 코를 만지세요. 할 수 있는 한 빨리 5회 수행하세요." | finger-to-nose 검사를 함(비마비쪽과 비교함)<br><br>진전<br>측정장애<br>속도 | 진전: 0 = 현저함<br>1 = 약간<br>2 = 없음 | |
| | | | | 측정장애: 0 = 현저, 비체계적<br>1 = 약간 있고 체계적<br>2 = 없음 | |
| | | | | 속도: 0 = >6 늦게<br>1 = 2~5초 늦게<br>2 = <2초 늦게 | |
| | 속도와 협동동작 소계 점수(6점) | | | | ( %) |
| 전체 상지 점수 (66점) | | | | | ( %) |

# 3 치료

## 1) 침상자세 취하기

올바른 침상자세 취하기는 뇌졸중 발생 직후에 시작한다. 다리의 폄근시너지가 우세할 경우 권고되는 바로 누운 자세는 무릎 밑에 작은 베개를 놓아 엉덩관절과 무릎이 약간 굽힘되게 한다. 엉덩관절의 벌림과 가쪽돌림을 방지하기 위해 베개나 둥글게 만든 담요를 다리의 측면에 놓는다. 다리의 굽힘근시너지가 우세할 경우 무릎은 폄 상태를 유지시킨다. 엉덩관절의 가쪽돌림을 방지하기 위해 이전에 설명된 것처럼 지지한다. 각 환자의 상태에 따라 적절한 침상자세를 선택한다. 환자의 과도한 과긴장을 억제하기 위해 가장 큰 근긴장 패턴에 반대되는 자세를 선택한다. 마비쪽 팔은 안락한 자세로 베개 위에 놓인다.

## 2) 침상거동

마비쪽으로 몸을 뒤집는 것은 마비쪽 팔다리의 활동을 거의 필요로 하지 않기 때문에 비마비쪽으로 몸을 뒤집는 것보다 쉽다. 마비쪽으로 몸 뒤집기를 할 때 마비쪽 팔은 몸통 가까이 놓고 몸을 돌린다. 비마비쪽으로 몸 뒤집기는 마비쪽 팔다리의 근 활동을 필요로 한다. 환자는 비마비쪽 팔을 이용하여 마비쪽 팔을 얼굴 위로 수직 위치로 들어 올리게 한다. 치료사는 마비쪽 다리의 엉덩관절과 무릎이 약간 굽힘된 상태로 잠시 고정한다. 환자는 양팔을 흔들어 마비쪽 무릎이 비마비쪽으로 몸을 가로지르게 한다. 팔다리의 움직임은 몸통과 골반의 뒤집기를 돕는다. 능력이 향상됨에 따라 비마비쪽으로 구르기를 매끄럽고 연속적인 움직임을 수행할 수 있다.

## 3) 몸통조절

몸통조절의 훈련은 팔다리 보다 앞서 수행한다. 편마비 환자들은 불충분한 몸통조절을 가지며, 마비쪽으로 몸을 기울이는 경향이 있다. 이것은 적절한 균형반응(balance response)

이 일어나지 않을 때 넘어지는 원인이 된다. 균형반응을 이끌어 내기 위해, 환자가 앉아 있는 동안 치료사는 환자를 부드럽게 앞으로, 뒤로, 옆으로 밀칠 수 있다. 또한 환자에게 다양한 위치에 있는 사물들에 대해 손 뻗기를 요청할 수 있다. 손 뻗기 활동은 몸통의 동적균형반응을 요구하며, 균형을 향상시키는데 단순하게 환자를 미는 것보다 더욱 효과적이라고 여겨지고 있다.

Brunnstrom은 먼저 환자를 마비쪽으로 밀치는 것을 통해 비마비쪽 몸통 근육의 수축을 촉진하는 것을 강조하였다. 최근에는 마비쪽에 배치된 물건에 손 뻗기를 하도록 한다. 균형반응이 좋지 않을 경우에 보호가 필요하다. 다음에 환자를 비마비쪽으로 밀치거나 그로 하여금 비마비쪽으로 손 뻗기를 하도록 한다. 이것은 마비쪽 몸통근육의 수축을 필요로 한다.

환자를 밀치나 손 뻗기는 그가 자세를 유지하거나 직립자세를 되찾을 수 있는 한도에서 수행해야 한다. 수행동안 환자를 보호하는 것이 요구된다. 다음은 몸통 굽힘, 폄, 돌림을 증진시키는 순서로 진행한다.

앞쪽으로 몸통 굽힘 움직임을 연습하기 위해 환자로 하여금 비마비쪽 팔로 마비쪽 팔을 감싸서 마비쪽 어깨를 보호하게 한다. 치료사는 환자를 마주보고 앉아서 환자의 양 팔꿈치 아래를 지지하고 몸통의 앞쪽 굽힘을 돕는다(그림 5-4). 치료사는 환자의 어깨를 잡아당기지 않도록 주의해야 한다. 이런 앞쪽 몸통 굽힘 움직임을 통해 통증 없는 어깨 굽힘 동작이 자연스럽게 성취될 수 있다. 몸통 굽힘에서 원래 자세로 되돌아가는 것은 환자 스스로 능동적으로 수행하게 한다. 그 후 마비쪽 팔을 지지하고 등받이 없이 앉아 있는 동안, 환자를 뒤쪽으로 밀친 다음 다시 환자 스스로 능동적으로 직립자세를 되찾도록 한다. 다음에 성취된 어깨 굽힘과 어깨뼈 운동을 통합하기 위해 비스듬한 방향으로 앞쪽 굽힘을 수행한다.

몸통 돌림 동작도 유사한 방법으로 훈련한다(그림 5-5). 비마비쪽 팔로 마비쪽 팔을 감싸서 지지한 상태에서 치료사의 가이드와 함께 몸통 돌림을 연습한다. 몸통 돌림과 양쪽 팔을 같은 방향으로 흔들고, 교차적인 어깨의 벌림과 모음을 이루기 위해 팔을 좌우로 율동적으로 움직인다. 이때 머리의 움직임은 몸통과 반대 방향으로 돌려야 한다. 이를 통해 긴장성목반사(tonic neck reflex)와 긴장성요추반사(tonic lumbar reflex)가 상지 시너지의 어깨 요소들을 이끌어 낼 수 있다. 머리 움직임과 몸통 돌림의 결합 움직임으로 환자는 통증 없이 어깨뼈와 어깨의 벌림과 모음이 가능해진다.

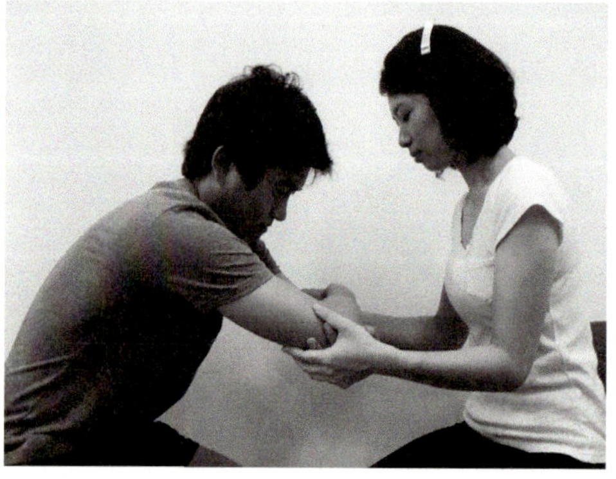

그림 5-4. 치료사는 환자의 양 팔꿈치 아래를 지지하고 몸통의 앞쪽 굽힘을 돕고 있다.

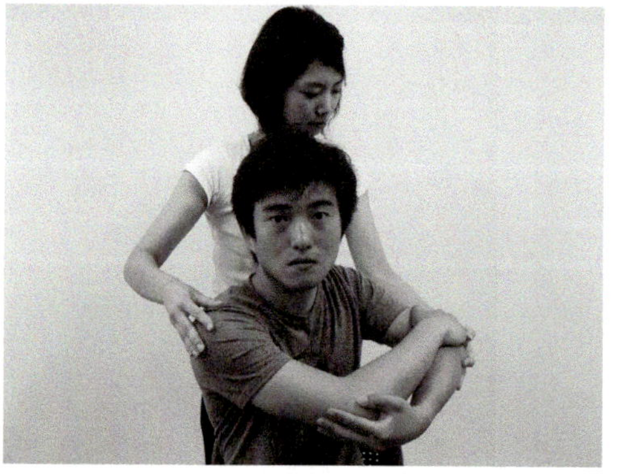

그림 5-5. 환자는 치료사가 유도하는 대로 몸통 돌림을 수행한다. 이때 고개를 앞쪽을 보거나 반대 방향을 본다.

## 4) 어깨의 관절가동운동

통증 없는 어깨의 관절가동범위는 기능을 위해 중요하다. 전통적인 수동관절운동은 통증의 발달에 원인이 될 수 있기 때문에 금기시된다. 일단 통증을 느끼면 통증에 대한 두려움이 근 긴장을 증가시키고, 이어서 관절운동을 감소시킨다. 앞서 설명한 것처럼 몸통 움직임과 함께 어깨 움직임을 훈련한다. 몸통의 굽힘이 클수록 성취되는 어깨 굽힘의 범위가 더욱 커진다. 유사한 방법으로 치료사는 몸통을 좌우로 돌림과 함께 팔의 벌림과 모음이 되도록 가이드 한다. 통증 없이 어깨를 움직일 수 있다는 것이 확신되면 몸통에 대한 팔의 능동-보조 운동을 시작한다. 처음에 환자는 양어깨를 올림과 내림하고, 어깨뼈가 모음과 벌림 되도록 움직인다. 이런 움직임들은 어깨 움직임과 결합한다. 치료사는 팔을 어깨면(scapular plane)으로 놓이게 하고 팔을 지지한다. 이마면(frontal plane)의 가쪽 어깨 벌림은 통증을 유발할 수 있기 때문에 피해야 한다. 치료사는 손가락 끝으로 위등세모근을 가볍게 두드리면서 어깨를 들어 올리라고 요청하면서 들어 올리는 것을 보조한다. 능동적인 팔의 올림은 다른 굽힘근시너지 요소를 이끌어낸다. 환자가 능동적인 어깨뼈 올림을 반복하면서 작은 각도로 팔을 벌릴 수 있게 된다.

## 5) 어깨의 부분탈구

Brunnstrom은 어깨관절의 부분탈구(subluxation)가 가시위근(supraspinatus), 가시아래근(infraspinatus), 작은원근(teres minor)과 어깨밑근(subscapularis)의 돌림근띠(rotator cuff) 근육들의 기능장애로부터 기인된다고 믿었다. 따라서 이 근육들의 활성화를 위한 치료가 필요하다. 가시위근의 기능은 부분탈구의 예방을 위해 특히 중요하다. 관절오목안에 위팔뼈머리를 유지하기 위한 노력으로 슬링(sling)들이 사용되고 있다. 그러나 슬링은 어깨관절 보존을 위해 필요한 근육들을 활성화시키는 방법이 아니다. 슬링의 사용은 거의 효과가 없으며, 실제로 유해할 수도 있다고 밝혀지고 있다.

## 6) 상지의 훈련

치료는 반사적 기초 움직임으로부터 분리된 선택적 움직임을 가능하도록 하는 것에 중점을 둔다.

### (1) 상지의 운동조절을 획득하기 위한 치료순서

상지의 운동조절을 획득하기 위한 치료순서는 다음과 같다. 상지의 훈련과정은 환자의 움직임 회복단계를 확인하여 이에 맞게 한다.

① 연합반응을 포함한 반사들과 감각촉진을 통해 움직임을 얻는다.
② 저항에 주면서 그것에 대항하여 등척성 수축을 하도록 요청한다.
③ 등척성 수축을 할 수 있으면, 다음에 편심수축(원심성 수축)을 하도록 요청한다.
④ 조절된 편심수축을 할 수 있으면, 다음에 동심수축(구심성 수축)을 하도록 요청한다.
⑤ 사지를 움직일 수 있으면, 계속해서 반대방향의 움직임을 수행하도록 요청한다.
⑥ 목표로 하는 움직임과 그것의 반대되는 움직임을 기능적으로 사용할 기회를 제공한다.
⑦ 새롭게 취득한 움직임을 기능적 활동에서 사용할 수 있도록 기능적 상황을 만든다.

### (2) 1단계부터 3단계의 훈련

1단계부터 3단계의 움직임은 시너지패턴으로 일어난다. 이완 단계인 1단계로부터 시너지가 시작되는 2단계로 진행하기 위해 근긴장과 사지의 시너지패턴을 이끌어 낸다. 반응을 이끌기 위해 긴장성 반사, 연합반응과 다양한 촉진과정들을 사용한다. 이런 촉진기술들의 사용과 함께 환자는 움직이려고 노력해야 한다. 보통 굽힘근시너지가 먼저 나타나기 때문에 처음에 굽힘근시너지를 활성화시킨다. 위 및 중간 등세모근, 마름근과 위팔두갈래근에 두드리기를 제공하는 것은 굽힘근시너지를 유발한다. 굽힘근시너지 중 가장 강한 요소는 팔꿈치 굽힘이다. 일단 팔꿈치 굽힘이 나타나면 수의적인 조절 아래 시너지가 일어나도록 한다(3단계).

2단계와 3단계에서 시너지가 나타나며, 가끔 수의적으로 수행된다. 경직이 발달되며 3단계 3에서는 절정에 도달한다. 이 기간 동안 치료의 목적은 환자가 수의적으로 시너지 패턴을 조절할 수 있게 하는 것이다. 이것은 처음에는 치료사의 촉진, 도움과 함께 시너지 패턴들을 교대로 반복 수행하는 것에 의해 도달된다. 그 다음에 촉진 없이 수의적인 시너지 패턴을 반복한다. 촉진은 수의적 동작에 대한 저항, 구두명령, 두드리기, 피부자극을 통해 제공한다.

굽힘근시너지의 수의적 조절을 획득하는 노력은 어깨뼈 올림과 함께 시작된다. 어깨뼈 올림을 촉진하기 위해 환자가 양쪽 어깨 올림을 시도할 때 비마비쪽 어깨뼈에 대해 저항을 줌으로서 연합반응을 이끌어 낼 수 있다. 연합반응에 의해 마비쪽 어깨가 올림되면 치료사는 환자에게 그 상태를 유지하도록 요청하며 마비쪽 어깨에 저항을 가한다. 그 다음에 마비쪽 팔의 편측 어깨뼈 올림을 시도한다. 환자가 이 동작을 수행하지 못하면 환자의 팔을 지지하고 환자에게 어깨뼈 올림을 하도록 요청한다. 동작을 촉진하기 위해 위등세모근 위에 두드리기나 쓰다듬기를 제공한다. 동작이 일어나면 환자에게 그 자세를 유지하게 하며 약간의 저항과 함께 등척성 수축을 한 후, 어깨가 천천히 내려가도록 하며 편심수축을 하도록 한다. 그 다음 동심수축 또는 구심성 수축을 시도하게 한다. 능동적인 어깨뼈의 올림은 다른 굽힘근시너지의 요소들을 불러일으키며 큰가슴근을 억제시키는 경향이 있다. 따라서 어깨의 벌림이 성취될 수 있다. 일단 어깨 올림과 약간의 능동적인 벌림을 성취하면, 어깨의 가쪽돌림과 아래팔의 뒤침 동작을 포함시킨다.

폄근시너지는 굽힘근시너지 뒤에 일어난다. 폄근시너지의 강한 요소인 큰가슴근의 수축은 연합반응에 의해 활성화될 수 있다. 연합반응은 환자의 양팔을 어깨의 수평벌림과 수평모음 사이의 자세에서 지지하고, 환자에게 팔을 모으도록 요청하면서 비마비쪽 팔꿈치 바로 위에서 저항을 줄 때 나타난다. 양쪽 팔의 수축이 이루어짐에 따라 환자는 양쪽 팔을 수의적으로 모으려고 시도한다. 폄근시너지 요소를 활성화시키는 또 다른 방법으로 위팔세갈래근 위에 대한 두드리기와 앞톱니근을 신장시키는 것이 있다. 치료사는 방법들을 사용할 때 정형화된 순서를 따르지 않고 각 환자의 특정 반응에 맞게 선택하여 사용한다.

팔꿈치의 굽힘근에 과긴장이 있고 팔꿈치의 폄근이 상대적으로 약하기 때문에, 팔꿈치의 폄은 취득하기 어렵다. 이것은 양쪽 노 젓기와 양쪽 체중지지에 의해 도움을 받을 수 있다(표 5-5와 6). 양쪽 노 젓기를 위해 치료사는 환자와 마주 앉은 상태에서 팔꿈치의 폄을 강화한다(그림 5-6과 7). 양쪽 체중지지는 마비쪽 팔에 대한 체중지지를 통해 팔꿈치의 폄을 강화하고 마비쪽 팔로 물건을 눌러 고정시키는 것과 같은 기능적 과제를 수행하도록 한다(그림 5-8과 9). 폄 움직임을 촉진하기 위한 또 다른 방법으로 긴장성반사를 이용할 수 있다(표 5-3). 바로 누운 자세는 긴장성 미로반사를 유발하며 팔과 다리에서 폄근의 긴장이 증가된다. 머리를 돌려 사지를 보는 것은 비대칭 긴장성 목반사를 유발하며 보는 쪽(얼굴 쪽) 사지의 폄근 긴장이 증가된다. 몸통을 비마비쪽으로 돌리는 것은 긴장성요추반사를 유발하며 돌림 반대쪽인 마비쪽 상지의 폄근 긴장을 증가시킨다. 또는 상지의 폄근시너지의 강한 요소인 아래팔 엎침 상태로 일하는 것도 상지의 폄근시너지를 촉진할 수 있다.

표 5-5. 팔꿈치의 폄을 증진시키기 위한 노 젓기(Rowing)

1. 환자와 마주하고 앉는다.
2. 치료사는 자신의 팔을 교차하여 오른손으로 환자의 오른손을, 왼손으로 환자의 왼손을 잡는다.
3. 엎침된 상태의 비마비쪽 팔이 마비쪽 무릎으로 움직일 때 저항을 준다(그림 5-6). 이것은 연합반응을 유발하여 마비쪽 팔의 팔꿈치 폄을 이끌어 낸다.
4. 동시에 마비쪽 팔이 비마비쪽 팔을 향해 폄되도록 돕는다.
5. 아직 환자의 손을 잡고서, 뒤침과 결합된 굽힘으로 움직임을 유도한다(그림 5-7).
6. 치료사는 마비쪽 사지가 능동적으로 폄된다고 느낄 때까지 3-5회 단계들을 반복한다.
7. 다음에 양쪽으로 저항을 제공한다.
8. 그 다음 환자에게 마비쪽 사지에 대한 저항에 대해 정지하도록 요청함으로서 마비쪽 사지의 수의적 노력을 강화한다.
9. 마비쪽 팔을 팔꿈치 굽힘을 향해 뒤로 가볍고 반복적으로 미는 것에 의해 폄을 촉진한다. 이것은 위팔세갈래근에 빠른 신장을 일으킨다.

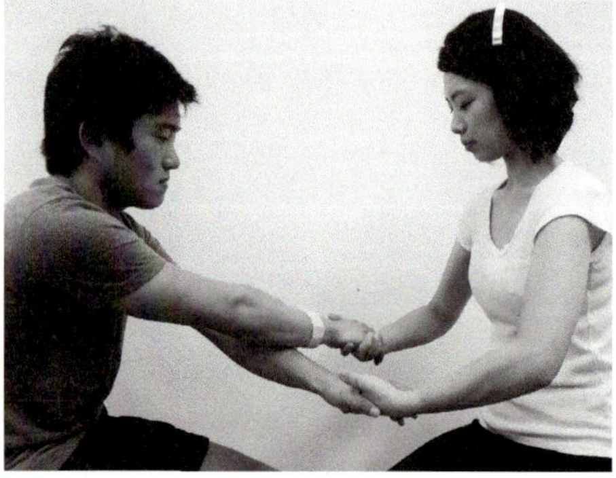

그림 5-6. "노 젓기."

엎침된 상태의 비마비쪽 팔(왼팔)의 움직임에 저항을 주어 마비쪽 팔(오른팔)의 폄근시너지를 이끈다.

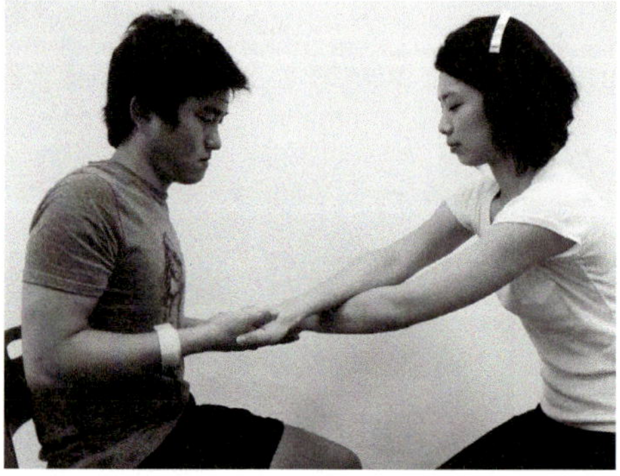

그림 5-7. "노 젓기."

환자의 팔이 굽힘과 뒤침의 동작으로 전환되도록 유도한다.

표 5-6. 팔꿈치의 폄을 증진시키기 위한 양쪽 체중지지

1. 팔꿈치를 편 상태로 양쪽 팔을 앞에 위치한 낮은 등 없는 의자를 지지하고 몸통을 앞으로 구부린다. 의자 위에 샌드백, 베개나 수건을 놓으면 편안함 줄 수 있다(그림 5-8).
2. 양쪽 팔로 체중지지를 하는 동안 위팔세갈래근 위 피부를 쓰다듬거나 힘줄을 두드린다(그림 5-9).
3. 성공적으로 지지를 하면, 체중이동을 하여 마비쪽 팔로 체중을 지지하도록 한다.
4. 다시 위팔세갈래근의 힘줄을 두드려 촉진자극을 제공한다.
5. 마비쪽 팔로 물건을 눌러 고정하는 동안 비마비쪽 손으로 물건을 조작하는 기능 과제를 수행하게 한다.

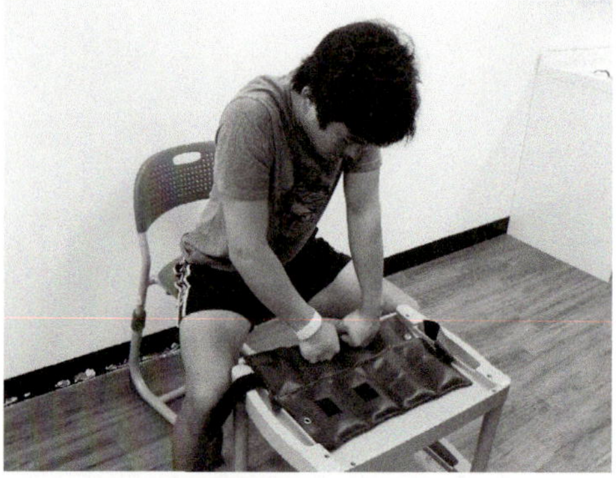

그림 5-8. 양쪽 체중지지를 통해 마비쪽 팔의 폄을 강화할 수 있다.

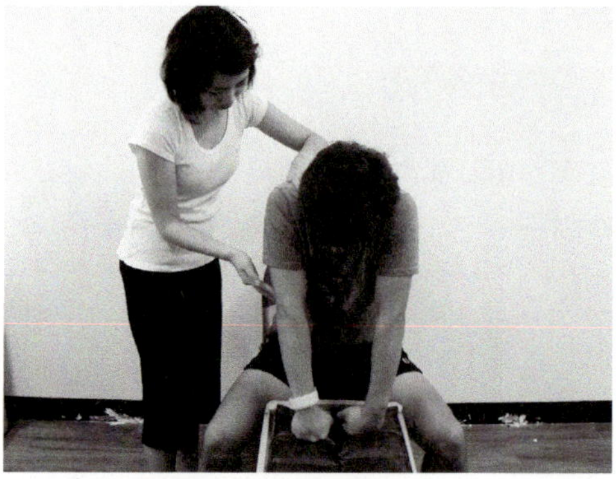

그림 5-9. 양쪽 팔로 체중지지를 하는 동안 마비쪽 팔의 폄을 촉진하기 위해 위팔세갈래근에 두드리기를 하고 있다.

시너지가 수의적 조절의 지배를 받게 됨에 따라 이 움직임을 기능적 활동을 위해 이들을 사용할 수 있다면 더욱 의미를 갖는다. 폄근시너지는 비마비쪽 팔이 과제를 수행하고 있는 동안 테이블 위에 물건을 고정시키기 위해 사용되는데 예로 편지를 쓰는 동안 편지를 고정하거나 바느질을 위해 천을 고정시키는 것 등이 있다. 또는 마비쪽 팔을 옷소매 안에 집어넣을 때도 폄근시너지를 사용한다. 이때 아래팔은 팔꿈치 폄을 촉진하기 위해 처음에는 엎침되어야 한다(그림 5-10). 폄근시너지는 마비쪽 팔로 침대 시트 주름을 펴거나 부엌조리대를 닦기 위해서도 사용된다. 굽힘근시너지는 아래팔 위로 핸드백이나 코트를 운반하거나 또는 비마비쪽 손으로 치약을 잡는 동안 마비쪽 손으로 칫솔을 잡기 위해 사용된다. 그리고 마비쪽 손으로 식사를 하고, 머리 빗질을 돕기 위해도 사용될 수 있다. 두 가지 시너지를 교대로 사용하여 양팔로 밀고 당기는 것이 일부 환자들에게 도움이 될 수 있다. 샌딩(sanding) 동안의 양손의 밀고 당기기와 베틀 짜기(weaving), 다림질과 창 닦기 등은 굽힘근시너지와 폄근시너지를 교대로 사용한다.

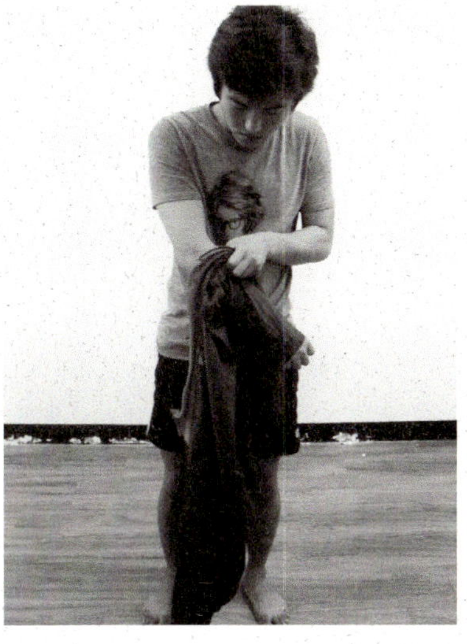

그림 5-10. 마비쪽 팔을 옷소매 안에 집어넣을 때 폄근시너지를 사용하고 있다.

### (3) 4단계부터 6단계의 훈련

3단계와 4단계의 과도기 동안, 환자는 시너지패턴을 수의적으로 조절할 수 있고 시너지로부터 벗어나서 움직임 결합을 사용하기 시작한다. 시너지로부터 벗어나는 움직임을 촉진하기 위해, 시너지들의 요소를 결합하는 움직임이 장려된다. 예로 환자가 도수저항에 대항하여 마비쪽 팔을 펴기 시작하면, 치료사는 환자의 팔꿈치를 폄 상태로 폄근 시너지로부터 벗어난 움직임으로 어깨를 더욱 큰 범위로 벌리도록 유도한다. 환자의 손으로 치료사의 손을 밀게 하면서 중간선(midline)으로부터 멀어지게 움직이도록 유도한다. 이 동작은 굽힘근시너지의 요소인 어깨 벌림과 팔꿈치 굽힘과 폄근시너지 요소인 어깨모음과 팔꿈치 폄의 각 시너지에서 벗어난 움직임이다. 위팔세갈래근과 큰가슴근이 분리될 때 시너지들이 더 이상 우세하지 않게 된다. 시너지로부터 벗어나는 움직임 결합을 촉진하기 위해 기능적 활동을 사용한다. 여기에는 스케이트보드(그림 5-11 A)나 파우더보드 운동, 가죽레이스(leather lacing), 노끈 매듭, 손가락으로 그림 그리기, 테이블 표면 닦기, 빗자루나 청소기 사용 등이 있다. 너무 많은 노력을 요구하는 활동은 피로 및 과긴장을 증가시키기 쉬우므로 피해야 한다.

4단계에서 마비쪽 손을 등 뒤로 가져가는 동작, 90도 어깨 굽힘으로 손을 뻗는 동작, 팔을 몸 옆에 붙이고 팔꿈치를 90도 굽힌 상태에서 아래팔을 엎침과 뒤침하는 동작이 시작된다. 마비쪽 손을 등 뒤로 가져가는 동작은 각 시너지의 강한 요소가 억제되는 것을 요구한다. 몸통 돌림과 함께 팔을 스윙하는 것은 손을 몸 뒤로 가져가는 것을 돕는다. 손이 몸 뒤로 가면, 손등으로 몸을 쓰다듬게 한다. 손등으로 몸을 쓰다듬는 것은 움직임에 대한 감각자각을 하고 수의적 움직임에 방향을 제공하는 것으로 보인다. 능동적으로 완전한 동작을 할 수 없을 경우, 수동적으로 마지막까지 완전한 동작을 만든다. 이것은 연

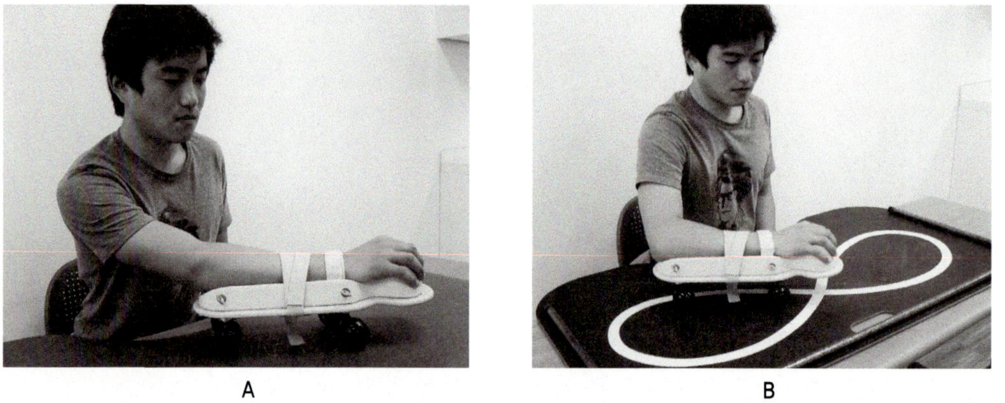

A B

그림 5-11. 스케이트 보드

A. 단순 운동 B. 8자 모양의 패턴의 복잡한 운동

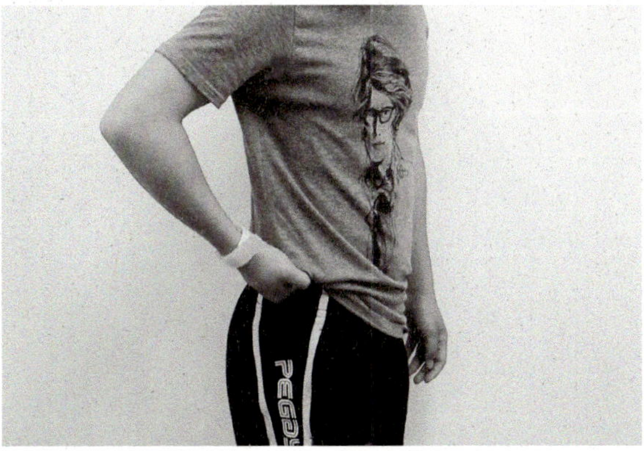

그림 5-12. 팔을 등 뒤로 가져가는 동작을 사용하여 셔츠를 바지에 집어넣는다.

습과 함께 점차적으로 수의적으로 된다. 성취된 동작을 더욱 촉진하기 위해 기능적 활동에서 사용한다. 기능적 활동으로 서서 벨트 묶기, 크롤 수영법으로 수영하기, 셔츠를 바지 안에 밀어 넣기 등이 있다(그림 5-12).

팔꿈치를 편 상태에서 90도 어깨 굽힘으로 손을 뻗는 동작은 환자가 능동적으로 어깨 굽힘을 수행하지 못할 경우 수동적으로 움직인다. 다음에 앞 및 중간 어깨세모근위를 가볍게 두드리면서 환자에게 자세를 유지하도록 요청한다. 환자가 굽힘 자세를 유지할 수 있을 경우 작은 범위로 능동 움직임을 수행하게 한다. 먼저 팔을 내리는 동작을 수행하고 뒤이어 올리는 동작(어깨 굽힘)을 수행한다. 팔을 올리는 동안 팔꿈치를 펴는 것을 돕기 위해 위팔세갈래근에 쓰다듬기와 두드리기를 사용한다. 이 동작을 촉진하기 위한 활동으로 Velcro를 사용하여 수직으로 설치한 tic-tac-tic 또는 서양장기와 같은 게임과 선반에 있는 물건에 손 뻗기와 같은 활동들(그림 5-13)이 있다.

팔꿈치를 90도 굽힌 상태에서 아래팔을 엎침과 뒤침하는 동작에서 엎침근에 경직이 심하지 않을 경우에는 뒤침은 크게 문제가 되지 않는다. 문제는 굽힘시너지의 팔꿈치 굽힘과 폄근 시너지의 엎침이 결합되는 경우이다. Brunnstrom은 이 동작에 대해 특정한 치료를 언급하지 않았다. 이 동작의 조절을 성취하는 가장 좋은 방법은 엎침과 뒤침을 일으키는 활동을 수행하는 것이다. 엎침과 뒤침을 촉진하는 활동은 Block printing과 문손잡이, 드라이버, 다이얼과 같이 물건을 돌리는 것을 요구하는 활동들이 포함된다. 수정된 주사위 게임과 카드 뒤집기를 요구하는 카드 게임 역시 돌림 동작을 요구한다.

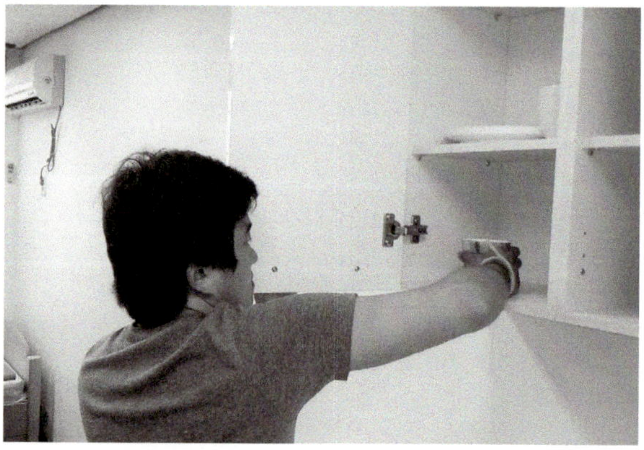

그림 5-13. 어깨높이의 선반 위의 사물에 손을 뻗는 것은 앞으로 손 뻗기를 촉진한다.

4단계와 5단계의 과도기 동안 치료는 더욱 복잡한 움직임패턴을 수행하기 위해 대항적 시너지 요소들을 혼합시킴으로서 시너지들로부터 분리시키는 것이다. 환자는 점차 시너지에서 벗어나 다양한 결합의 움직임을 능동적으로 움직이려고 노력한다. 그러나 과도한 노력은 피해야 한다. 움직임을 촉진하기 위해 아직 빠른 신장과 촉각자극과 같은 고유수용성 및 외수용성 자극들은 사용할 수 있지만 반사 유발을 위해 초기에 사용했던 긴장성 반사들과 연합반응은 더 이상 사용하지 않는다. 새롭게 성취된 동작들은 기능적 활동으로 통합된다. 4단계와 5단계 동안 수행될 수 있는 활동들의 수가 증가하고 보다 많은 움직임 결합이 가능하다. 예로 이전에 설명되었던 스케이트보드 또는 파우더보드 운동은 더욱 복잡한 형태로 이루어질 수 있다. 이것은 아래팔이 엎침된 상태에서 어깨의 수평벌림과 팔꿈치의 폄 동작과 어깨의 수평모음과 팔꿈치 굽힘 동작을 번갈아 수행하는 호형 움직임으로, 나중에 더욱 복잡한 8자 모양의 패턴으로 진행한다(그림 5-11 B). 일상생활 동작에서 마비쪽 사지가 포함되도록 촉진된다. 일찍이 언급된 활동은 그들의 통상 방법으로 수행될 수 있으며 보다 섬세하고 복잡한 패턴의 요구에 변화될 것이다. 정원 가꾸기, 가구 손질, 가죽 세공, 밀가루 반죽 굴리기, 청소하기, 먼지 털기, 설거지하기 등은 손 회복이 적절할 때 마비쪽 팔을 목적 있게 참여하도록 사용되는 활동들의 일부이다.

5단계에서는 팔을 옆으로 90도 벌리는 동작, 팔을 앞으로 해서 머리위로 올리는 동작, 팔꿈치가 폄된 상태에서 아래팔을 뒤침과 엎침하는 동작이 시작된다. 팔을 옆으로 90도 벌리는 동작은 팔꿈치의 폄과 어깨의 벌림을 결합한 동작이다. 더 이상 시너지의 영향을

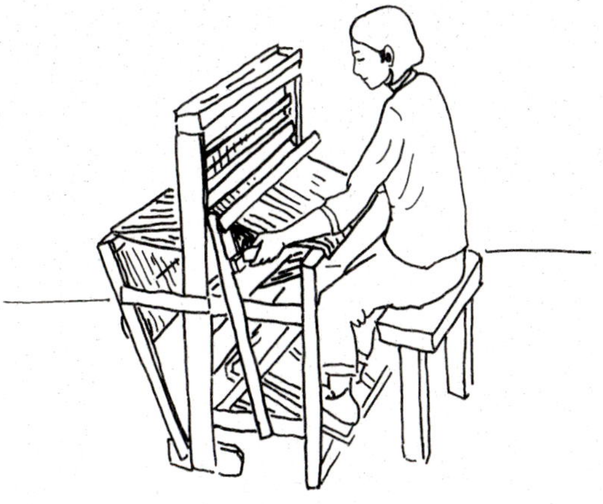

그림 5-14. 마루용 직기(floor loom)의 사용은 팔을 옆으로 벌리는 동작을 촉진한다.

받지 않으며 따라서 팔꿈치가 폄될 때 팔이 수평모음되지 않으며 어깨가 벌림될 때 팔꿈치가 굽힘되지 않는다. 옆으로 벌림 동작을 촉진하기 위해 게임 활동을 환자 측면의 높은 탁자에 위치시킨다. 이 동작을 촉진하기 위해 사용되는 다른 활동으로 마루용 직기(floor loom)의 직물짜기(그림 5-14), 골프공 멀리치기, 농구공 치기, 접시를 옆에 놓인 건조대에 놓기 등이 있다.

팔을 머리위로 올리는 동작은 어깨뼈의 위쪽돌림이 수반되어야 하기 때문에 앞톱니근의 재훈련이 필요하다. 만약 어깨뼈 뒤당김 근육에 경직이 있으면 어깨뼈의 수동 가동화 운동이 필요하다. 어깨뼈가 가동화 되면 팔을 어깨높이로 굽힘 자세로 놓고 환자에게 팔을 앞으로 뻗으라고 요청하고 보조한다. 앞톱니근을 활성화시키기 위해 어깨뼈를 뒤로 미는 것에 의해 빠른 신장자극을 제공한다. 일단 앞톱니근이 활성화되면 어깨뼈 내밈의 등척성 운동을 하게 한다. 이 과정과 함께 팔을 점진적으로 위로 움직인다. 움직임이 성취되면 기능적 활동을 통해 강화한다. 예로 높은 위치에 있는 물건을 잡기 위해 손 뻗기가 있다.

팔꿈치가 폄된 상태에서 아래팔을 뒤침과 엎침하는 동작을 성취하는 가장 좋은 방법은 환자가 양손을 사용하여 다양한 팔의 자세에서 엎침과 뒤침을 일으키는 활동들을 하는 것이다. 이런 활동으로 양 팔을 편 상태에서 비치볼을 잡고 돌린다. 환자는 점차적으로 작은 볼을 다룰 수 있게 된다. 4단계에서 적응된 게임은(예, 개조된 주사위 게임)은 운동보다 더욱 효과적이다.

마지막 회복단계인 5단계에서 6단계에서는 더욱 복잡한 움직임 결합과 분리 동작이 가능하다. 치료의 목적은 움직임 결합과 분리 동작의 수행을 쉽게 수행하고 움직임의 속도를 증가시키는 것이다. 마비쪽 팔이 좀처럼 완전한 회복이 되지는 않지만, 환자는 양손 활동에서 가능한 한도에서 모두 비마비쪽 팔을 보조하기 위해 마비쪽 사지를 사용하도록 훈련해야 한다.

## 7) 손과 손목 조절의 훈련

손 기능의 회복은 팔의 회복과 일치하지 않을 수 있기 때문에 손 기능의 회복을 위한 훈련은 팔과 분리하여 다루며, 환자의 회복 상태와 맞게 훈련이 이루어져야 한다. 환자가 손가락을 능동적으로 구부리지 못하거나(손 회복의 1단계) 집단 쥐기패턴(mass grasp)을 수행할 수 없을 경우(손 회복의 2단계), 집단 쥐기를 이끌어야 한다. 초기 쥐기 움직임을 이끌어 내기 위해 치료사는 당김반응과 연합반응의 사용과 함께 환자의 손목이 폄되도록 유지하고 주먹을 꽉 쥐도록 요청한다. 당김반응은 어깨뼈 모음근의 신장으로 유발된다. 연합반응은 비마비쪽 손의 쥐기에 저항을 하여 유발된다.

편마비 환자의 마비쪽 손목의 굽힘은 자주 쥐기를 수반하는데 이것은 손목의 폄과 쥐기 사이에 정상적 관계를 저해한다. 쥐기를 위해 폄 상태에서 손목의 안정을 수립해야 한다. 환자는 팔꿈치를 폄하고 있는 동안 손목을 폄하는 것이 더욱 쉽기 때문에 팔꿈치가 폄된 상태에서 훈련을 시작하며, 손목은 치료사에 의해 지지된다. 손목의 폄근에 촉진자극을 주면서 주먹을 쥐도록 요청한다. 쥐기는 손목 폄근의 수축을 촉진한다. 또한 손목의 폄근에 대한 두드리기(tapping)는 손목의 폄을 활성화시킨다. 손목의 폄근이 반응하여 환자가 폄 자세를 유지할 수 있으면 손목에 대한 지지를 거두어들이고 환자 스스로 유지하도록 요청한다. 자극과 동시에 환자에게 손목을 유지하도록 지시한다. 팔꿈치를 편 상태에서 손목의 폄과 쥐기를 할 수 있으면 다음에는 팔꿈치를 점차 굽히면서 자세취하기, 촉진자극, 자세유지의 과정을 반복한다. 따라서 환자는 팔이 다양한 위치에 있는 동안 손목의 안정과 함께 쥐기를 배우게 된다.

손목의 안정과 쥐기가 가능한 손 회복의 3단계에서 4단계로 나아가기 위해 쥐기를 능동적으로 푸는(active release of grasp) 훈련을 해야 한다(표 5-7). 손의 굽힘근에 경직이 있기 때문에, 이 움직임이 어렵다. 따라서 손가락 굽힘근의 경직을 이완시키는 것이 능동적인 손가락 폄에 중요하다. 치료사는 환자를 마주보고 앉아서 엄지두덩을 잡음으로서 엄지를 손바닥으로부터 멀리 벌린다. 이때 아래팔이 뒤침되고 손목은 약간 굽힘되도록 한다. 다음 엄지 주위를 잡은 상태에서 교대로 아래팔을 엎침과 뒤침시키는데 특히 뒤침에 중점을 둔다. 엄지에 대한 압박은 엎침 동안 감소되고 뒤침 동안 증가시킨다. 아래팔이 뒤침될 때 손목과 손의 등에 피부 자극을 준다. 이와 같은 도수조작(manipulation)은 손가락 폄근에 얼마간의 긴장을 촉진시키며 따라서 손가락들이 폄된다. 환자는 아래팔이 뒤침될 때 실제로 손을 펴는 것에 참여한다. 그러나 과도한 노력은 굽힘을 유발시킬 수 있기 때문에 피해야 한다. 만약 도수조작이 적절하지 않을 경우 손가락 폄근의 신장자극이 사용될 수 있다. 손가락을 반복해서 손바닥을 향해 감는 것에 의해 손가락 폄근의 반복적인 빠른 신장을 제공한다(그림 5-15). 이 기술은 순간적인 손허리손가락관절과 몸쪽과 먼쪽 손가락뼈사이관절이 포함되도록 수행한다. 움직임은 이들 관절의 빠른 굽힘을 유발하며 뒤이어 원위치(부분적인 폄)로 되돌아간다. 폄근의 신장반사에 의해 굽힘근이 교차적으로 억제되기 때문에 손가락들은 폄되고 손가락 굽힘근은 이완된다. 굽힘근이 이완되면 다음에 Souques 현상을 유발하기 위해 팔을 90도 이상 올린다. 환자가 손가락 폄

**표 5-7.** 손가락의 폄을 증진시키는 과정

1. 환자를 마주보고 앉아서 엉지두덩을 잡고 엄지를 벌린다. 엄지를 벌린 상태로 유지하는 것은 환자의 쥐기를 풀게 한다.
2. 엄지 벌림을 유지한 상태로 느리고 리드미컬하게 아래팔의 엎침과 뒤침 동작을 수행한다.
3. 아래팔이 뒤침되는 동안 손등 위에 경피자극을 제공한다.
4. 아래팔이 뒤침된 상태에서 손가락들을 반복해서 손바닥을 향해 감는 것에 의해 손가락 폄근에 빠른 신장을 제공한다(그림 5-15).
5. 굽힘근이 이완될 때까지 이런 도수조작을 계속한다.
6. 아래팔을 느리게 엎침하고, Souques 현상을 유발하기 위해 팔을 어깨 높이 위로 올린다.
7. 환자가 손가락 폄을 시도할 때 손과 아래팔의 등 부위에 쓰다듬기 자극을 준다. 굽힘근의 긴장이 증가되지 않도록 과도한 노력은 피해야 한다.
8. 팔을 올린 상태에서 손가락을 수의적으로 폄할 수 있으면 다음에 점차적으로 팔을 내린다.
9. 폄의 가동범위에 감소를 보이면, 다시 굽힘근을 억제하고 폄을 촉진하기 위해 위의 모든 과정을 반복한다.
10. 손을 뻗어서 크고 가벼운 물건들을 잡고 놓을 수 있는 기회를 제공한다. 예로 바구니 안에 롤빵이나 과일을 집어넣는 것을 들 수 있다. 물건이 클수록 요구되는 폄도 커진다. 잠자리를 까는 동안 시트를 펴거나 다림질을 하는 동안 옷을 펴는 것과 같은 다른 폄근 활동은 손이 편평해지는 것을 필요로 한다.

을 시도할 때 손과 아래팔의 등 부위에 쓰다듬기를 한다. 능동적인 손가락 폄은 고무밴드를 장착한 손가락 폄 운동장갑을 사용함으로서 더욱 촉진할 수 있다. 이것은 환자가 앞서 기술된 것처럼 엄지 벌림과 아래팔 뒤침을 위한 도수조작과 함께 사용된다(그림 5-16).

손 회복의 4단계에서 측면잡기와 놓기가 가능하다. 이 동작을 촉진하기 위해 긴엄지폄근과 긴엄지벌림근의 힘줄 위를 두드리거나 쓰다듬기 자극을 하는 동안 환자는 측면잡기에서 손의 놓기를 위해 엄지를 검지로부터 멀리 움직이려고 시도한다. 일단 환자가 손을 놓을 수 있으면, 측면잡기의 기능적 사용이 장려된다. 이를 위해 독서하는 동안 책을 들고 있기, 카드 잡기, 열쇠 사용, 옷 입기 등을 수행한다.

환자가 물건을 놓기 위해 수의적으로 손가락들을 폄할 수 있으면, 활동을 통해 더욱 발달된 집기들(손 회복의 5단계)을 훈련한다. 환자의 회복에 따라 더욱 정밀한 수준의 집기를 강화하는 활동을 선택한다. 예로 연필이나 그림붓을 잡는 것은 손바닥잡기(palmar prehension)를 촉진한다. 작은 공이나 오렌지와 같은 둥근 물건들을 잡는 것은 구면 쥐기를 촉진한다. 기구의 손잡이를 잡는 것은 원통 쥐기를 촉진한다.

편마비 환자들에서 개별적 손가락 움직임들(손 회복의 6단계)의 회복은 드물다. 만약 환자가 어느 정도 의도적으로 손가락의 폄을 잘 수행한다면 환자에게 손가락 움직임의 속도와 정확도를 증가시키고 점차 각 손가락의 사용을 장려하기 위해 홈 프로그램 활동을 제공한다. 집중적인 반복 움직임은 연습되는 특정 움직임을 증가시킨다.

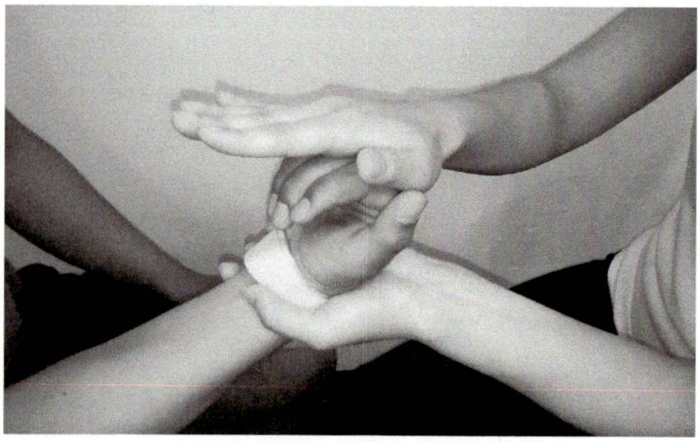

그림 5-15. 손가락 폄근의 빠른 신장을 위해 손가락들을 손바닥을 향해 감아 올린다.

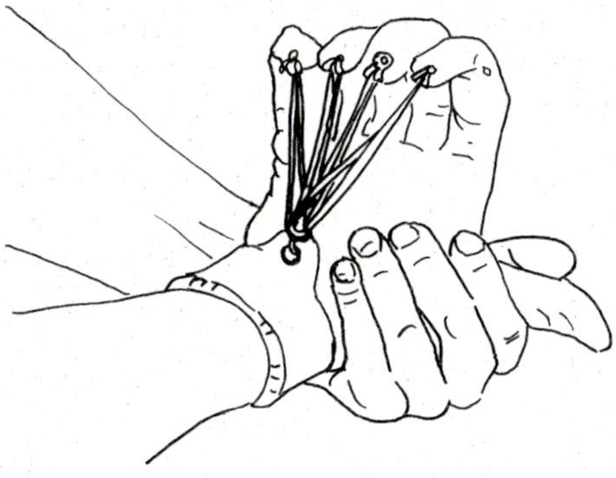

그림 5-16. 손가락 폄 운동 장갑

## 8) 하지의 훈련

하지의 훈련은 가능한 정상적으로 안전한 서기 및 보행패턴을 회복하는 방향으로 관리해야 한다. 목표는 전체 움직임시너지를 개선하고 정상보행에 근접하게 움직임 조합을 촉진하는 것이다. 하지의 훈련은 보통 몸통의 균형과 특정 근육군의 활성화하고 뒤이어 보행훈련을 한다. 하지의 훈련과정은 주로 물리치료사의 영역이다. 그러나 기능적 활동에서 환자를 훈련할 때 작업치료사는 물리치료사의 업무에 협조한다. 예로 하지를 포함하는 화장실 이동과 처리, 옷 입기, 이동훈련을 한다. 따라서 작업치료사가 어떻게 하지의 훈련과정이 진행되고, 어떻게 움직임패턴들이 촉진 또는 억제되는지 그리고 기능적 과제 동안 환자를 보조할  때 어떤 방법이 바람직한 보행패턴을 촉진하는지 아는 것이 중요하다.

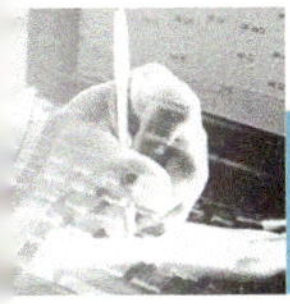

제 6 장

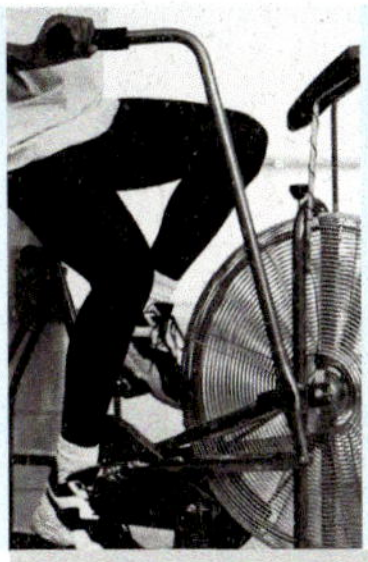

# 신경발달치료

## 1 개 요

신경발달치료(neurodevelopmental treatment, NDT)는 1940년대에 영국에서 물리치료사인 Berta Bobath와 그의 남편이며 의사인 Karel Bobath에 의해 시작되었다. Bobath 부부는 뇌성마비 아동과 성인 편마비 환자의 정상움직임을 향상시키기 위해 치료접근을 개발하였다. Berta Bobath는 성인 편마비 환자를 치료할 때, 마비쪽 사지의 비정상 근긴장, 비대칭적인 자세와 비기능적인 시너지움직임패턴에 주의하였으며, 이런 움직임들은 몸통, 팔과 다리의 정상운동조절을 방해하는 주요 장애라고 가정하였다. 그리고 편마비쪽 사지의 기능적 사용을 되찾도록 노력하였다. 그 결과 그녀는 비정상 반사활동과 근긴장을 감소시키고, 마비쪽의 정상 패턴움직임의 조절을 증가시키는 기술을 개발하였다. Berta Bobath가 치료기술을 개발함에 따라 신경학자인 Karel Bobath는 그녀의 치료를 위한 기초를 수립하기 위해 신경학과 신경생리학의 연구를 고찰하고, 과학적 원리를 제시하였다. Karel Bobath와 Berta Bobath는 그들의 치료접근이 시간이 지남에 따라 변화하고 발전될 것으로 기대하였기 때문에, 치료 접근을 살아있는 개념이라고 하였다. 그들은 치료과정이 더욱 활동적이고 기능적으로 될 수 있도록 많은 변화를 주었으며, 새로운 과학적 설명을 추가함으로서 자신들의 이론을 경신하려고 노력하였다. 현재 Karel Bobath와 Berta Bobath의 많은 가설들은 뇌졸중 재활에서 인정되고 있다. 신경발달치료는 Bobath 접근으로도 알려져 있으며, 성인 편마비 환자의 치료에서 널리 사용되어지고 있다.

## 1) 편마비 환자의 전형적인 운동조절 문제

편마비는 정상 움직임의 결여와 비정상 긴장 및 움직임의 발달의 운동문제들과 관련이 있다. 이런 두 가지 범주의 문제들은 편마비 환자에게 자주 일어나는 기능적 제한과 비정상움직임패턴의 원인이 된다.

### (1) 정상 움직임의 결여

편마비 환자와 관련된 정상 움직임의 결여는 자세조절의 결여와 선택적 움직임 조절의 결여로 구분할 수 있다. 자세조절은 신체자세의 변화 동안 그리고 안정성을 위해 중력에 대해 직립자세를 유지하는 능력으로 이것이 결여될 때 환자는 휴식하는 동안과 움직이는 동안 몸을 균형잡힌 상태로 유지하기 위해 자동적으로 근육을 활성화하지 못하게 된다. 자세조절의 결여가 있을 경우 환자는 체중을 이동하고, 중력에 대항하여 자세를 유지하는데 문제를 가지며, 균형이 도전될 때 평형반응을 활성화하는데 문제를 일으킨다. 환자는 이런 문제들을 보상하기 위해 보조기구에 의존하거나 자세를 유지하기 위해 비마비쪽 팔을 사용한다. 그러나 지팡이나 보조기와 함께 보행을 하더라도 활동 동안 몸통자세는 비대칭적이며 마비쪽 다리에 보다 적게 체중을 지지하고, 마비쪽 팔에 연합반응을 나타낸다(그림 6-1).

선택적 움직임조절의 결여는 마비쪽 팔을 사용하는 것을 방해한다. 따라서 환자는 일상생활활동을 위해 비마비쪽 만을 과도하게 사용하거나 과제수행을 위해 한-손 기술을 사용하게 된다. 따라서 마비쪽 팔의 사용이 적어지게 되고 사용하지 않는 것을 학습하게 된다(learned disuse). 이런 사용하지 않는 것의 학습은 상지기능의 회복을 방해한다.

### (2) 비정상 긴장

비정상 긴장은 근긴장의 변화와 수동신장에 대한 저항으로 간주된다. 뇌졸중 후 마비쪽 사지의 근긴장은 정상보다 높거나 낮아진다. 뇌졸중 직후에 이완이나 저긴장을 보인다. 이 상태는 수일 또는 수개월 동안 지속된다. 이완기 다음에 경직이나 과긴장이 마비쪽 몸통, 팔, 다리의 특정 근육들에서 점차 발달되고 뻣뻣하고 부자연스러운 움직임이 특징이다. 경직은 자주 연합반응을 수반한다. 경직은 비정상 협응과 기능적 사용의 상실에 기여하며, 마비쪽의 선택적 근육활동을 방해한다. 경직은 폄근시너지나 굽힘근시너지의 정형화된 움직임패턴(stereotyped nonfunctional movement pattern)으로 나타난다. 경직으로 인한 편마비 환자의 전형적인 자세는 팔의 굽힘패턴(어깨뼈의 뒤당김과 내림, 어깨의 모음과 안쪽 돌림, 팔꿈치의 굽힘, 아래팔의 엎침, 손목의 굽힘, 손가락과 엄지의 굽힘과 모음)과 다리의 폄 패턴(골반의 뒤쪽 올림과 뒤당김, 엉덩관절의 안쪽 돌림과 모음과 폄, 무릎의 폄, 발의 발바닥쪽굽힘과 안쪽번짐, 발가락 굽힘과 모음)으로 특징된다(그림 6-2). 경직은 사지에 국한되지 않고 머리와 몸통에서 나타난다. 머리는 보통 마비쪽으로 굽힘되며, 얼굴은 비마비쪽을 향해 돌림된다. 몸통은 마비쪽으로 가쪽 굽힘된다. 이런 전형적인 경직패턴은 환경에서의 이동과 조작을 위해 필요한 정상적인(부드럽고 효율적이고 협응된) 움직임을 방해한다.

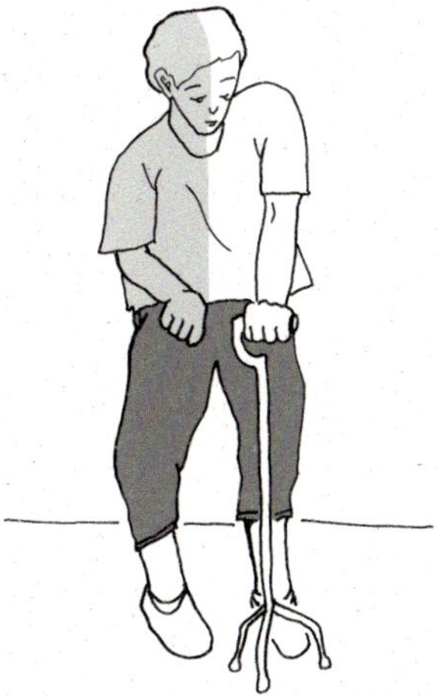

그림 6-1. 보행동안 보이는 마비쪽 팔의 연합반응

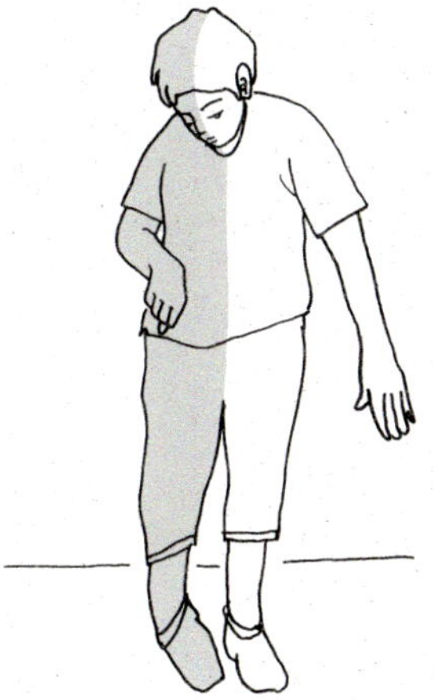

그림 6-2. 편마비 환자의 전형적인 자세

#### (3) 감각장애

감각장애는 운동조절의 감소와 비정상 협응에 기여한다. 또한 감각장애는 환자로 하여금 정상 협응패턴으로 움직이는 방법을 잊게 되며, 감각장애가 있으면 근력이 강할 때에조차 정상 움직임의 패턴이 상실될 수 있다. 움직임에 대한 감각기억의 결여 또한 부적절한 근육활동 및 순차적 움직임을 유발하여 비정상 협응패턴에 기여한다.

### 2) 신경발달치료의 원리

(1) 치료의 목표는 마비쪽의 정상 움직임을 재학습하는 것이다.
(2) 비정상 긴장이나 움직임을 증가시키는 활동을 피하며 이런 패턴을 억제하는 기술을 사용한다.
(3) 마비쪽 몸통과 사지에서 정상 움직임패턴을 촉진하는 운동과 활동을 사용한다.
(4) 마비쪽의 능동적 사용을 증가시킨다. 마비쪽 사지를 사용하도록 권장한다. 이것은 손상된 대뇌겉질의 신경가소성을 증가시키고 사용하지 않는 것이 학습되지 않도록 하는 데에 도움이 된다.
(5) 작업수행을 위해 마비쪽에 남아있는 운동조절을 사용할 수 있도록 돕는다.
(6) 작업수행을 하는데 마비쪽 팔과 다리의 조절과 근력이 부족할 경우 비정상 움직임과 비대칭 자세의 발달을 감소시키고, 마비쪽의 사용을 촉진하는 적응방법을 개발한다.
(7) 편마비 환자의 잔존능력과 유지력을 증가시키기 위해 24시간 관리가 이루어져야 한다. 중재 사이에 훈련이 필요하며 24시간 관리에 대한 환자와 보호자 교육을 해야 한다.

### 3) 신경발달치료

#### (1) 핸들링

① **핸들링**(handling)

신경발달치료는 움직임을 조직화되고 수행하는 것에 대한 감각정보를 제공하고 긴장과 움직임조절의 문제를 다루기 위해 도수기술을 사용한다. 이 기술은 비정상 긴장과 비정상 협응을 감소시키거나 예방하고, 정상 움직임을 재훈련하고, 기능적인 마비쪽 사용을 증가시키는 것을 목표로 한다. 이런 목표를 성취하기 위해 치료사의 손을 사용하는데 이것을 핸들링이라고 한다. 초기에 핸들링은 근긴장의 변화를 일으키기 위해 반사와 수동적 자세취하기 등과 같이 정적으로 사용하였지만 최근에는 비정상 긴장 및 협응을 감소시키고 정상 움직임을 재교육시키고 움직임을 활성화시키는 것과 같이 동적으로 사용된다. 핸들링을 통해 촉각, 고유수용성감각과 운동감각 정보를 제공하는데 이것은 경직과 이완에 영향을 주며, 환자의 움직임의 질을 조직화하는데 도움을 준다. 핸들링은 또한 정상 움직임을 방해하는 구축과 부분탈구의 치료에도 도움이 된다. 환자의 움직임을 조절하는데 주조절점(key point of control)으로 불리는 손의 배치를 사용한다. 몸통, 팔이음뼈와 엉덩관절의 자세와 움직임을 조절하기 위해 몸쪽 조절점(proximal key point of control)을 사용하고, 먼쪽 사지들의 자세를 조절하기 위해서는 먼쪽 조절점(distal key point of control)을 사용한다.

② **주조절점**(key point of control)

주 조절점은 인체의 정상 움직임의 조절에 있어서 자세의 긴장과 움직임 패턴에 가장 효과적으로 조절할 수 있는 특정부위를 말한다. 이 부위는 근방추(muscle spindles), 골지힘줄기관(Golgi tendon organs), 관절수용기(joint receptor) 등과 같은 감각수용기들의 밀집도가 높게 분포되어 편마비 환자의 치료과정에 비정상적인 자세와 움직임 패턴을 치료하는데 많이 사용된다.

Bobath(1990)는 주조절점을 골반과 어깨를 몸쪽 조절점(proximal key point of control), 손과 발을 먼쪽 조절점(distal key point of control)으로 구분하였으나 이후 Jennifer Brace와 Edward(1991)는 여기에 중심 조절점(central key point of control)을 추가하였다. 중심 조절점은 몸통의 자세와 정위반응에 영향을 미친다. 몸쪽 조절점은 움직임에 안정성을 제공하며, 몸통과 사지를 연결시키는 교량 역할을 하여 움직임에 앞서 선행된다. 예로 손을 앞으로 뻗는 동작에서 어깨뼈의 위쪽 돌림과 외전이 선행된다. 먼쪽 조절점은 사지의 움직임에 가장 많이 영향을 주는 부위이다. 팔과 손을 사용하기 위해 먼저 어깨의 몸쪽 조절점이 안정되어야 한다. 따라서 어깨뼈의 가동화가 필요하게 된다.

### ③ 억제기술과 촉진기술

핸들링은 억제기술과 촉진기술로 나뉠 수 있다(표 6-1). 억제기술은 경직과 비정상 움직임패턴을 감소시키기 위해 사용한다. 경직이 감소될 때까지 움직임을 재훈련하지 않기 때문에 일반적으로 치료는 억제기술로 시작한다. 경직은 뻣뻣하거나 경직성 근육의 당김을 중화시키는 패턴인 반사-억제 패턴을 사용하거나, 체중지지와 몸통돌림의 사용을 통해 단축된 근육을 늘림으로서 억제될 수 있다.

표 6-1. NDT의 핸들링 기술

| 종류 | 설 명 |
|---|---|
| 억제기술 | • 움직임을 방해하는 비정상 근긴장을 감소시킨다.<br>• 경직성 근육을 늘림으로서 몸통과 사지의 정상 배열을 회복시킨다.<br>• 활동 동안 연합반응과 원하지 않은 움직임의 발생을 방지한다.<br>• 과제수행 동안 사지의 비정상 자세를 감소시키는 방법을 교육한다. |
| 촉진기술 | • 마비쪽에 정상움직임의 감각을 제공한다.<br>• 몸통과 사지의 정상움직임을 재학습하는 시스템을 제공한다.<br>• 등척성, 편심이나 동심 수축을 위해 직접 근육을 자극한다.<br>• 압박(예, 체중지지)을 제공하는 동안 움직임을 연습하도록 한다.<br>• 마비쪽을 과제에 합병시키는 방법을 교육한다. |

근긴장이 억제를 통해 정상화 될 때, 정상 움직임패턴을 훈련하기 위해 촉진기술을 사용한다. 촉진기술은 자동적인 자세반응과 몸통조절을 활성화하고, 팔과 다리의 체중지지와 비-체중지지 움직임을 훈련하기 위해 사용하며, 또한 활동이나 작업을 수행하는데 새로운 전략들을 소개하고 연습하기 위해서도 사용한다. 촉진은 환자가 치료초기부터 정상 움직임과 협응 패턴을 실행하도록 함으로서 비정상 움직임의 학습을 최소화시킨다. 촉진 동안 치료사는 적절한 주조절점을 사용하여 환자의 움직임패턴을 보조한다. 환자가 손으로 제공하는 보조에 따르고 함께 움직일 경우 움직임의 질을 조절한다. 환자가 원하는 움직임을 배움에 따라, 촉진 없이 움직일 때까지 점차 보조의 양을 줄인다.

## (2) 치료적 활동 및 과제

치료사는 장애를 감소시키고 운동을 학습하고 연습할 기회를 제공하기 위해 치료적 활동을 사용할 수 있다. 자세조절을 증가시키거나 마비쪽 팔의 근력/협응을 향상시키기 위해 실제 과제나 과제의 일부를 사용한다.

또한 치료를 통해 향상된 움직임 조절과 긴장을 작업적 기능에 통합되도록 장려한다. 옷 입기/목욕하기 등의 자조생활이나 구르기, 이동, 휠체어밀기 등의 활동을 가르칠 때 대칭성과 양측성을 유지하고, 몸통근육을 활성화하고 마비쪽 사지를 과제에 통합하도록 가르친다. 신경발달치료는 한쪽으로 치우친 보상방법의 사용을 거부한다. 대신에 환자가 마비쪽을 사용하는 방법으로 과제들을 수행하는 것을 강조한다.

## 2 평 가

NDT 접근은 환자의 움직임조절과 기능상태, 마비쪽의 사용을 방해하는 문제와 핸들링에 대한 환자의 반응에 관한 정보를 모으기 위해 다음의 과정을 수행한다.

(1) 자세조절과 사지의 움직임 등의 남아있는 능력과 기능적 능력을 확인한다.

(2) 기능적 제한을 확인한다.

(3) 기능 수행과 움직임조절을 방해하는 문제들(비정상 긴장, 비정상 협응, 자세조절의 결여, 선택적 움직임조절의 결여, 감각의 상실이나 감각의 변화)을 결정한다.

(4) 기능적 목표와 치료 목표들을 수립한다.

(5) 핸들링에 대한 반응에 기초하여, 어디에서 치료를 시작할지를 결정한다.

초기에 관찰을 통해 자세, 움직임패턴, 마비쪽의 사용에 관한 정보와 마비쪽의 비정상 협응, 환자가 일상생활활동을 수행하는지, 보상에 의존하는지 등에 대한 정보를 수집한다. 편마비 환자에서 나타나는 비정상 자세를 알기 위해 정상 자세와 비교한다(표 6-2). 대칭성에 대한 정보는 환자의 앞, 뒤, 측면에서 마비쪽과 비마비쪽을 관찰함으로서 얻는다. 신체의 기준선을 통해 비대칭을 알아내는 것이 도움이 된다(그림 6-3). 첫 번째 기준선은 수직의 신체 중심선으로 이것을 통해 좌, 우측을 비교함으로 비대칭을 알 수 있다. 머리나 몸통이 한쪽으로 기울어져 있는지, 양측 어깨뼈의 안쪽모서리가 척추뼈에서 같은 거리에 있는지 확인한다. 두 번째 기준선은 어깨 높이의 수평선으로 한쪽 어깨가 다른 쪽 보다 더 높거나 낮은지 확인한다. 세 번째 기준선은 골반 높이의 수평선으로 한쪽 골반이 높거나 낮은지 또는 양쪽 엉덩이에 균등한 체중지지를 하는지 확인한다. 또한 편측으로 주름이 있는지 관찰한다, 이와 같은 관찰을 통해 비대칭 또는 비정상 자세를 확인하고 그 원인을 알아낸다(표 6-3).

치료사는 또한 어떻게 환자가 일상생활활동, 이동과 침상거동을 수행하는지 관찰하고, 환자가 마비쪽을 무의식적으로 사용하는지 비대칭과 무시를 나타내는 보상에 의존하는지 주의한다. 치료사는 또한 환자가 편마비측에 비정상 긴장과 협응을 나타내는지 주목한다. 이런 문제들은 치료에서 다루어진다.

표 6-2. 뇌졸중 환자에서 나타나는 비정상 앉기 자세

| 부위 | 정상적 앉은 자세 | 뇌졸중의 비정상적 앉은 자세 |
|---|---|---|
| 머리 | • 중립자세 | • 마비쪽으로 가쪽 굽힘<br>• 마비쪽으로부터 멀리 돌림 |
| 어깨 | • 대칭적 높이<br>• 골반 위에 정렬 | • 비대칭적인 높이<br>• 마비쪽 어깨의 뒤당김 |
| 어깨뼈 | | • 어깨뼈의 아래쪽 돌림<br>• 익상어깨뼈를 보임 |
| 몸통 | • 후면 촬영으로부터 직립<br>• 적절한 외측 곡선<br>• 가쪽몸통근육길이가 양족이 같다. | • 후면 촬영으로부터 구부러져 있다.<br>• 흉추의 후만(thoracic kyphosis)<br>• 한쪽 가쪽몸통근육이 짧아져 있고, 반대쪽은 신장되어 있다. |
| 팔 | • 자세를 유지하기 위해 사용하지 않는다.<br>• 이완되어 있다. | • 자세를 유지하기 위해 비마비쪽 팔을 사용<br>• 마비쪽 팔의 근긴장이 증가되거나 감소되어 있다. |
| 골반 | • 양측 궁둥뼈결절에 대칭적인 체중지지<br>• 중립이나 약간의 앞쪽 골반 기울임 (anterior pelvic tilt) | • 비대칭적인 체중지지<br>• 뒤쪽 골반 기울임 상태<br>• 한 쪽 엉덩이가 뒤쪽돌림(뒤당김) |
| 다리 | • 엉덩관절 90도<br>• 엉덩관절은 중립자세로 유지한다.<br>• 발이 무릎 밑에 위치한다.<br>• 발이 바닥에 편평하게 있고 체중지지를 한다. | • 엉덩관절이 폄 삼태<br>• 엉덩관절이 모음되거나 가쪽돌림 됨<br>• 발이 무릎 앞에 위치한다.<br>• 발이 바닥에 편평하게 있지 않고, 체중지지를 하지 못한다. |

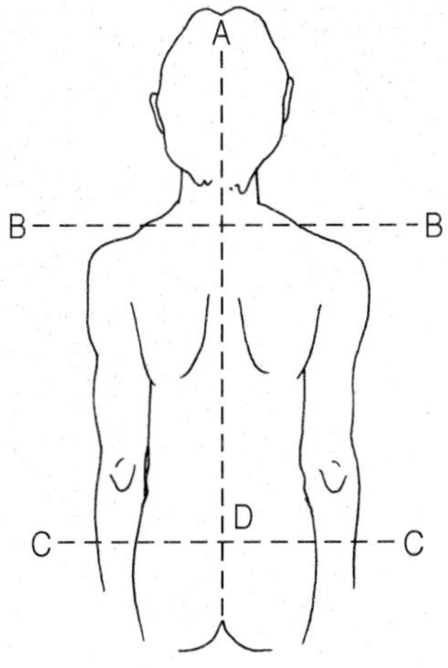


그림 6-3. 자세를 관찰할 때 사용하는 신체 기준선

표 6-3. 편바비 환자에게 보이는 비정상 자세와 원인

| 비정상 자세 | | 원 인 |
|---|---|---|
| 머리 | 마비쪽으로 가쪽 굽힘 | • 위 등세모근의 단축<br>• 나쁜 머리정위(poor head righting)<br>• 중간선 방위 결손(midline orientation deficit) |
| 어깨 | 마비쪽 어깨가 낮음 | • 마비쪽으로 가쪽 굽힘과 함께 약한 몸통<br>• 팔이 가쪽으로 매달린 상태로 팔이음뼈의 낮은 긴장<br>• 어깨뼈의 아래쪽 돌림과 내림 근육의 긴장의 증가 |
| | 비마비쪽 어깨가 높음 | • 나쁜 앉은 자세 균형이나 몸통조절,<br>• 두려움으로 인해 강한 쪽으로 지지(holding) |
| 어깨뼈 | 어깨뼈의 아래쪽 돌림 | • 어깨뼈의 아래쪽 돌림근(마름근, 어깨올림근, 넓은등근)의 긴장 증가<br>• 어깨뼈 안정근의 긴장감소가 어깨뼈의 아래쪽돌림이 되도록 함 |
| | 익상어깨뼈 | • 앞톱니근의 약화<br>• 어깨뼈를 당겨 익상어깨뼈가 되도록 하는 어깨밑근의 긴장 증가 |
| 몸통 | 마비쪽의 편측 주름 | • 몸통의 가쪽 굽힘은 골반의 뒤당김과 올림과 함께 어깨뼈의 뒤당김과 내림 상태로 긴장의 증가(마비쪽의 단축의 원인이 됨)<br>• 배근(abdominal)의 약화 |

움직임에 대한 평가는 중요하다. 치료사는 환자가 움직일 때 마비쪽에서 어떤 움직임이 나타나는지 관찰한다. 환자는 보상적 움직임을 사용하여 연합반응이나 비정상 시너지

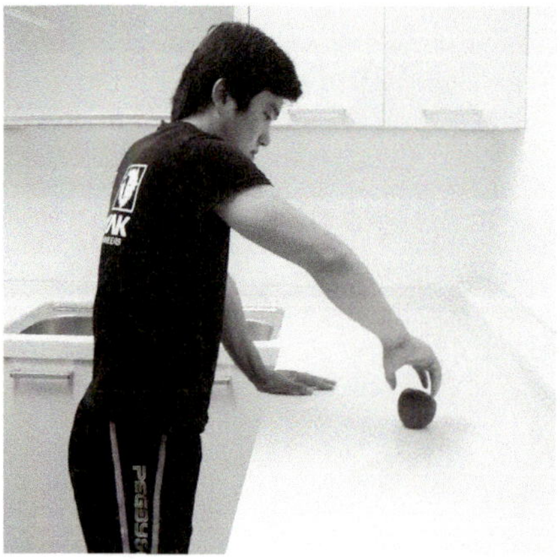

그림 6-4. 비정상적 움직임패턴으로 앞쪽 팔뻗기

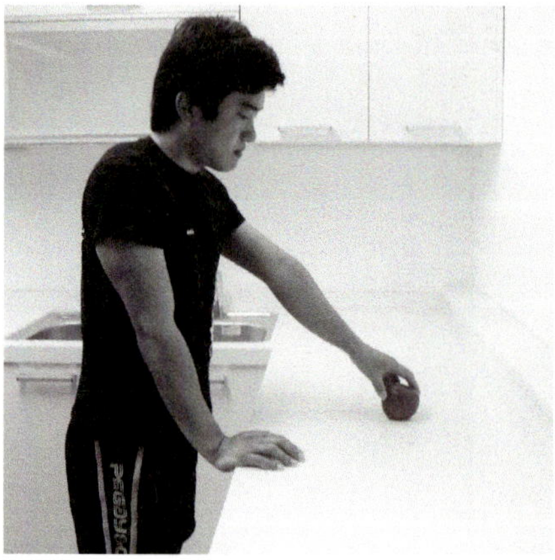

그림 6-5. 정상 움직임패턴으로 앞쪽 팔뻗기

패턴의 움직임을 보일 수 있다. 환자의 움직임패턴을 정상패턴과 비교함으로써 치료사는 정상 움직임을 방해하는 문제 부위들을 알 수 있다. 예로 편마비 환자가 테이블 위에 있는 과일을 잡기 위해 팔을 뻗을 때 어깨가 올림되고 뒤당김되며, 팔꿉관절은 굽힘된 자세를 보이고, 아래팔은 부분적으로 엎침되며 손목과 손가락들은 굽힘된다. 몸통은 앞으로 굽힘된 자세를 보인다(그림 6-4). 이에 비해 정상 움직임패턴은 어깨뼈의 내밈, 아래팔의 엎침과 함께 팔꿈치의 선택적 폄, 손목의 폄과 손가락의 굽힘을 보이고, 몸통은 안정되어 있다(그림 6-5). 효과적인 평가를 위해 치료사는 비정상적 움직임과 비교하여 정상 움직임의 요소들을 잘 알고 있어야 한다.

움직임패턴 뿐만 아니라 움직여지는 것에 대한 환자의 반응을 평가하는 것도 중요하다. 이것을 위해 핸들링이 사용된다. 핸들링을 통해 치료사는 마비쪽에서 보이는 정상 움직임패턴과 환자의 움직임 문제와 기능 제한에 기여하는 비정상패턴들을 알고 또한 감각입력에 대한 환자의 반응을 결정할 수 있다. 핸들링에 의해 평가될 움직임패턴들을 선택하기 위해 관찰에서 얻은 환자의 균형과 무의식적인 움직임과 환자의 치료목표에 대한 정보를 이용한다. 치료사는 앉은 상태의 환자의 몸통움직임, 평형반응과 보호반응을 통해 자세조절을 검사한다. 또한 사지의 몸쪽과 먼쪽 부위를 잡고 움직이는 것에 의해 그 사지의 선택적 움직임 조절을 검사한다.

핸들링은 환자의 움직임의 힘과 질, 감각입력에 대한 반응과 근긴장에 대한 정보를 제공한다. 마비쪽 상지에 움직임 조절능력이 있을 경우 환자는 상지가 움직여 질 때 그 움직임을 능동적으로 보조하게 된다. 그 결과 움직임은 힘이 들지 않고 매끄럽게 이루어진다. 움직임을 잠시 멈추고 환자를 잡고 있던 손의 지지를 줄이며 마비쪽 상지의 자세가 일시적으로 유지되는데 이것을 플레이싱 반응이라고 한다(그림 6-6). 근긴장이 정상이고 근력이 충분히 강할 때 플레이싱이 가능하지만 마비쪽의 근긴장이 너무 높거나 낮을 때에는 플레이싱이 불가능하다. 사지가 수동적으로 움직여지는 것에 대해 저항이 전혀 없으며 무겁게 느껴질 경우 이완이나 비정상적인 저긴장을 나타낸다. 반대로 수동적으로 움직여지는 것에 대해 뻣뻣하고 저항이 느껴질 경우에는 경직을 나타낸다. 정상의 팔은 유연하고 가볍게 느껴지고 유도된 움직임을 쉽게 따른다.

치료사는 평가를 통해 얻어진 근긴장과 움직임 조절에 관한 정보를 이용하여 치료목표를 수립한다. 다음에 치료사는 어떠한 치료를 해야 할 지 결정한다. Berta Bobath에 의하면, “모든 평가는 치료이며 모든 치료는 평가이다.”

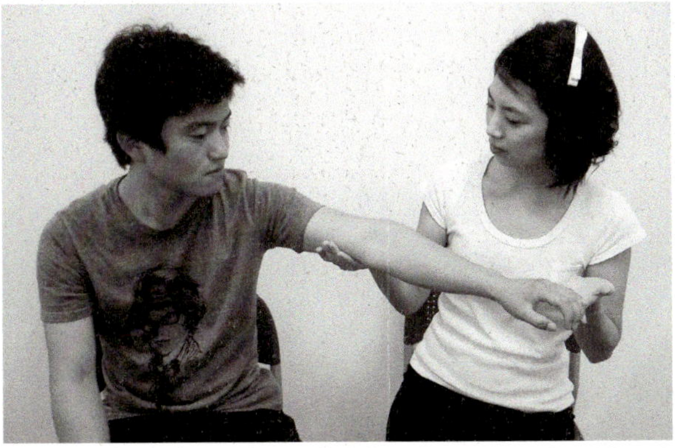

그림 6-6. 마비쪽 팔의 조절을 평가하기 위해 플레이싱을 사용

## 3 치 료

NDT 접근의 주된 목표는 정상 움직임패턴들을 재학습하는 것이다. 사용되는 방법들은 몸의 양측 모두의 사용을 촉진하면서 사람을 전체로서 치료하려고 노력된다. NDT 접근은 간호사, 치료사(작업, 물리, 언어치료), 가족 모두가 환자의 관리를 위해 같은 접근을

사용할 때 가장 효과적이다.

## 1) 올바른 자세 취하기

올바른 자세 취하기는 뇌졸중 후 초기에 수행되며 환자의 예후에 커다란 영향을 주기 때문에 중요하다. 침대는 편평해야 한다.

### (1) 바로 누운 자세

바로 누울 때는 어깨와 골반부위의 뒤당김을 방지하기 위해 마비쪽 어깨나 골반 밑에 낮은 베개나 수건, 또는 모래주머니들로 지지해 준다. 마비쪽 팔은 팔꿈치가 펴되고, 어깨와 아래팔이 중립위치로 놓여지고, 손과 손목은 굽힘되지 않도록 한다(그림 6-7). 이것을 위해 필요할 경우 팔 아래 큰 베개를 놓아 지지할 수 있다. 발목 뒤꿈치의 단축을

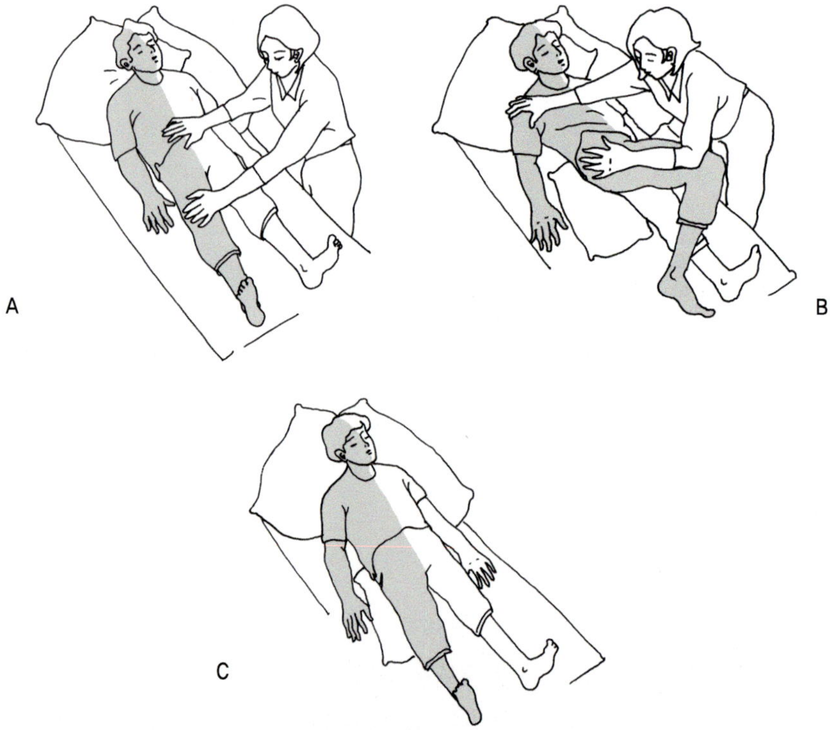


그림 6-7. 올바른 바로 누운 자세취하기

방지하기 위해 여러 도구를 사용하기도 한다. 이때 가급적 자연스러운 자세를 만들어 준다. 너무 인위적으로 만든 자세는 오히려 불편함을 초래하며, 오랫동안 그 자세를 유지하기가 힘들다.

### (2) 옆으로 누운 자세

마비쪽이 위에 위치하는 자세와 밑에 위치하는 자세가 있다. 환자를 마비쪽으로 돌아눕게 하는 것이 침대에서의 단순한 치료동작에 유용하다. 목 아래에 베개를 놓아 마비쪽이 가쪽 굽힘되는 것을 방지할 수 있으며 허리 주위에 베개를 놓아 지지할 수 있다. 마비쪽 어깨를 약간 내밈시키고 팔꿈치는 편 상태로 적절한 각도로 위치시킨다(그림 6-8).

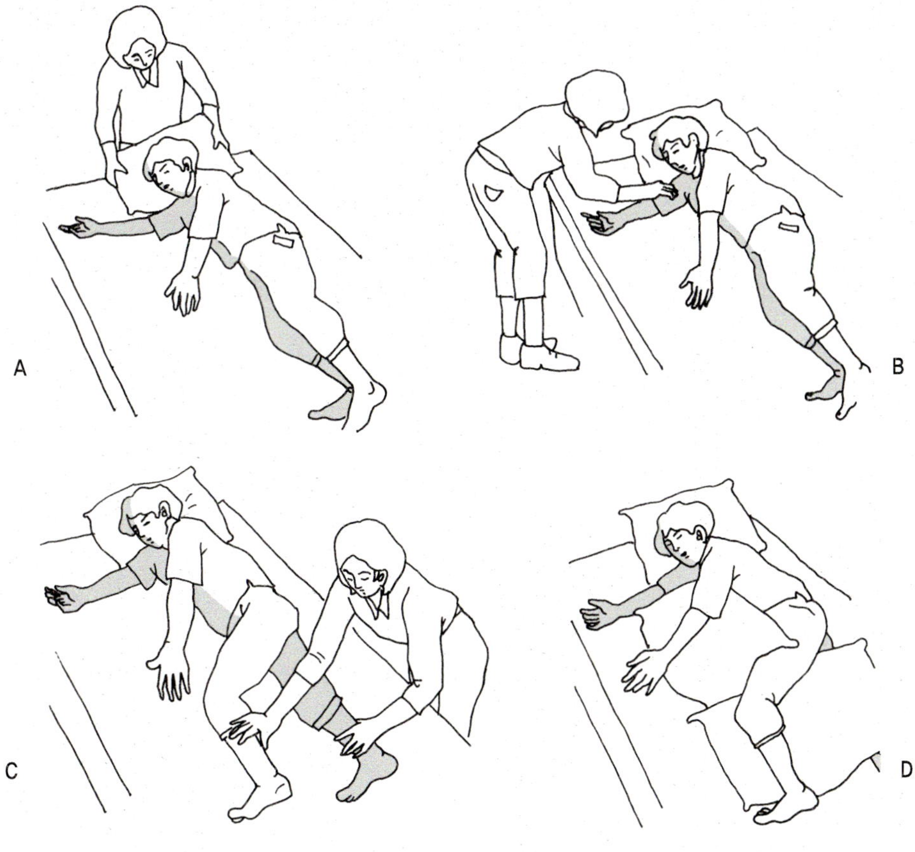


그림 6-8. 올바른 옆으로 누운 자세취하기

### (3) 앉은 자세

우선적으로 골반의 중립자세를 취해야 한다. 편마비 환자는 뒤쪽골반기울임(posterior pelvic tilt) 자세를 보이는데 이런 자세는 비정상적 자세를 이끌어 엉덩관절의 폄을 증가시키며, 가끔 하지의 폄근시너지를 수반하기도 한다. 그리고 상부 흉추가 구부정한 자세(round back)가 되어 목의 폄을 이끌게 된다. 이런 자세는 삼킴 작용에 나쁜 영향을 미친다. 또한 어깨뼈와 위팔뼈의 정상 배열을 방해하며, 상지의 굽힘근시너지를 조장한다. 앉기 자세에서 골반, 어깨, 머리 자세의 올바른 정렬은 골반을 앞으로 하여 중립위치를 취하게 하여 취득된다.

앉기를 위해 모든 의자의 좌석은 수평을 유지하고 등받이도 올바른 각도를 유지한다(그림 6-9). 좌석의 높이와 깊이는 환자의 키에 따라 적절하게 조절한다. 환자의 넓적다리가 짧은 경우에는 의자 뒤에 딱딱한 등받이를 끼워주어 좌석깊이를 조절하며, 아래다리가 짧아 발이 바닥에 닿지 않을 경우에는 받침대를 대어 주어 조절한다. 휠체어의 경우에는 발판의 높이를 조절한다. 환자의 골반을 적절히 앞쪽 기울임(anterior tilt, 전방경사)되게 하고, 엉덩관절이 효과적으로 굽힘되게 한다. 엉덩관절과 무릎관절, 발목은 다리가 폄되지 않게 적당한 각도를 유지한다. 엉덩이는 가능한 좌석 뒤 중심부위에 앉게 하며 체중은 양쪽에 고루 배분되게 한다. 몸의 축이 왜곡되지 않게 유지하며 특히 어깨뼈가 뒤당김되지 않도록 한다. 보통 편마비 환자들이 앉을 때 마비쪽 다리가 벌어지게 되는데 이것은 발이 안쪽번짐되게 한다. 따라서 이에 대한 주의가 필요하다. 팔은 가능한 탁자 위에 올려놓도록 하며 환자의 시야 안에 위치하도록 한다. 이것은 마비쪽 부위에 대한 지각 및 몸의 대칭성을 주기 위해 중요하다. 팔의 무게, 몸통의 굽힘근시너지, 팔이음뼈의 내림에 의해 몸통의 단축이 일어난다. 몸통과 팔이음뼈에서의 대칭성을 위해서 팔이 당겨지는 힘을 제거하여야 하는데 이것은 테이블에 팔을 올려놓음으로서 가능하다. 또한 마비쪽 어깨가 부분탈구가 되지 않도록 팔의 위치를 고려한다. 환자가 휠체어에 있는 경우 lapboard나 베게들로 마비측 팔을 지지한다. lapboard나 베게들의 크기는 팔 전체를 올려놓을 수 있을 만큼 커야 한다. 충분히 크기 않을 경우 손목이 아래로 떨어져 굽힘될 수 있다.

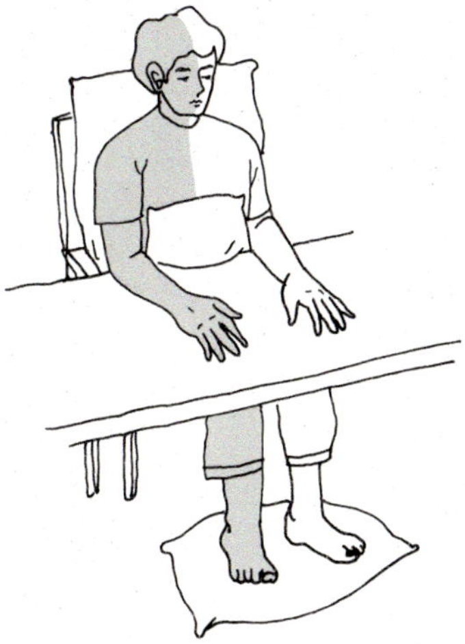

그림 6-9. 올바른 앉은 자세 취하기

### 2) 앉은 자세의 조절

골반의 중립자세를 촉진하는 것 외에, 엉덩관절의 폄근의 긴장을 억제시키고 앉은 자세에서 평형을 증진시키기 위해 모든 방향으로 체중이동 동작을 연습시킨다. 처음에는 몸을 앞으로 숙이는 훈련을 시킨다, 치료사는 마비쪽에 위치하여 환자의 몸을 앞으로 이끈다. 이때 환자의 양 발을 바닥에 편평하게 놓아야 한다. 다음에 체중을 좌우로 이동시키고, 이후 대각선 방향으로 체중을 이동시키는 훈련을 한다. 몸통의 돌림 동작도 훈련한다. 몸통의 돌림은 균형을 유지하는데 중요하며 사지의 사용에 커다란 영향을 준다.

치료사는 환자가 자신의 신발을 향해 손을 뻗도록 하며 도움을 제공한다. 이 자세는 하지의 폄근시너지를 억제하고, 양쪽 하지에 고르게 체중지지가 되도록 촉진하고, 중력이 마비쪽 어깨뼈를 내밈되도록 돕는다, 사물을 다양한 위치에 놓고 물건을 잡으려 손 뻗는 것을 통해 체중이동을 연습한다. 과제의 위치에 따라 팔 뻗기 동안 골반과 몸통의 자세조절과 체중이동이 달라진다.

### 3) 마비쪽 팔의 치료

편마비 환자의 마비쪽 팔의 치료는 경직이나 비정상 긴장, 통증, 부분탈구, 움직임조절의 결여 등의 장애를 다루며, 이것들의 치료를 위해 억제기술과 촉진기술을 사용한다. 경직을 억제하는 치료는 일반적으로 정상 움직임을 촉진하기 전에 먼저 선행된다. 그러나 체중지지와 같은 기술은 억제와 촉진 모두를 위해 사용할 수 있어서 억제와 촉진 사이의 경계가 불분명하다. 촉진과 억제기술에 대한 치료시간의 비중은 환자의 문제와 치료 목표에 따라 다르지만 두 기술들 모두 매 치료시간마다 사용한다.

### (1) 억제(Inhibition)

경직이 있는 상태에서는 정상 움직임이 이루지기 힘들기 때문에, 억제는 움직임을 재학습하는데 중요하다. 차료사는 경직이 있는 환자에게 근긴장을 감소시키고, 단축된 근육들의 정상 휴식 길이를 회복하고, 과도한 근수축을 중단시키기 위해 억제기술을 사용한다. Karel Bobath와 Berta Bobath에 의하면 긴장을 억제시키는 것은 긴장을 정상화하는 과정이다. 경직이 감소되면 환자는 치료사에 의해 유도된 움직임을 쉽게 따르게 된다. 편바비 환자의 마비쪽 팔을 치료하는데 사용되는 억제기술에는 반사억제패턴(reflex inhibiting patterns : RIPs), 어깨뼈가동화, 몸통돌림, 체중지지 등이 있다. 최근에 경직의 치료는 억제기술의 사용뿐 아니라 팔이 억제된 상태에서 일상생활활동과의 연관성을 중요시하고 있다.

반사억제패턴은 경직에 의해 유발되는 자세나 움직임패턴과 정반대되는 패턴으로 이루어진다. 편바비 환자의 마비쪽 팔은 어깨 올림근, 안쪽돌림근, 팔꿈치와 손목과 손가락들의 굽힘근들의 경직이 현저하기 때문에 이들 근육의 과긴장은 팔이음뼈의 내림, 어깨의 가쪽돌림, 팔꿈치와 손목의 폄, 손 펴기 자세를 취하는 것에 의해 억제된다. 경직성 근육들이 늘림에 저항하기 때문에 핸들링을 사용하여 마비쪽 팔을 점차적으로 늘리며 완전한 반사억제패턴으로 가져간다. 환자가 앉은 자세에서 치료사는 몸쪽과 먼쪽 조절점(proximal & distal key points of control)을 사용하며 양손을 마비쪽 팔에 놓는다. 초기에 환자는 어깨가 모음되고 팔꿈치와 손목과 손가락이 굽힘되어 있을 것이다. 처음에 팔꿈치는 굴곡된 상태로 두고 먼저 위팔의 모음을 교정한다. 위팔을 돌림의 중립위치로 하고 몸통의 옆에 둔 상태에서 아래팔의 맨 위 부위에 압박을 가하면서 점차 팔꿈치를 편다. 아래팔이 뒤침되어 있으면 먼저 엎침시킨다. 위팔두갈래근의 긴장이 감소되면 치료사의 손을 아래팔 위 부위에서 손목과 손으로 옮긴다. 다음에 손가락이 굽힘된 상태로 놔두고 손목을 편다. 처음에는 중립위치까지 편다. 손목 굽힘근의 긴장이 감소하면 손목의

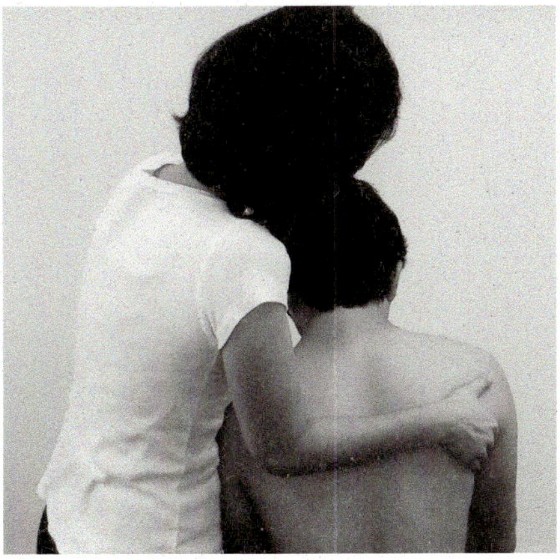

그림 6-10. 어깨가동화기술

중립위치를 유지하고 손가락들을 편다. 다음에 팔꿈치가 폄된 자세를 유지하고 체중지지를 하거나 움직임을 유도하는 치료로 나아간다.

어깨뼈가동화는 편마비 환자의 팔 치료에서 중요하다. 팔의 비정상적 자세 및 운동 패턴을 억제하기 위해 어깨뼈를 앞쪽과 위쪽으로 위쪽 돌림으로 움직인다. 어깨뼈가 앞으로 내밈되면 처음 자세로 돌아가기 전에 수초 동안 그 자세에서 유지한다. 어깨뼈가 뒤당김되게 팔에 힘을 가해서는 안 된다. 다른 운동도 같은 방법으로 한다. 치료사의 한 손은 어깨관절의 아래부위를 지지하기 위해 환자의 겨드랑이 아래에 놓고 다른 손은 어깨뼈에 놓는다. 치료사는 상부몸통의 자세를 교정하고 어깨뼈를 상방으로 회전시키기 위해 위에서 설명한 바와 같이 손 배치를 이용한다. 또 다른 방범으로 한 손으로 흉곽을 잡고 고정하고 다른 손으로 겨드랑이 부위에서 팔과 어깨뼈의 안쪽모서리를 잡고 가동운동을 수행한다(그림 6-10). 운동은 느린 속도로 실시하며 갑작스런 동작은 피한다. 이 과정을 통해 근육 긴장이 변화되는 것을 알 수 있다. 환자의 능력범위 내에서 천천히 동작을 수행한다.

몸통돌림이나 상지와 하지를 분리시키는 것(dissociation)은 긴장을 정상화시키고, 상지와 하지 전반에 걸쳐 정상적 운동을 촉진시키는 또 다른 방법이다. 편마비 환자는 자주 나무토막 같은 패턴으로 움직인다. 정상적 운동을 촉진시키기 위해 몸통 돌림을 촉진시키는 활동을 설정한다. 이것은 몸통 근육을 활성화시키며 몸통의 안정성을 돕는다. 몸통의 안정성 없이는 상지를 효과적으로 사용할 수가 없다. 기능적 활동 동안에 몸통돌림 동작을 촉진시키는 것이 효과적이다. 앉은 자세나 선 자세에서 몸통 돌림을 촉진시킬 때 작업의 높이의 변화를 줄 수 있다(그림 6-11).

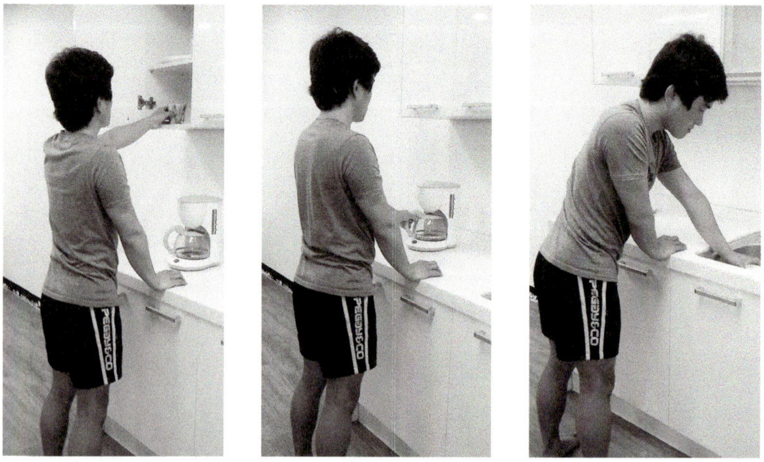

A B C

그림 6-11. 각 높이에서의 몸통돌림 동작

A 높은 높이, B. counter 높이, C. 낮은 높이

체중지지 기술은 억제와 촉진 모두를 위해 사용할 수 있다. 편마비쪽 팔의 체중지지는 긴장을 정상화시키는 효과적인 방법이다. 앉은 자세나 선 자세에서 상지를 통한 체중지지는 상지 전반에 걸친 긴장을 정상화시키는데 도움을 준다. 이것은 상지에 굽힘근시너지를 보이는 환자에게 가장 효과적이다. 기능적인 일상생활 작업으로 환자를 치료하기 전이나 또는 치료하는 동안 제중지지 자세로 이끌어야 한다. 상지를 통해 체중지지를 하기 전에, 치료사는 준비과정으로 어깨뼈가동화를 통해 어깨뼈를 내밈을 유지한다. 그 후에 환자의 손을 매트 위에 엉덩이로부터 벌려서 놓는다. 만약 손이 엉덩이 바로 옆에 놓이면 손목이 과도하게 펌 될 수 있다. 팔꿈치는 폄 된 상태로 위팔뼈는 가쪽돌림 되어야 한다(그림 6-12). 환자가 마비쪽으로 체중을 이동시키면서 위팔이 안쪽돌림되지 않게하고 팔꿈치가 접히지 않도록 주의해야 한다. 만약 환자가 통증을 호소하면 체중지지를 하지 않는다.

급성기의 뇌졸중 환자들은 경직보다는 저긴장과 근력약화를 보인다. 이런 환자들에게 억제기술은 팔의 근육길이와 정상관절기전을 유지하고, 경직과 비정상 협응의 발달을 방지하기 위해 사용된다. 치료사는 이완된 상태의 마비쪽 팔에서 굽힘근시너지의 발달을 방지하기 위해 환자의 팔을 어깨의 벌림과 가쪽돌림, 팔꿈치의 폄 상태로 움직여 근육길

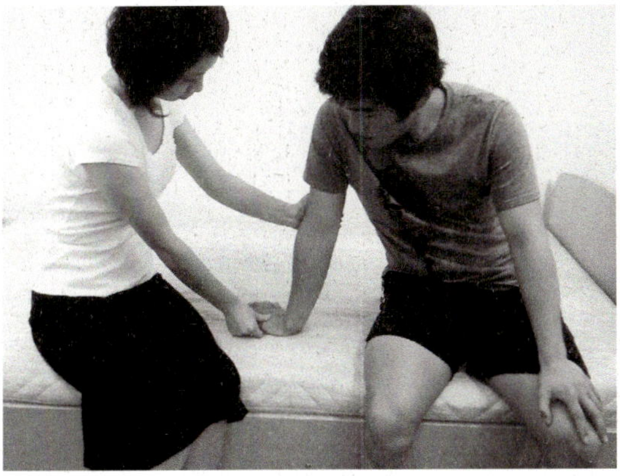

그림 6-12. 마비측에 체중지지하는 올바른 자세

이가 유지되는 패턴으로 위치하게 한다. 마비쪽 팔에 경직이 거의 없을 경우, 수동적으로 팔을 펴는데 저항이 나타나지 않는다. 그래서 치료사는 손목이나 손을 운동시킬 때 과도하게 신장하지 않도록 주의해야 한다. 마비쪽 손의 손가락의 손허리손가락 관절이나 엄지를 당겨서 과도하게 펴는 것을 피해야 한다. 손바닥을 편평하게 하거나 손목을 과도한 폄 자세를 취하는 것을 피한다.

저긴장이나 이완 상태의 환자에서 올바른 자세취하기는 경직의 발달을 방지할 수 있다. 치료사는 굽힘근시너지의 발달을 방지하고 근육길이가 유지되는 패턴으로 위치시킨다. 앞에서 설명한 대로 팔을 올바른 자세취하기로 위치시킨다. 자세취하기 기술들은 마비쪽 팔의 운동조절 능력이 좋아짐에 따라 점차적으로 덜 사용하게 된다.

### (2) 촉진(facilitation)

치료사는 선택적 팔 움직임을 재교육하고, 환자에게 체중지지를 위해 팔을 사용하도록 가르치고, 손의 숙련된 사용을 증진시키기 위해 촉진을 사용한다.

#### ① 촉진을 위한 체중-지지

체중지지는 근육 길이를 유지하고, 긴장을 정상화시키고, 몸통과 팔 근육들의 활동을 증가시키기 위해 사용된다. 신경발달치료에서, 체중지지는 동적 과정이다. 환자는 마비쪽 팔로 정적으로 지지하는 것보다는 손바닥이 바닥에 고정된 마비쪽 팔에 체중을 이동시킴으로서 몸통근육을 활성화시킨다. 이런 몸통의 움직임은 팔과 손의 근육의 길이를 변화시키고 수축을 유발한다. 마비쪽 팔을 사용하여 체중지지를 하는 것은 소근육운동조절(fine motor control)을 필요로 하지 않기 때문에 운동조절이 결여되거나 약화가 심한 환자도 배울 수 있다. 마비쪽 팔로 체중을 지지한 상태에서 비마비쪽 손으로 물건을 옮기거나 게임을 하는 것과 같이 마비쪽 팔을 기능적 과제에서 사용할 수 있다(그림 6-13). 탁자 위에 아래팔을 놓은 상태로 마비쪽 팔꿈치에 체중을 지지하는 것은 손목관절의 조절뿐 아니라 몸통, 팔이음뼈, 팔꿈치와 손목관절의 조절을 필요로 하지 않기 때문에 팔꿈치를 편 상태에서 체중지지를 하는 것 보다 쉽다. 이것은 식사하기, 독서하기, 글씨쓰기와 같이 탁자에서 수행되는 활동을 위해 필요하다(그림 6-14). 마비쪽 팔의 운동조절이 향상되면 마비쪽 팔로 체중을 지지하고 침상에서 일어나 앉는 훈련을 할 수 있다(그림 6-15).

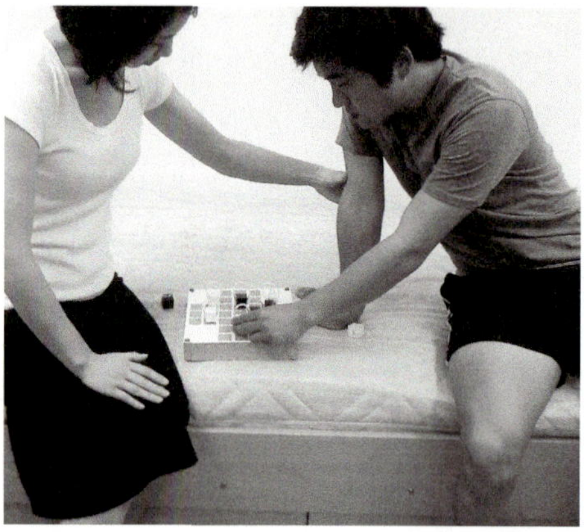

그림 6-13. 마비쪽 팔로 체중을 지지하고 비마비 팔로 작업을 하고 있다.

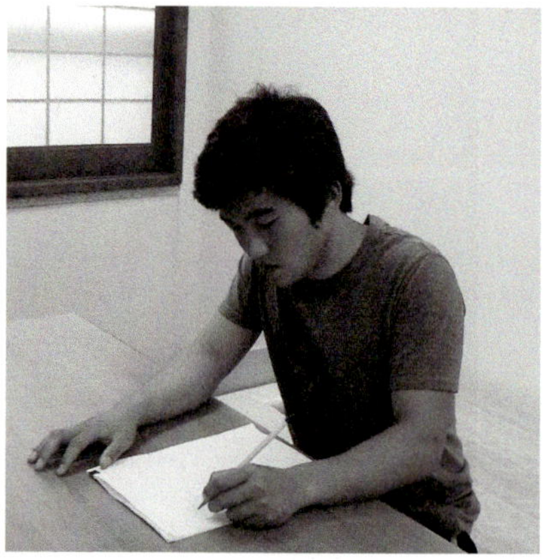

그림 6-14. 마비쪽 팔로 체중을 지지한 상태에서 글씨쓰기

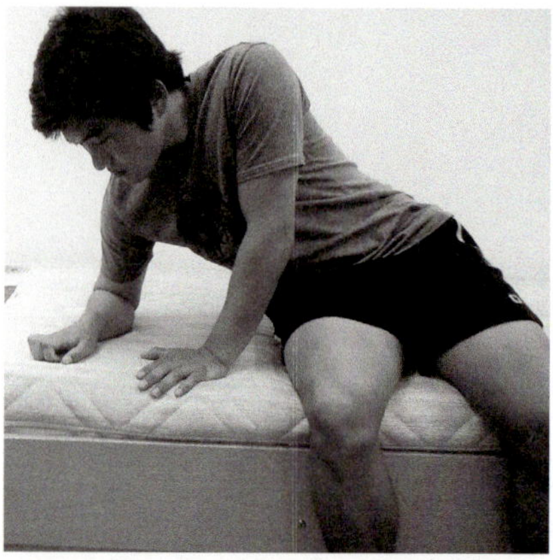

그림 6-15. 환자는 마비측 팔로 지지하고 일어나 앉기를 연습하고 있다.

### ② 팔 움직임의 촉진

팔 움직임의 촉진을 위해 정상 움직임의 감각을 제공하고, 정상 움직임패턴의 순서를 가르치고, 정상 움직임을 재교육한다. 촉진은 능동-보조운동 또는 움직임을 유도하는 기술이다. 치료사는 팔의 정상배열을 유지하고 몸쪽과 먼쪽 조절점(proximal & distal key points of control)을 사용하여 마비쪽 팔을 움직일 때 가볍게 잡고 움직임을 유도한다. 이런 핸들링은 정상 움직임의 순서에 대한 감각정보를 제공한다. 치료사는 환자의 반응에 주의하면서 느리게 움직임을 유도하며, 환자가 능동적으로 보조할 때 까지 반복한다. 환자의 반응에 대해 말로 피드백을 제공하며, 그에게 할 수 있으면 유도되는 움직임을 보조하여 같이 움직이도록 요청한다. 환자가 움직임에 참여하면서 치료사는 움직임에 대한 보조를 점차적으로 줄인다. 보조를 줄이는 것은 핸들링에 대한 환자의 반응에 따라 결정한다. 이런 촉진의 능동-보조적 특성은 환자가 움직이려 하는 과도한 노력을 감소시킨다. 치료사는 환자가 팔을 움직일 때 굽힘근시너지를 사용하지 않도록 펴된 팔의 움직임을 촉진한다. 팔을 기능적으로 사용하기 위해, 환자는 어깨와 팔꿈치의 다양한 움직임 조합을 시도해야 한다. 이것을 위해 치료사는 환자가 팔꿈치의 굽힘과 폄을 촉진한다. 따라서 환자는 집단굽힘패턴에서 벗어난 팔꿈치의 움직임 조절을 획득하게 된다. 다음에 활동이나 운동과제를 통해 팔의 움직임을 연습하게 한다.

환자가 마비쪽 팔을 움직일 때 위팔뼈머리가 관절오목 내에 위치하지 않거나 정상적인 어깨위팔리듬이 유지되지 않을 경우 어깨통증이 유발된다. 따라서 정상적인 어깨위팔리듬을 회복시키는 것이 필요하다(표 6-4). 치료사는 어깨의 통증이나 손상을 피하기 위해

표 6-4. 정상적인 어깨의 관절기전을 회복시키는 방법

1. 한 손은 환자의 겨드랑이 아래에 두어 어깨관절의 아래부위를 지지하고 다른 손은 어깨뼈에 두고 어깨뼈를 위쪽 돌림시킨다.
2. 상부 몸통의 자세를 교정하여 척추, 흉곽, 골반의 대칭성을 회복시킨다.
3. 교정된 어깨뼈의 자세를 유지하면서 겨드랑이 아래에 두었던 손을 옮겨서 위팔뼈를 잡고 부드럽게 들어 올려 위팔뼈머리가 관절오목 안에 위치하게 한다.
4. 위팔뼈가 약간 가쪽돌림 된 상태에서 어깨뼈가 흉곽에 대해 위쪽돌림되면서 정상 어깨위팔리듬에 따라 움직인다.
5. 치료사는 마비쪽 팔을 60도 이상 앞이나 옆으로 움직이기 전에 어깨뼈가 흉곽에 대해 돌림되는지 체크한다.
6. 만약 어깨뼈의 돌림이 일어나지 않으면, 어깨 운동을 시작하기 전에 먼저 어깨뼈의 가동성을 획득해야 한다.
7. 팔의 움직임 동안 항상 정상 어깨위팔리듬을 유지한다.

위팔뼈머리가 관절오목에 바르게 위치되게 한다.

환자가 움직임을 연습할 때 느리고 조절된 움직임을 촉진한다. 환자가 너무 빨리 움직일 경우 그의 속도를 늦추게 한다. 그가 마비쪽측 상지를 기능적으로 사용하거나 자세를 바꾸거나 홈 운동프로그램을 수행하든지 간에, 빠른 동작은 긴장을 증가시키며 연합반응을 일으켜 상지의 굽힘근시너지를 유발한다. 따라서 환자는 천천히 그리고 조절된 움직임을 수행하는 것을 배워야 한다. 또 다른 촉진으로 환자의 수행에 따라 알맞은 되먹임을 주어야 한다. 환자가 어떤 것을 잘 수행하고 있다면 그것에 대해 말해주어야 한다. 그렇지 않으면 보상적 동작과 올바른 동작을 구별하는 것을 배울 수 없게 된다.

### ③ 누운 자세에서 팔 치료

침상에 바로 누운 자세는 자세조절의 결여와 약화가 있는 환자가 팔을 조절하기 쉬운 자세이다. 팔의 몸쪽과 먼쪽 조절점을 사용하여 팔의 움직임을 촉진한다. 치료사는 팔을 60° 이상 어깨 굽힘을 시키기 전에 어깨뼈가 돌림되게 하고 팔의 자세를 교정한다. 만약 경직이 어깨뼈의 움직임을 방해하면, 팔을 움직이기 전에 어깨뼈가동화를 통해 정상관절기전을 회복시킨다.

치료사는 마비쪽 팔이 저항이나 통증 없이 움직여지면, 근육의 활성을 증진시키기 위해 촉진한다. 팔을 작은 범위 내에서 느리게 움직이면서, 환자의 반응에 주의한다. 환자가 움직임을 따르거나 보조한다고 느끼면, 그에게 팔의 자세를 유지하라고 요청한다. 이

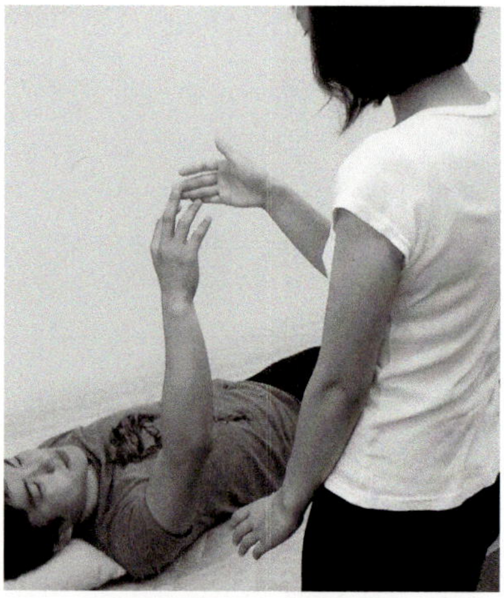

그림 6-16. 마비쪽 팔을 위한 place and hold

기술은 "place and hold"라고 한다. Place and hold는 환자가 어깨와 팔꿈치가 다양한 자세로 있는 상태에서 연습된다(그림 6-16). 그 다음 팔의 자세가 무너지지 않는 범위에서 작은 움직임을 시도하도록 요청한다. 환자가 스스로 자세를 유지하고 움직일 수 있으면 점차 핸들링을 줄여나간다.

**④ 기립자세에서의 팔 치료**

마비쪽 팔에 심한 근육 약화가 있고, 어깨뼈가 몸통에 대해 아래쪽 돌림되고, 몸통조절의 결여가 있을 경우 어깨관절의 하방 부분탈구(inferior subluxation)가 나타날 수 있다(그림 6-17). 부분탈구를 보이는 어깨를 치료하기 위해서 어깨뼈의 가동화운동, 체중지지, 침상이나 앉은 자세에서의 올바른 자세취하기가 포함되어야 한다. 어깨의 부분탈구에 슬링(sling)의 사용은 아직 논란이 되고 있다.

치료사는 팔의 움직임을 시도하기 전에 먼저 어깨관절의 부분탈구를 교정시키고(그림 6-18), 팔이음뼈의 정상 관절기전을 회복시켜야 한다(표 6-4). 그리고 몸통 자세를 교정하여 척추, 흉곽, 골반의 대칭성을 회복시킨다. 부분탈구를 교정하기 위해, 어깨뼈를 약간 위쪽 돌림되도록 움직이고 팔을 들어 위팔뼈머리가 관절오목 안에 놓는 것이 요구된다. 다음에 위팔뼈를 가쪽돌림시켜서 팔이 몸통에 자연스럽게 달려있도록 한다. 이런 치료과정이 바르게 진행되면 부분탈구는 제거되고 팔이음뼈는 정상적인 모양으로 되돌아온다.

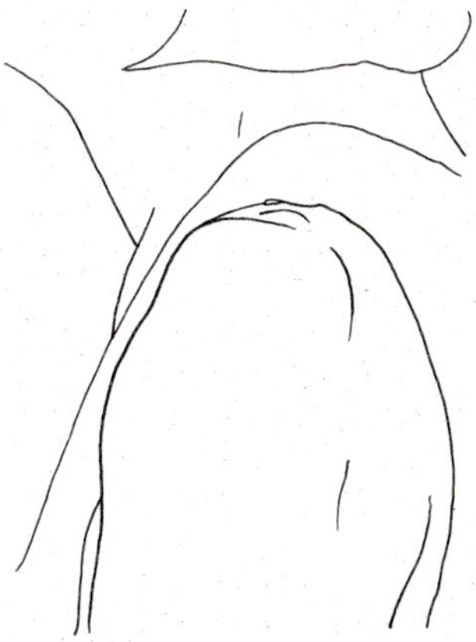

그림 6-17. 어깨관절의 하방 부분탈구

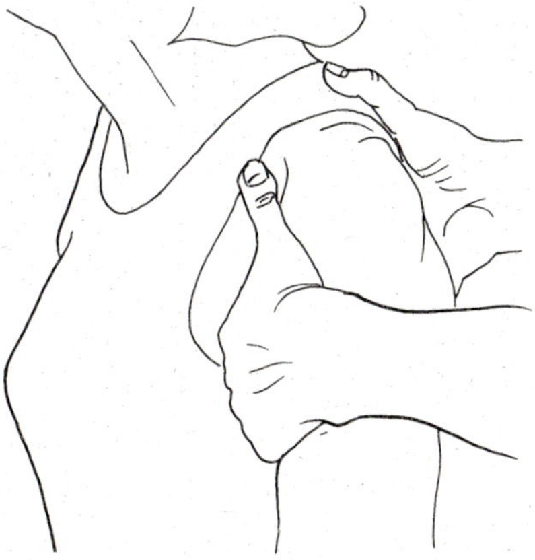

그림 6-18. 하방 부분탈구를 교정하고 있다.

부분탈구를 교정한 후 움직임을 수행하는 동한 이 교정된 자세를 유지해야 한다. 치료사는 움직임 동안 팔이음뼈의 자세를 지지하여 부분탈구를 조절하면서 팔의 정상 패턴의 움직임을 유도한다. 팔의 움직임 동안 정상적인 어깨위팔리듬을 유지해야 한다. 마비쪽 팔의 근력과 조절능력이 증가함에 따라 점차적으로 보조를 줄이고 환자 스스로 같은 패턴과 범위로 팔을 움직이도록 한다.

### ⑤ 마비쪽 팔의 기능적 사용

마비쪽 팔의 움직임을 연습하고 기능적 사용을 증진시키기 위해 기능적 활동이나 과제를 사용한다. 기능적 활동을 수행할 때 연합반응이나 비정상 긴장이 나타나지 않아야 한다. 예로 마비쪽 팔을 이완된 상태로 탁자 위에 놓고 비마비쪽 팔로 과제를 수행할 때 마비쪽 팔이 움츠려들지 않아야 한다. 이를 위해 처음에 치료사는 핸들링을 사용하여 쉬운 활동을 소개한다. 환자가 도움 없이 활동을 수행하면서 점차 핸들링을 줄여나간다. 초기에 마비쪽 팔을 사용하는 활동은 체중지지 상태에서 수행된다. 예로 매트 위에서 마비쪽 팔에 체중을 지지하면서 비마비쪽 손으로 게임을 하거나(그림 6-13), 옷 입기 동안 연합반응을 억제하기 위해 팔에 체중을 지지하는 것을 연습한다(그림 6-19). 선 자세에서 마비쪽 팔에 체중을 두고 비마비쪽 팔로 테이블을 닦거나(그림 6-20) 다리미질을 한다. 마비쪽 손은 물건을 고정하거나 지지는데 사용할 수 있다. 예로 마비쪽의 아래팔이나 손으

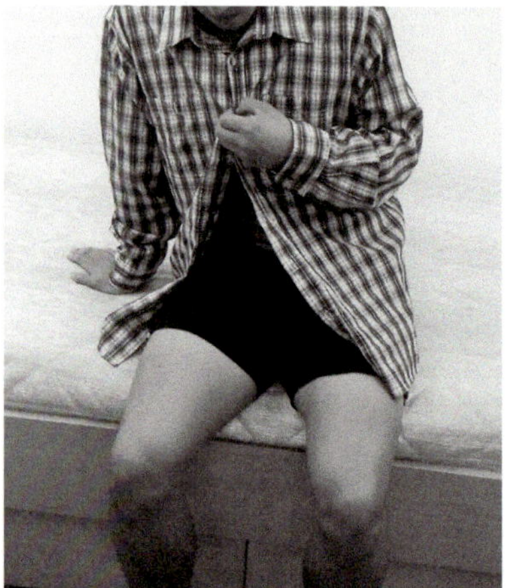

그림 6-19. 옷을 입는 동안 마비쪽 팔로 체중지지를 함

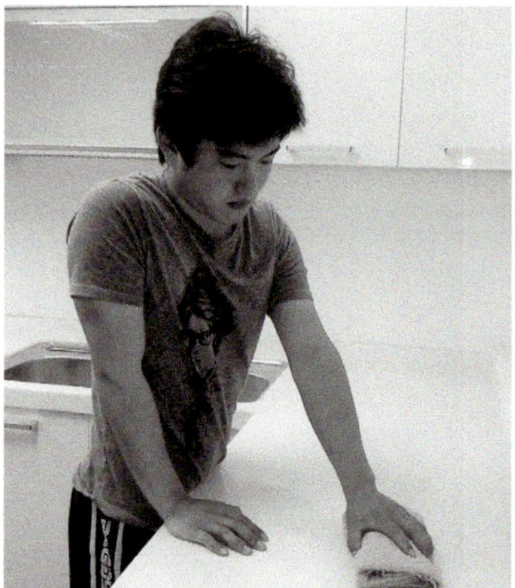

그림 6-20. 테이블을 닦는 동안 마비쪽 팔로 체중지지를 함

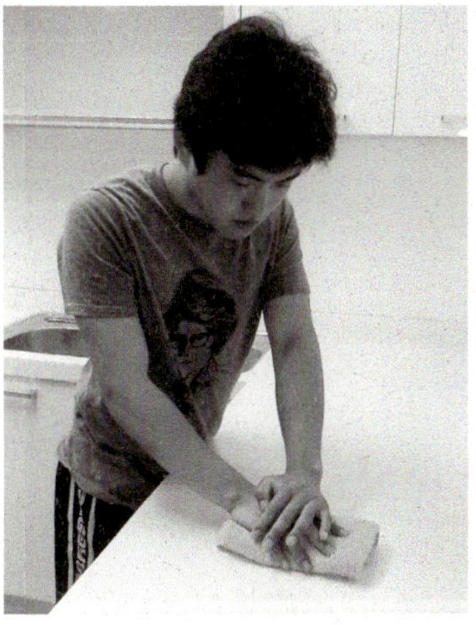

그림 6-21. 비마비쪽 손으로 마비쪽 손을 포개 잡고 양손으로 책상을 닦고 있다.

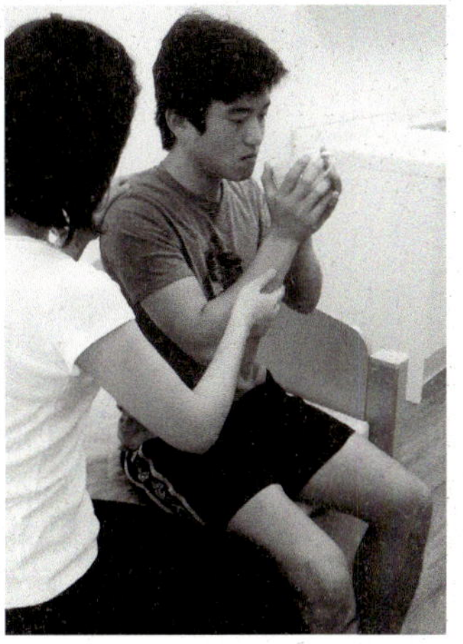

그림 6-22. 양손으로 컵을 잡고 입으로 가져가는 동안 팔꿈치 굽힘의 촉진

로 종이를 고정하고 비마비쪽 손으로 종이를 찢는다.

마비쪽 팔을 움직이거나 양손 사용을 연습하기 위해 치료적 활동을 사용한다. 예로 마비쪽 손으로 탁자를 훔치거나 창을 닦는 연습을 통해 마비쪽 팔의 뻗기 패턴을 강화한다. 환자가 정상적 움직임 패턴으로 움직일 수 있도록 핸들링을 사용한다. 치료사는 환자가 올바르게 또는 올바르지 않게 움직였는지 환자에게 피드백을 주어야 한다. 마비쪽 팔의 어깨의 움직임 조절을 위해 양손으로 테이블을 닦거나 마비쪽 팔꿈치의 움직임 조절과 마비쪽 손으로 물건을 쥐고 입으로 가져가는 연습을 통해 양손 사용과 팔 움직임을 촉진할 수 있다(그림 6-21, 22). 양손 협응은 공놀이나 진공청소기 밀기나 쟁반 옮기기와 같은 과제들에 의해 강화된다(그림 6-23, 24).

일상생활활동을 수행할 때 경직과 비정상 움직임 패턴이 나타나지 않도록 한다. 치료사는 일상생활활동의 훈련을 위해 보상전략을 사용할 때 신경발달치료의 원칙과 기술을 통합한다. 보상전략은 마비쪽 팔에 경직과 비정상 움직임 패턴이 발생하는 것을 방지하고 과제수행에 통합시키기 위해 사용한다. 활동은 환자의 기능수준과 독립 목표에 따라 선택한다. 급성기의 편마비 환자는 마비쪽 팔을 움직일 수 없을 것이다. 이런 환자에게 보상방법의 훈련은 대칭성을 촉진하고, 마비쪽 팔과 손에 대한 무시를 방지하고, 비정상적인 긴장과 움직임패턴을 억제한다. 비마비쪽 손을 이용하여 양 손의 손바닥을 모으고 엄지를 위를 향하게 하면서 악수하듯 잡도록 한다. 이런 악수하듯 잡는 쥐기는 관절가동

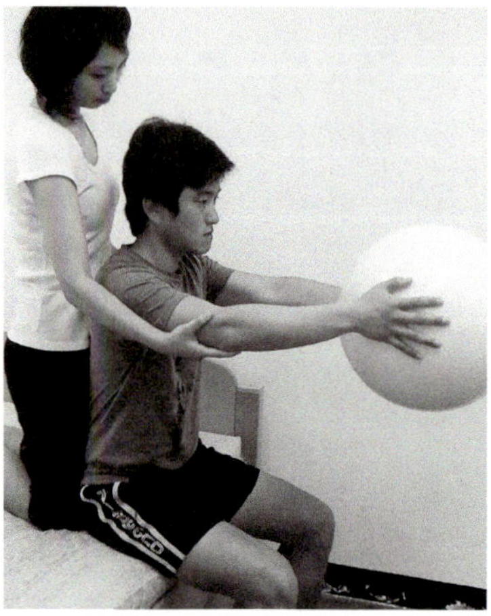

그림 6-23. 공놀이를 통한 양손 사용

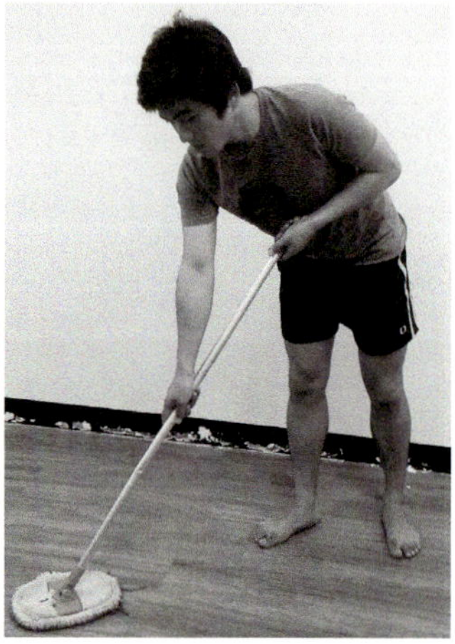

그림 6-24. 청소기 밀기에서의 양손 사용

운동, 구르기, 일어서기 등의 움직임 동안 마비쪽 팔을 편 상태로 유지되게 한다. 예로 양손을 잡고 팔꿈치가 편 상태로 팔들을 앞으로 뻗고 비마비쪽으로 몸 뒤집기를 시행한다(그림 6-25). 양손을 잡고 앞으로 뻗으면서 일어서는 것은 마비쪽 팔의 연합반응을 방지하고, 몸통과 다리의 대칭을 유지하고, 비마비쪽 팔로 미는 것을 방지한다.

옷 입기나 몸단장과 같은 활동에서도 마비쪽 팔을 통합시키기 위해 보상전략을 사용한다. 옷 입기 동안 환자 팔의 굽힘근 자세가 문제가 되는데 특히 활동이 힘들거나 과도한 노력을 할 때 문제가 된다. 옷은 꽉 끼지 않게 정상보다는 약간 큰 사이즈를 선택한다.

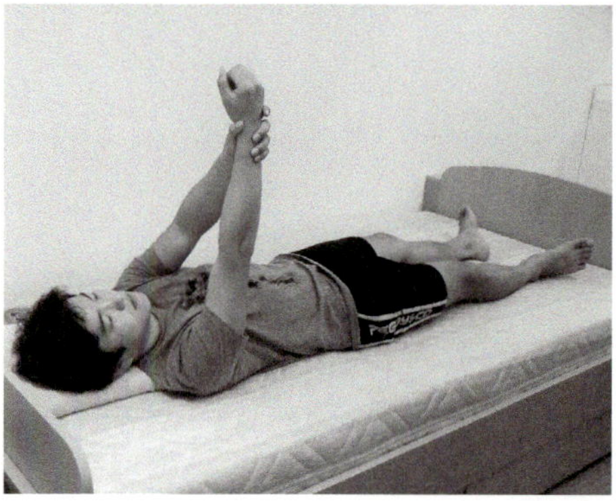

A

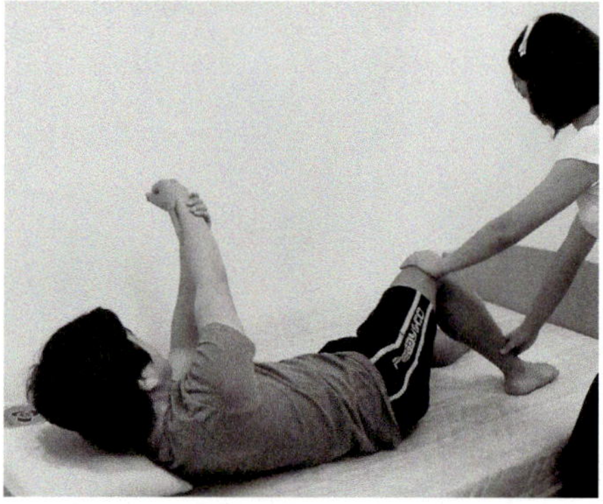

B

그림 6-25.

A. 양손을 잡고 팔을 폄 B. 비마비쪽으로 구르기 위해 팔과 몸통을 돌림

치료사는 몸통의 대칭을 유지하고 마비쪽 팔을 폄된 상태로 유지하기 위해 보상방법을 소개한다. 예로 환자가 마비쪽 팔을 셔츠 소매 안에 넣을 때 팔의 굽힘을 방지하고 폄 자세를 유지하기 위해, 몸통을 전방으로 구부려 마비쪽 팔을 바닥으로 뻗도록 한다(그림 6-26). 보상방법을 소개하기 위해 치료사는 환자의 어깨와 손을 잡고 도움을 준다. 마비쪽 팔의 조절이 향상되면 셔츠단추 채우기와 같이 팔이 굴근경직패턴으로 취해질 수 있는 과제 동안 마비쪽 팔을 편 상태로 침대 위에 체중지지 하는 자세를 배운다(그림 6-19). 작업 중에 경직이 증가하면 그 작업을 중단하고 같은 작업을 보다 천천히 반복하여 힘이 덜 들도록 한다.

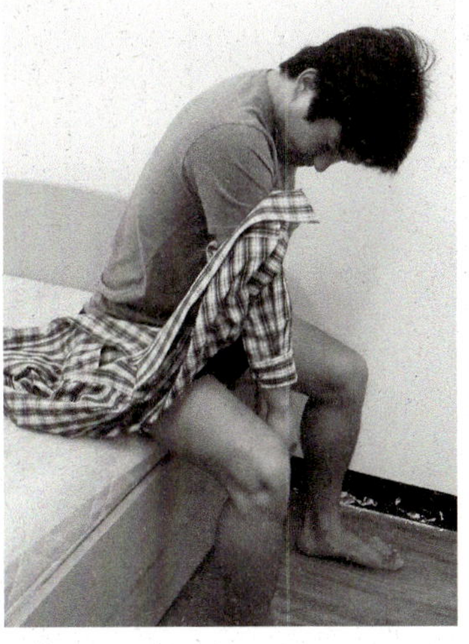

그림 6-26. 마비쪽 팔을 옷소매에 넣기 위해 보상기술을 사용

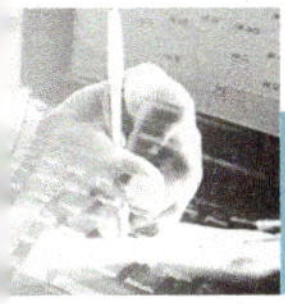

제 7 장

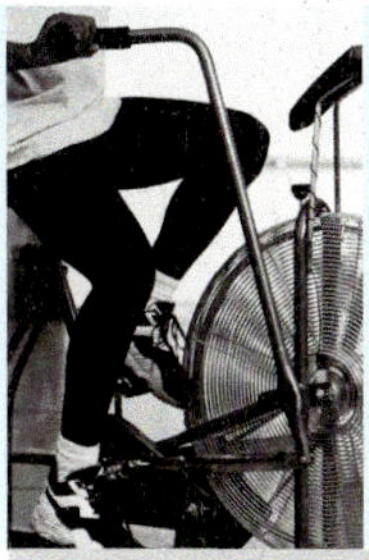

# Carr와 Shepherd 접근법

## 1 개 요

Carr와 Shepherd는 움직임과학에서 박사학위를 받은 오스트레일리아의 물리치료사로 신경학적 재활에서 과제관련훈련에 관해 연구를 해왔다. 그들은 작업치료와 물리치료의 의미 있는 실행에 관한 이론과 연구결과를 지속적으로 발표를 하였고 일관된 체제를 통한 근거 있는 제안들을 해왔다. 치료모델을 이론에 근거하기보다는 직접적인 환자 치료를 통해 근거를 제시한 그들의 이론은 작업 기능 모델(occupational functioning model), 작업치료 과제 지향적 접근(task-oriented approach)과 일치한다. 이 이론들과의 차이점은 Carr와 Shepherd는 운동수행의 결여에 대한 평가와 치료를 위해 특별한 지침을 제공하였으나 작업이나 사회적 역할에 참여를 향상시키는 지침에 관해서는 제안하지 않았다는 것이다.

운동손상은 지속적인 질병이 있거나 중추신경계(central nervous system ; CNS)가 손상된 사람들이 작업과 역할수행을 하고자 할 때 장애가 된다. 작업치료사들은 중추신경계 환자들을 돕기 위해 운동기능을 최적화하고, 운동기술을 개선하여 독립적인 일상생활을 하도록 중재를 제공한다. 이러한 Carr와 Shepherd의 특별한 전략은 환자가 운동조절의 잠재성에 최적으로 도달하도록 작업치료 중재에 있어 기초를 제공한다. 이 전략은 특히 뇌졸중 이후에 운동 손상이 남아 있는 사람에게 적용할 수 있고, 외상성 뇌손상, 다발성경화증, 파킨슨병에 의해 나타난 증상으로 인해 문제에 직면한 환자의 중재에도 유용하게 사용할 수 있다.

치료사가 운동조절 개선에 가능성이 입증된 환자들에게 운동과제의 수행을 학습할 기회를 제공하는데 있어 Carr와 Shepherd는 치료사에게 다음 표 7-1과 같은 지침을 제공한다.

표 7-1. 훈련을 위한 지침

- 운동기능 평가 : 과제를 수행하는 동안 평가
- 운동 수행분석 : 치료중재를 통한 변화가 어떠한 제한요인을 가지고 있는지 분석
- 제한요인을 예방하거나 감소 : 직접적인 중재와 환자 교육을 통해 제한요인 예방 혹은 감소
- 치료적 도전(challenges)으로서 활동 : 효과적인 운동전략 발달을 자극하는 활동을 고안하고 사용
- 물리적 환경에 적응 : 각 개인에게 최대한 기능을 증진시키기 위한 물리적 환경의 적응
- 전략을 발전시키고 환자를 보조 : 미래에 수행하고자 하는 새로운 활동과 관련된 운동과제에 접근하고 숙달하기 위함

## 1) 동적시스템이론(dynamic system theory)과 중추신경계의 가소성

최근의 운동조절 접근법은 환자 요소(감각운동, 인지, 지각, 정신사회적 요소), 배경(신체적, 문화적, 사회적, 시간적, 개인적 배경)과 환자의 역할을 수행해야 하는 작업 사이의 동적 상호작용으로서 운동 행동적 관점인 동적 시스템 이론을 기초로 한다. 동적 시스템 이론은 환자가 작업에 참여할 수 있도록 지원하는 동적 상호작용에서 비판적으로 각각의 요소(예 : 환자, 환경, 작업수행)를 바라보는 상호연계적 모델(heterarchical model)에 기초한다. 그래서 움직임과 운동조절은 각각 하위 시스템 사이에서 동적으로 상호작용이 이루어진 결과이며 그 시스템 안에서는 모든 하위 시스템에 영향을 준다. 예를 들면 뇌졸중은 환자가 운동조절, 작업참여, 그들의 환경을 극복할 수 있는 능력에 영향을 주

는 감각운동, 인지, 지각기술에 변화를 초래한다. 이러한 동적시스템이론의 원리는 유기체는 삶을 통해 자기조직화의 일관된 경향을 입증한다는 이론이다.

가소성은 뇌의 붕괴 이후에 재조직되어 기능적인 요구에 적응하는 시스템의 수용력이다. 신경 과학 연구는 뇌손상 이후에 기능수행을 하는 동안에는 활동하지 않았던 뇌의 부위에서 신진대사활동이나 신경연결 유형의 변화와 연관된 기능적인 향상을 보여주었다. 중추신경계 가소성과 관련한 모든 상황에서 나타나는 중요한 요인은 손상된 시스템에 의해 먼저 조정되어 기능적인 과제를 수행하려는 동물이나 인간의 연구 참여자에 대한 환경적인 기회 표현으로 관찰되어졌다. 환경적 도전은 손상된 중추신경계의 동적인 재조직을 위한 자극제로서의 역할을 한다. 이와 관련하여 Carr와 Shepherd의 이론은 치료적 도전이 중추신경계손상 이후 환자의 신경근 계통에서 스스로 재조직이 이루어진다고 가정했다. 또한 수의적인 움직임은 기능적인 과제 목표를 수행하기 위해 시작하며 목표하는 사물에 대한 공간과 힘의 특징에 의해 영향을 받는다고 하였다. 그러므로 점진적인 운동 도전(motor challenges)을 제공하기 위해서 운동하는 것 대신에 기능적인 과제(functional task)를 사용할 것을 권장하였다.

## 2) 뇌의 재조직화와 기능적 회복

뇌가 손상을 입게 되면, 중추신경계는 손실을 보상하기 위해서 다양한 과정을 사용한다. 이 기제들 중 일부는 세포 수준에서 발생하는 반면, 일부는 뇌조직의 보다 큰 영역과 관련된다. 뇌는 손상이나 외상 또는 감각 박탈과 같은 특별한 상황에 처하면 전형적인 조직화를 넘어서 이에 적응하려고 시도하는데 이러한 변화를 재조직화(reorganization)라고 한다. 새로운 뇌 영상 기술들은 손상 이후 경험, 활동과 행동으로 인한 학습에 의해 지속적으로 재조직화되는 신경계를 분명하게 보여준다. 현대의 겉질 지도화(cortical mapping) 기술은 대상이 인간인 경우와 동물인 경우 모두 일차 운동 겉질의 기능적인 조직화가 이전에 전통적으로 기술된 것보다 훨씬 더 복잡함을 시사한다. Nudo(2001)와 동료들은 이런 복잡한 조직화를 운동 지도(motor map) 안에 근육을 광범위하게 겹쳐서 표현하였다. 이러한 견해는 복잡한 뇌의 조직화가 운동 겉질의 기능적인 가소성을 위한 토대가 될 수 있음을 말해 준다. 숙련된 동작을 수행하는 인간을 대상으로 한 연구 결과들은 신경계에서의 변화에 대한 이론들을 뒷받침하고 있다. 예를 들어 점자책을 읽는 사람에서 책을 읽는 손가락의 감각운동 겉질 활성화 부분이 확대되었으며, 오른손잡이인 현악기 연주자들은 왼손보다 오른손의 손가락 굽힘과 폄근의 겉질 활성화가 증가하였다. 이런 연구는 능동적이고 반복적인 훈련과 활동의 지속적인 연습으로 인한 기술의 발달을 증명한다. 이와는 반대로 움직이지 못하게 하거나 절단하여 활동에 제한을 하고 실험한 결과 역시 겉질 활성화의 변화를 가져온다. 한쪽 발목을 몇 주간 움직이지 못하게 한 결과 움직이지 않은 다리 근육의 겉질 운동 활성화(cortical motor representation)가 감소했으며 움직이지 못하게 한 기간이 길어질수록 감소는 더 컸다. 한쪽의 팔 일부절단인 경우 남아 있는 팔의 근육들이 절단되지 않은 팔의 같은 근육보다 연결이 줄어드는 것으로 나타났다. 이러한 결과는 신경계는 유연하게 적응할 수 있어 사용 형태를 포함한 여러 요소들에 따라 반응하는 것을 보여준다.

뇌졸중으로 인한 편마비의 기능적인 회복에는 두 가지 과정이 있다. 손상된 운동 영역의 재조직화와 손상받지 않은 대뇌반구의 변화, 그리고 손상에 따라 겉질의 광범위한 영역에서 생리적, 약리적, 해부학적 변화들이 광범위하게 나타나며, 손상된 부분에서 멀리 떨어진 손상 받지 않은 쪽 대뇌 겉질 운동 영역에서도 나타난다. 세포막 흥분성의 변화, 새로운 연결의 형성, 과거 잠재된 부위의 연결, 억제의 제거와 활동 의존적 시냅스의 변화(activity-dependent synaptic change)와 같은 기전이 나타날 수 있으며 겉질하 영역에서도 가소성 변화가 나타난다. 뇌의 잠재적 능력은 병변과 가능성에 따라 달라지며, 사용과 비사용의 패턴은 재조직화에 영향을 주어 뇌졸중 재활을 하는데 자극이 된다. 뇌 병변을 가진 동물과 사람에 대한 연구는 기능적 회복 과정에 대한 통찰을 보여 주며 재활 과정을 통한 신경적 재조직을 보여준다. 원숭이에 대한 연구들에서 손을 포함하는 겉질의 운동 영역에 국소적인 허혈성 경색을 만든 이후 중재를 하지 않았을 때 병변 주변 영역의 손 활성화 부분이 감소하는 것으로 나타났다. 이것은 손을 사용하지 않기 때문에 조직이 손실되었음을 뒷받침하며, 추적 연구에서 비마비쪽 손을 억제하고 손상된 손을 매일 반복적으로 훈련한 원숭이의 경우 조직 손실이 예방되었을 뿐만 아니라 병변 주변의 전체 손 영역의 10%를 회복하였다. 후속 연구에서, 비마비쪽을 제어하고 훈련을 하지 않은 경우 전체 손과 손목/전완 활성화 부분이 줄어들었으며, 이는 비마비쪽 손을 억제하는 것만으로는 손영역을 회복하기에 충분하지 않다는 것이다. 이런 연구들은 손상된 겉질 주변의 손상받지 않은 신경세포들을 살리기 위해서는 능동적으로 손을 사용하는 것이 필요하다고 지적하며, 손상받지 않은 손 영역의 보존과 겉질 손상 이후의 기능 회복은 손을 반복적으로 훈련하고 숙련된 사용을 하는데 달려 있다고 제안한다. 인간을 대상으로 한 연구들에서도 뇌졸중 후 기능적인 가소성은 과제-지향적 반복 운동을 포함하는 손의 의미 있는 사용과 관련이 있음을 뒷받침한다. 비마비쪽 손을 억제하고 마비쪽 손을 훈련하는 강제유도운동(constraint-induced) 치료를 한 후에 손상 받은 대뇌반구에서 짧은 엄지 벌림근의 변화를 조사하였다. 마비쪽 손의 운동 수행 향상과 관련이 있는 이 영역에서 유의한 증가가 있었다. 이런 변화는 6개월 후에도 지속되었으며, 손상 받은 대뇌반구의 겉질 활성화 영역은 손상 받지 않은 쪽과 거의 동일하였다. 몇몇 다른 연구 결과들 역시 뇌졸중 후 성인 대뇌 겉질의 기능적 재조직화는 사용(use)에 달려 있다는 가설을 뒷받침해 준다.

이러한 연구들을 종합해 볼 때 뇌졸중 후에 실제 생활의 과제를 반복적으로 연습하고 훈련하는 것은 남아 있는 뇌 조직 안에서 새로운 연결이나 보다 효과적이고 기능적인 연결을 만드는 데 중요한 자극이 될 수 있다. 훈련과 연습을 하는 방법은 운동 학습이나 재학습을 촉진하여 새로운 기능적 연결을 형성하는 데 필수적이다. 뇌졸중 이후에 적절한 환경에서 행동적인 과제를 집중적으로 훈련하는 것이 중요하다.

## 3) 재활환경

실제 치료 과정 외에 환경적인 요인은 중재의 효율성을 결정하는데 중요한 역할을 한다. Carr와 Shepherd는 개선된 운동기술에서 효율성을 향상시키기 위해 재활환경을 구조화하는데 여러 가지 실제적인 방법을 제안한다. 이러 요인들은 환자와 치료사 사이의 치료적 관계와 환자가 운동수행을 하는데 있어 가장 중요한 부분에 집중하는데 초점을 맞추고 치료의 유형과 양을 결정함으로서 효율적인 치료를 이끌어 낸다.

### (1) 코치로서의 치료사

과제 관련 훈련에서 환자와 치료사는 활동적이고 협력적인 관계가 이루어져야 한다. 치료사들은 움직임의 운동학(kinetic)과 운동역학(kinematic)의 특징에 대해 폭넓은 지식을 가지고 신경근시스템이 건강한 사람들에 의한 수행과 편마비나 실조증과 같은 운동기능에 특별한 이상이 있는 사람을 관찰해야 한다. 이러한 지식을 바탕으로 치료사들은 수행을 평가하고 목표를 세우고 실행 과정을 구조화시키거나 혹은 피드백과 지시를 제공할 때 이러한 지식을 적용한다.

### (2) 연습 환경 만들기

치료의 목적은 기능적인 동작을 최대한 능숙하게 수행할 수 있도록 하고 근력, 지구력, 신체적 체력(physical fitness)의 수준을 높이는 것이다. 건강한 사람들과 운동기능에 특별한 이상이 있는 사람들 모두 이런 목적을 달성하기 위해 연습(practise)을 필요로 한다. 운동 과제를 능숙하게 수행할 수 있다는 것은 근력, 지구력, 체력의 양과 연습의 유형이 증가했다는 것이다. 연습의 양이 적은 것 보다 많은 것도 좋지만, 최근의 연구에서는 운동 학습과 근력 훈련에 관한 연습의 양은 그 자체로도 중요하지만 수행의 향상에 영향을 주는 변수로 작용한다. 단순히 연습을 하는 것이 아니라 연습의 유형이 뇌손상에 따르는 겉질의 재형성을 돕기 때문이다. 재활에 있어 운동과제의 연습을 포함한 신체적 활동에 얼마나 많은 시간을 투자하는지와 시간을 어떻게 활용하느냐 하는 것은 중요하다. 또한 자발적인 참여와 운동, 독립적인 연습과 학습을 촉진하기 위해서 물리적 환경의 조직화와 참여자의 몸가짐이 필요하다.

### (3) 집중을 유지하기

과제에 집중하고, 집중을 유지하고, 다른 과제로 옮겨서 다시 집중하고 과제와 관련이 없는 것들을 무시하는 능력이 요구된다. 이 능력에 대한 훈련 기술은 집중할 수 있는 과제를 강조하고, 과제와 관련된 단서에 집중을 유지하고, 환경에서 방해되는 자극들을 제거하는 것을 강조한다. 초기 단계의 운동 기술 학습의 요소로 무엇을 배워야 하는지 확인하기와 어떤 목적을 달성할 수 있는지를 통해 방법을 이해하기가 있다. 학습은 환자가 운동 목표에 대한 명백한 생각을 가질 때 전략이 목표 도달에 적절하든 부적절하든지 간에 가장 자연스럽게 진행된다. 코치로서의 치료사의 목표는 환자들이 학습을 하는데 가장 중요한 과제의 특징에 집중하도록 하기 위해서 실행과정을 구조화하는 것이다. 운동기술을 학습하는 초기 단계에서는 행동요소를 확인하고 과제의 수행과정 중 초점을 두는 부분에 시범 지시를 하기도 한다. Carr와 Shepherd는 필요하다면 치료사가 환자에게 과제를 성취하기 위해 요구되는 특별한 움직임을 설명하거나 시범을 보일 것을 주장하였다. 시범를 보여주는 것은 동작의 가장 중요한 요소를 지적할 기회를 준다. 이것은 환자가 동작과 관련된 시공간적 특성이나 움직임에 대한 생각을 갖도록 한다.

집중력을 위한 다른 방법으로는 언어적 지시이다. 학습의 초기 단계에서 지시는 간단해야 하며 불필요한 말을 하지 않는다. 동작에서 한 개 또는 두 개의 중요한 특성에 집중할 수 있도록 단서를 준다. 예를 들면, 일어서기 연습을 할 때 환자가 발을 땅에 붙이고 엉덩관절에서 몸통을 앞으로 숙이면서 일어서는 연습을 하는 동안 이 순서를 말하게 한다. 환자에게 어떤 단서가 연습하는데 도움을 주는지 물어보며, 치료사는 환자에게 지시와 시범을 보여주는 것을 통해 환자가 무엇을 얻을 수 있는지 판단한다. 연습 동안 환자는 움직임의 '느낌(feeling)'에 집중하여 자신이 무엇을 하고 있는지 인지해야 한다. 환자는 좀 더 복잡한 환경에서 연습을 하며 점차적으로 이런 세부사항들을 내면화하고 동작의 목적에 대해 많은 생각을 하게 된다.

달성된 목표는 개개인에게 의미 있고 가치 있는 것이며 도전할 만한 것이어야 한다. 이러한 목표는 쉽게 동작을 촉진할 수 있다. 예를 들면, 구체적 과제를 통해 물체나 사람과 신체적인 상호작용을 하는 것이 환자 혼자서 추상적 과제를 수행 하는 것보다 보다 의미 있고 동기를 유발시킨다. Trombly(2000) 등의 연구는 의하면 추상적인 목표보다 구체적인 목표를 제시하였을 때 수행이 유의하게 향상된 결과를 보여준다. 그들은 뇌졸중 환자들과 정상인을 대상으로 테이블 위에 동전이 있는 경우와 없는 경우에 동전을 꺼내는 실험을 하였다. 그 결과 두 집단 모두 동전이 있는 경우가 없는 경우보다 더 빠른 움직임을 나타냈고 뻗기가 최고 속도에 가까울 때 협응되고 잘 학습된 움직임의 특징인 부드럽고 직선적인 움직임을 보였다. 이러한 결과를 보이는 것은 물체가 있는 경우 수행의 결과에 대해 피드백을 받는 것과 마찬가지로 움직임 시작 전에도 시각 정보가 주어지기 때문이다.

### (4) 피드백

학습자가 동작의 수행에 대해 피드백을 받는 것은 기술 습득에 있어 매우 중요하다. 피드백에는 두 가지 주된 형태가 있다. 동작을 함에 따라 자연적으로 이용하게 되는 감각 피드백인 내적인 피드백(시각, 고유수용성, 촉각)과 동작의 결과와 수행 그 자체를 알게 하는 증가된 피드백이 있다. 증가된 피드백은 치료사나 코치, 내적 피드백의 증가로 인한 외부적인 정보로부터 온다. 증가된 피드백은 긍정적 또는 부정적이거나, 질적 또는 양적일 수 있으며, 학습자가 목표를 달성하고자 노력하는 방법을 보여주어 동기를 부여할 수 있다. 흔히 사용하는 증가된 피드백 형태는 치료사나 가르치는 사람으로부터 받는 언어적 피드백이다. 피드백은 수행에 대해 여러 방면에서 정보를 주기 위해 도구(instrumentation), 비디오테이프나 운동학(신체 부분의 경로, 관절각도 변위)이나 운동역학(수직력의 크기와 타이밍)적인 그래프를 사용한다. 근전도(EMG) 바이오 피드백은 동작에 따른 생리학적 과정에 대한 정보를 위해 흔히 사용하는 방법이다. 증가된 피드백은 주어지는 정보의 유형과 주어지는 방법에 따라 기술 수행에 다양한 영향을 줄 수 있다. 치료사는 수행에 대해 피드백을 제공하며 피드백에 근거하여 적절한 수행을 선택하게 된다. 환자는 다음 단계의 시도를 위해 변화하는 동작에 집중한다. 피드백은 수행에서 기술이 증가함에 따라 초기 단계의 지시적인 것에서 설명적인 것으로 바뀐다.

실수하고 교정을 하는 것을 경험하는 것이 기술을 습득하는 학습의 일부가 된다. 모든 시도가 완벽할 수는 없다. 실수를 하거나 교정하는 것을 강조할 때 증가된 피드백의 역할에 대해서 계속 논쟁 중이다. Magill(2001)은 기술 향상을 촉진하는 것과 관련하여 정보를 주는 역할을 하는 증가된 피드백(실수에 대한 정보)에 대해 기술하였다. 무엇을 교정하였는지에 대한 증가된 피드백은 역할에 대해 더 많은 동기를 부여하지만 학습을 최대화하기에는 충분치 않다고 하였다. 만약 환자들이 증가된 피드백에 의존하는 환경을 만든다면 계속 피드백에 의존하게 되어 수행이 저하되고 피드백이 없을 경우 학습이 이루어지지 않는다. 환자들은 과제와 관련된 힌트에 의존하기보다 치료를 위한 기구나 치료사에게 의존하여 학습하게 된다. 이러한 도구적 피드백의 신뢰성과 피드백을 제거했을 때 나타나는 수행의 저하에 대한 임상 연구가 증거를 뒷받침해 준다. 도구적 피드백에 대한 많은 임상 연구의 애매한 결과는 이런 피드백의 제거에 원인이 있다.

피드백 횟수의 감소는 결과적으로 매번 시도 후 피드백을 받는 것보다 더 나은 학습의 결과를 가져온다. 매번의 시도 이후에 피드백을 주는 것은 환자가 효과적이라고 생각하더라도 유용하지 못하다는 근거가 있다. 최근까지도 피드백에 대한 연구에서 학습자의 능동적인 역할에 대해서는 무시해 왔었다. 학습자에게 학습 환경을 조절할 수 있는 얼마간의 책임감을 주는 것은 보다 효과적인 학습 전략을 세우도록 하고 자신감과 동기 부여를 증가시킨다.

시각 운동 학습은 운동 과제 수행에 대한 정보를 주는 피드백에서 가장 광범위하게 사용될 것이다. 시각은 강력한 내적 피드백, 환경 조건에 대한 정보, 환경 안에서 적절한 위치를 결정하기 위한 정보를 제공한다. 환자는 뇌졸중 직후에 환경적 단서에 시각적으로 집중하는데 어려움을 보인다. 따라서 치료사는 시각적 단서를 보도록 유도할 필요가 있다. 물체를 잡기 위해 손을 뻗을 때, 물체를 보는 것이 신호가 된다. 환자의 기능이 향상됨에 따라 그는 목표 달성을 위해 유용한 정보를 제공해 주는 환경에서 특정한 것에 시선을 집중할 수 있고 적절한 회피 반응이 나오도록 위험 가능성을 예측할 수 있다.

### (5) 실행

Carr와 Shepherd는 개인(환자)을 기능적인 움직임을 수행하는 목표를 이루기 위해 효과적인 전략을 재학습하는 적극적인 참여자로 보았다. Carr와 Shepherd의 프로그램 참여자들은 특별한 움직임을 학습하는 대신에 운동문제를 해결하는데 일반적인 전략을 학습하였다. 그 결과 환자들이 몇 가지 다양한 과제를 실행(practice)하여 성공적인 반복을 하는 것이 기능적인 목표 없이 운동을 수행하는 것보다 더 나았다.

과제 수행 배경에서 팔다리의 움직임과 자세적응(postural adjustment)은 동시에 학습한다. 과제의 요소를 실행하는 것보다 전체 과제의 수행이 더 강조된다. Carr와 Shepherd는 실행이 운동기술을 발달시키는 중요한 요소라고 믿었다. 환자들은 그들이 실행한 것이 무엇인지를 학습하고 치료 외의 일상 활동을 하는 동안 전략으로 보상적 움직임을 하지 않는 것이 중요하다. Carr와 Shepherd는 환자들이 매일 치료사의 지침에 따라 움직임을 실행하는 경우에만 운동이 향상된다고 강조한다. 그러므로 치료사는 치료 세션 동안에 수행활동을 강화하기 위해 각 환자를 위한 실행 프로그램을 구조화해야 한다. 이 프로그램에서 친구와 친척들은 환자를 돕는 효과적인 방식을 배운다. 치료사는 치료를 하는 동안 부가적인 실행이 운동 전략 증진에 일관되도록 명료한 지시어를 쓰거나 사진, 그림 수행 체크리스트를 제공한다. 그룹 순회 훈련(group circuit training classes)은 훈련 상황에서 경쟁과 협력 요소를 모두 증가시키면서 훈련과 실행의 양을 증진시키는 효과적인 방법이다. Carr와 Shepherd는 호주에 있는 New South Wales Hospital에서 순회 재활 훈련을 받는 외래환자에게 수행해야 할 지침과 사진을 제공하였다. 먼저 환자가 수행할 특정 과제에 기초하여 과제수행 움직임을 분석한다. 치료사는 중재에 대해 결정하기 위해 각 치료세션 동안 지속적으로 환자의 수행을 재평가 하고 분석한다. 만약 수행이 개선되지 않는다면 치료사는 환자 문제점에 대한 기본적인 분석을 점검하여 치료 접근을 수정할지 고려한다. 결국 치료는 사람들이 다른 환경에서 학습된 특별한 운동 전략의 적응을 요구하는 새로운 활동의 도입을 통해 과제분석과 운동 문제를 해결하고자 하는 분석기회를 가진다.

자기 관리와 여가 활동은 과제에 근거한 실행에서 기회를 제공한다. 작업치료사들은 최적의 운동수행을 위한 목표와는 달리 일상생활활동을 위해 필요 이상으로 모순되는 방법을 지시하곤 한다. 만약 일상활동수행을 하는 동안 균형과 팔다리의 기능이 일상적인 자극이 되지 않는다면 뇌의 가소성을 자극하는 환경적 자극은 없다. 만약 환자가 마비쪽을 이용한 균형과 기능적 움직임이 요구되는 운동기술의 일상적 실행 기회가 없다면 치료 세션 동안 보내는 시간에 대한 영향이 거의 없을 것이다. 그러므로 작업치료사는 매일 자기관리와 여가수행에 있어 각 환자에게 맞는 방법을 안전하게 계획해야 한다.

#### (6) 학습의 전이

초기 재활은 대부분 재활 세팅 내에서 이루어진다. 그러나 재활에서 근력 훈련과제 연습의 목적은 익숙한 상황과 새로운 상황에서 필요한 동작을 수행하는 능력을 증진하는 것이다. 그래서 촉진자와 가르치는 사람으로서 치료사의 목표는 연습 환경 즉 재활 세팅에서 다른 환경으로 훈련(학습)을 전이하도록 환자를 돕는 것이다. 하나의 수행 환경에서 다른 것으로의 학습 전이는 기술 학습의 통합적인 부분이다. 이 개념은 운동 학습의 이해에 핵심이 되며, 동작은 그것을 수행하는 환경과 분리될 수 없다는 데 동의한다.

## 2 평 가

### 1) 과제 관찰을 통한 수행 평가

과제 지향적 접근에 따르면 임상평가는 운동수행 범주에서 선택된 과제를 수행하는 환자의 수행활동을 세부적으로 분석한다. 치료사들은 과제와 연관된 중요한 운동역학의 특징과 수행을 비교하며 기능적인 활동 수행과 관련하여 환자를 관찰한다.

과제 관찰을 통해 치료사는 다음 표 7-2와 같은 수행을 평가한다.

표 7-2. 수행 평가

- 특정 관절의 움직임 손상 증거
- 제한된 요소(예 : 서려고 할 때 골반의 앞 방향 경사 결여)
- 엉덩관절 굽힘, 발목관절등쪽 굽힘의 부족
- 움직임에서 요소들의 부정확한 타이밍(예 : 쥐기를 시도하는 동안 손가락의 내재근과 외재근 사이에 부적절한 상호작용)
- 특정 근육의 약화나 마비의 증거(예 : 서려고 하는데 넙다리네갈래근의 약화)
- 보상 운동(예 : 앞으로 뻗으려 하는데 어깨뼈띠 전체를 올림)

이러한 관찰을 통해 치료사들은 다음 표 7-3과 같은 내용을 포함하여 개별화된 치료계획을 세우도록 한다.

표 7-3. 치료계획 시 포함되야 할 사항

- 짧아진 근육을 늘리기 위해 스트레칭 운동을 하고 제한이 보이는 몸통분절의 움직임을 향상
- 자세정렬 개선을 위한 관련 근육 강화를 위해 계획된 운동과 활동수행을 개선, 이를 위해 주요 기본 전략에 대한 구두와 운동 지시, 다른 다양한 과제에서 주요 전략의 실행을 위해 새로 획득한 근력과 기본적인 전략 협응
- 다양한 상황에서 관찰된 과제를 실행하는 환자들은 자신의 수행을 분석하는데 있어 적극적으로 참여하며 이를 통해 치료사들은 각 환자들의 움직임 문제를 찾아낼 수 있는 적절한 방법을 이해
- 환자들의 자기분석을 통해 개인에게 자신의 움직임에 대한 통찰력과 문제해결기술, 치료프로그램의 목표 이해의 발달을 촉진

## 2) Carr와 Shepherd의 운동평가척도(motor assessment scale ; MAS)

Carr와 Shepherd는 치료계획을 세우기 위해 질적 평가방법을 사용하도록 추천하였다. 적절한 교육 환경을 통해 치료사는 움직임의 운동역학 특징을 관찰할 수 있다. Carr와 Shepherd가 운동역학의 관찰에 근거하여 만든 양적인 척도인 운동평가척도(motor assessment scale ; MAS)는 8가지 움직임으로 구성된다.

### (1) MAS 검사수행과 점수매기기

#### 검사수행

① MAS는 8개의 항목으로 구성된다.

② Balance sitting : 가만히 앉아 있는 동안 및 기능적인 움직임 동안 자세의 신체배열에 세심한 주의를 기울인다. 무게중심(COG)의 변위에 적응하는 환자의 능력이 외부적 힘의 적용보다는 능동운동을 통해 검사된다.

③ Walking : 환자는 보조기구 없이 걷도록 요청받는다. 또한 걷고, 방향 전환하고, 바닥으로부터 물건을 집는 것을 포함한 복잡한 순서를 수행하도록 요청받는다. 만약 환자가 난간을 잡지 않고 계단들을 빠르게 올라가고 내려갈 수 있으면, 가장 높은 점수를 받는다.

④ Upper arm function과 hand movement : 환자들이 어깨, 팔꿈치, 손목, 아래팔 조절을 요구하는 이전의 검사 항목들을 수행할 수 없으면, 그들은 손목이나 손 기능을 수행하도록 요청받지 않는다.

⑤ Advanced hand activities : 높은 수준의 쥐기 및 조작 기술을 평가한다.

### (2) 점수매기기

① 8개 항목에 대해 0점에서 6점의 7점 척도로 점수를 매긴다.

② 총점은 0점부터 48점에 걸쳐 있다.

표 7-4. Scoring sheet of Motor Assessment Scale

| 하위항목 | 0 | 1 | 2 | 3 | 4 | 5 | 6 |
|---|---|---|---|---|---|---|---|
| Supine to Side-lying onto intact side | | | | | | | |
| Supine to Sitting Over side of Bed | | | | | | | |
| Balanced sitting | | | | | | | |
| Sitting to Standing | | | | | | | |
| Walking | | | | | | | |
| Upper-Arm Function | | | | | | | |
| Hand Movement | | | | | | | |
| Advanced Hand Activities | | | | | | | |

표 7-5. Motor Assessment Scale 점수매기기 기준

• 바로 누운 자세에서 비마비쪽 옆으로 눕기(Supine to Side-lying onto intact side)

1. Pull self into lying(시작자세는 supine이고 다리를 펴야한다. 환자는 정상 팔로 side-lying으로 당기고, 정상 다리와 함께 마비측 다리를 움직인다)
2. 다리를 능동적으로 몸을 가로질러 움직인다. 다음에 아래에 있는 몸의 절반이 뒤이어 움직인다. 시작 자세는 위와 같다. 팔은 뒤에 남아 있다.
3. 팔은 다른 팔로 들어 몸을 가로지른다. 다리는 능동적으로 움직인다. 몸은 총괄적으로 뒤이어 움직인다(시작자세는 위와 같다).
4. 팔을 능동적으로 몸을 가로질러 움직인다. 몸의 나머지 부위는 총괄적으로 뒤이어 움직인다(시작자세는 위와 같다).
5. 팔과 다리를 움직여서 side-lying으로 돌리지만 평형을 잃고 뒤집힌다(시작자세는 위와 같다. 어깨가 protraction되고 팔을 앞으로 구부린다).
6. 3초 내에 옆으로 몸을 돌린다(시작자세는 위와 같다. 손을 사용해서는 안 된다).

• 바로 누운 자세에서 침대 끝에 걸터앉기(Supine to Sitting Over side of Bed)

1. Side-lying, 머리를 옆을 향해 든다. 그러나 일어나 앉을 수 없다(환자는 side-lying으로 참여한다).
2. Side-lying에서 침대 옆으로 앉는다(치료사는 움직임과 함께 환자를 돕는다. 환자는 처음부터 끝까지 머리자세를 조절한다).
3. Side-lying에서 침대 옆으로 앉는다(치료사는 침대의 옆에 다리들을 보조함에 의해 대기상태의 도움을 제공한다).
4. Side-lying에서 침대 옆으로 앉는다(대기상태의 도움 없이).
5. Supine에서 침대 옆으로 앉는다(대기상태의 도움 없이).
6. Supine에서 침대 옆으로 10초 이내에 앉는다(대기상태의 도움 없이).

• 앉은 자세에서의 균형(Balanced Sitting)

1. 오직 지지를 받아야만 앉는다(치료사는 환자를 앉게 도와야 한다).
2. 10초 동안 지지 없이 앉는다(손으로 잡지 않고, 무릎과 발을 모으고, 발은 바닥에 지지되어야 한다).
3. 체중이 잘 앞으로 균등하게 분배된 상태로, 지지 없이 앉는다(엉덩관절 굽힘, 머리와 흉추는 폄, 체중은 양측에 균등하게 분배된 상태로, 체중은 앞으로 잘 주어져야 한다).
4. 지지 없이 앉아서, 머리와 몸통을 돌려 뒤를 돌아본다(발은 바닥에 모으고 지지한다. 다리가 abduction되거나, 발이 움직이면 안 된다. 손은 넓적다리 위에 놓는다. 각 가쪽으로 돌린다).
5. 지지 없이 앉아서, 앞으로 손을 뻗어 바닥을 집고, 다시 시작자세로 되돌아간다. 발은 바닥을 지지한다. 환자가 손으로 잡는 것을 허용하지 않는다. 다리와 발이 움직이는 것을 허용하지 않으며, 필요하다면 마비쪽 팔을 지지해 준다. 손은 발 앞으로 적어도 10cm(4inch) 거리의 바닥을 집어야 한다. 각 팔로 뻗는다.
6. 지지 없이 stool 위에 앉아서, 옆 방향으로 손을 뻗어 바닥을 집고, 다시 시작자세로 되돌아간다(발은 바닥을 지지한다. 환자가 손으로 잡는 것을 허용하지 않는다. 다리와 발이 움직이는 것을 허용하지 않으며, 필요하다면 마비쪽 팔을 지지해 준다. 환자는 앞이 아니라 옆으로 손을 뻗어야 한다. 양 가쪽으로 손을 뻗는다).

- 앉은 자세에서 일어나기(Sitting to Standing)
  1. 치료사의 도움과 함께 일어선다.
  2. 대기상태의 도움과 함께 일어선다(체중이 균등하지 않고 불안하다. 지지를 위해 손을 사용한다).
  3. 일어선다(균등하지 않은 체중분배나 손의 사용을 허용하지 않는다).
  4. 일어서서, 5초 동안 엉덩관절과 무릎관절을 편 채 선다(균등하지 않은 체중분배를 허용하지 않는다).
  5. 대기상태의 도움 없이, 앉은 자세에서 서고, 다시 앉는다(균등하지 않은 체중분배를 허용하지 않는다. 엉덩관절과 무릎은 완전하게 편다).
  6. 대기상태의 도움 없이, 10초 동안 3회, 앉은 자세에서 서고, 다시 앉는다(균등하지 않은 체중분배를 허용하지 않는다).

- 걷기(Walking)
  1. 마비쪽 다리로 서고, 다른 다리로 앞으로 걸음을 옮긴다(체중을 주는 다리의 엉덩관절은 펴야 한다. 치료사는 대기상태의 도움을 제공한다).
  2. 한 사람으로부터 대기상태의 도움(stand-by help)과 함께 걷는다.
  3. 홀로 또는 보조기구를 사용하여 3m를 걷는다. 그러나 대기상태의 도움이 없다.
  4. 15초 내에 보조기구 없이 5m를 걷는다.
  5. 25초 내로 보조기구 없이 10m를 걷고 바닥에서 작은 모래주머니를 집어 올리고, 방향을 전환하고 제자리로 돌아온다(둘 중 한손을 사용할 수도 있다).
  6. 보조기구를 이용하거나 이용하지 않고, 난간을 잡지 않고 35초 내에 3회 4개 계단을 올라가고 내려갈 수 있다.

- 팔기능(Upper-Arm Function)
  1. Supine으로 누워서, 팔을 90° 어깨 굽힘 상태에서, 견갑대를 protraction한다(치료사는 팔을 적절한 위치에 놓고, 팔꿈치의 폄을 지지한다).
  2. Supine으로 누워서, 2초 동안 팔을 90° 어깨 굽힘 상태로 유지한다(치료사는 팔을 적절한 위치에 놓고, 환자는 팔을 약간(45°) external rotation 한 자세를 유지해야 한다. 팔꿈치는 완전한 폄에서 적어도 20° 이내에서 유지되어야 한다).
  3. Supine으로 누워서 팔을 90° 어깨 굽힘 상태로 유지하고, 팔꿈치를 구부리고 폄으로 손바닥을 이마에 갖다 댄다(치료사는 아래팔의 supination을 도울 수 있다).
  4. 앉아서 2초 동안 펴있는 팔을 몸에서 90° 전방 굽힘 상태로 유지한다(치료사는 팔을 적절한 위치에 놓고, 환자는 자세를 유지한다. 환자는 팔을 midrotation(엄지가 위를 향함)된 상태로 유지하여야 한다. 과도한 어깨의 거상을 허용하지 않는다).
  5. 앉은 자세에서 환자는 팔을 위로 들어 올리고 10초 동안 유지한다. 다음에 팔을 내린다(환자는 external rotation된 자세를 유지해야 한다. pronation을 허용하지 않는다).
  6. 서서, 손을 벽에 댄다. 몸을 벽을 향해 돌리는 동안 손의 자세를 유지한다(손바닥이 벽에 대해 편평하게 있는 동안, 팔은 90° abduction된다).

• 손의 움직임(Hand Movement)

1. 앉아서 손목을 폄(치료사는 환자로 하여금 아래팔을 테이블 위에 편하게 두고 앉게 한다. 치료사는 환자의 손바닥에 원통모양의 물건을 놓는다. 환자에게 손목을 폄으로서 물건을 테이블에서 떨어져 들도록 요청한다. 팔꿈치가 구부러지지 않게 한다)
2. 앉아서 손목의 노쪽 편위(치료사는 아래팔을 mid-pronation-supination 자세로 놓는다. 즉, 자쪽으로 테이블 위에 편하게 두고, 엄지가 아래팔과 일치하게 하고, 손목은 편다. 손가락들은 원통 모양의 물건을 감싼다. 환자에게 손을 테이블에서 떨어져 들어 올리라고 요청한다. 팔꿈치가 구부러지거나 pronation되어서는 안 된다)
3. 앉아서 팔꿈치를 몸 옆에 놓고, pronation과 supination(팔꿈치는 지지받지 않고, 올바른 각도로 놓는다. 3/4 범위가 무난하다)
4. 앉아서, 팔을 앞으로 뻗어 양손으로 직경 14cm(5inch)인 커다란 공을 잡아 올리고, 내려놓는다(공은 테이블 위에 팔꿈치가 펴지는 거리에 위치해야 한다. 손바닥들은 지속적으로 공에 대고 있어야 한다).
5. 앉아서, 테이블 위에 있는 폴리스틸렌 컵을 집어 들고, 그것을 몸의 다른 쪽으로 가로 질러 테이블 위에 놓는다(컵의 모양이 변화되지 않도록 한다).
6. 앉아서, 엄지와 각 다른 손가락과 계속적인 opposition을 10초 동안 14회 이상 수행한다(각 손가락은 번갈아 엄지를 opposition하며, 두 번째 손가락으로 시작한다. 엄지가 한 손가락에서 다른 손가락으로 또는 그 반대로 미끄러져서는 안 된다).

• 증진된 손의 활동(Advanced Hand Activities)

1. 펜의 머리를 집어올리고 다시 내려놓을 수 있다(환자는 팔을 앞으로 펴고 펜 머리를 집어올리고 그것을 몸 가까이 탁자 위에 놓는다).
2. 한 컵으로부터 한 개의 jellybean을 집어서 다른 컵 안에 놓는다(찻잔 안에 8개의 jelly-bean이 들어 있다. 양 컵은 팔 길이 거리에 있어야 한다. 왼손으로 오른쪽에 있는 컵으로부터 jellybean을 집어서 왼쪽에 있는 컵 안에 놓는다).
3. 수평선을 그려서 한 수직선에서 중단한다. 20초 이내에 10회 수행한다(적어도 5개의 선이 수직선에 닿고 수직선에서 중단하여야 한다).
4. 연필을 잡고, 한 종이 위에 빠르게 연속적으로 점을 찍는다(환자는 5초 동안 적어도 2개의 점을 찍어야 한다. 환자는 도움 없이 연필을 집어 자세를 취한다. 환자는 쓰기 위해 연필을 집어야 한다. 한자는 두드리는 것(stroke)이 아니고 점을 찍어야 한다).
5. 한 스푼(디저트 스푼)의 물을 입으로 가져간다(머리를 스푼을 향해 아래로 움직이지 않도록 한다. 물을 흘리지 않도록 한다).
6. 빗을 잡고, 머리 뒤에서 빗질을 한다.

각 움직임 활동은 최적의 행동이 0점에서 6점까지 7점 척도로 점수화 된다. MAS의 사용은 임상중재를 통한 효과 연구에서 결과측정이 성공적으로 발표되었다. 도구의 장점은 실시의 용이함, 높은 신뢰도, Fugl-Meyer 평가에서 선택된 항목과 높게 일치하는 타당도, 기능적인 과제수행을 강조한다는 점이다. 또한 작업치료사는 과제 관찰을 구조화된 형식으로 MAS를 사용하고 관찰적인 기술에 초점을 맞춰 정확한 평가를 하게 되었다는 점이다.

## 3 치 료

### 1) 균형

균형은 우리의 몸통분절에서 변화하는 중력의 영향에 동적으로 대항하여 바른 자세를 유지시키는 능력이다. 자세조절기전은 바닥면 내에 있는 우리의 몸통 질량 유지를 통해 균형을 잡는다. 일상생활활동 동안에 사람의 질량 중심은 움직임을 하는 동안 몸통에 적용된 외력에 의해, 움직이는 자동차 안에서 앉거나 설 때 발생하는 것 같은 지지면의 외부 움직임에 의해, 머리, 팔다리 혹은 몸통의 스스로 시작된 움직임을 요구하는 활동수행에 의해 나타난다. 전형적으로 중추신경계 기능 이상으로 인해 운동손상이 있는 사람에게 스스로 시작한 움직임으로부터 발생한 균형에 대한 도전은 외부적 동요에서 발생한 균형 도전보다 일상활동 기능에 더욱 중요하다. 연구에 의하면 균형조절을 위한 근육활동은 사람의 자세, 수행하는 과제, 활동이 일어나고 있는 환경, 몸통 부분이 보다 안정된 바닥면에 접촉함에 따라 다양하게 조절되는 것을 보여 주었다. 따라서 Carr와 Shepherd는 자세적응은 과제수행의 환경에서만 학습된다고 하였다. 그리고 자세 또는 한 과제수행 동안 균형훈련이 다른 환경에서 자세조절에 개선된다고 일반화하기는 쉽지 않다.

#### (1) 수행의 필수적인 특징

효율적인 균형은 감각과 운동시스템의 적절한 기능을 요구한다. 아래 표 7-6은 균형 기능 이상에 의한 손상으로 나타나는 특징들을 보여준다.

표 7-6. 균형 기능 이상에 의한 손상

- 균형 기능 이상과 관련된 부정적 특징
  - 근력과 타이밍 손상
  - 감각 처리, 시각, 촉각, 고유수용성감각, 전정감각의 손상

- 균형 기능 이상에 의한 적응된 특징
  - 질량 중심 안에서 이동 회피
  - 마비된 팔과 다리의 체중 이동 회피
  - 지지를 위한 손의 사용
  - 굳어진 몸통
  - 연부 조직 단축

시각, 전정감각, 촉각, 고유수용성감각에 대한 정보처리는 사람에게 몸통 사이의 몸통 질량과 중심정열에 대한 지속적이고 동적인 인식을 유지하게 한다. 근수축의 타이밍과 적절한 진폭을 예견하고 지속적인 힘생산과 운동수행을 하는 동안 변화하는 중력의 영향과 조화를 이루게 한다. 충분한 관절의 움직임과 근길이를 통해 필요한 움직임을 만들어 낸다. 이러한 영역에 손상이 있는 사람들은 불충분한 움직임이 두드러져 보이며 균형과 다른 운동기능에 영향을 주는 장기간의 부적응적인 적응전략을 발달시키기 쉽다. 사람들이 움직임 전략을 사용하는데 균형을 유지할 수 없다고 생각할 때 선택된 몸통부분만 움직임을 하는 전략을 사용하며 중추신경계가 조절하는 운동요소나 자유도(degrees of freedom)가 감소되어 있다. 중추신경계 기능 손상으로 자세조절이 결여된 사람은 일상적인 앉기나 선 자세에서도 균형을 유지하는 능력에 대해 불안정하다고 느낄 수 있다. 자신의 허리뼈극에 골반을 고정하거나 가슴우리에 어깨뼈를 고정하는 전략은 단기간 자세를 안정시킬수 있다. 그러나 이러한 패턴은 연부조직을 짧게 하고 인접한 구조로부터 어깨뼈와 골반을 분리하는데 어려움을 준다. 팔다리대에 움직임의 결여는 연속적인 팔과 다리의 정상적인 움직임을 제한한다. 마비된 다리로의 체중이동을 하지 않는 것은 이동 전략에 있어 불필요하게 바닥면이 넓고 지지를 위해 손사용이 과도한 것은 사용 가능한 근력과 감각처리 능력을 향상시키고 사용하는데 장애가 된다. 또한 걷는 것과 팔을 사용할 수 있는 능력에 있어 기회를 갖는데 문제를 만든다. 과제관련 훈련은 균형과 자세안정을 향상시키는 기술을 통해 이런 부적응 전략의 발달을 예방하는데 필요하다.

### (2) 평가

균형은 앉은 자세와 선 자세에서 스스로 시작하는 움직임 수행을 관찰 분석을 통해 아래 표 7-7에 따라 평가한다.

표 7-7. 평가

- 다양한 방향에서 보기(예 : 천장으로 올려보기, 스스로 뒤돌아보기)
- 물체를 집기 위해 앞으로 옆으로 바닥을 향해 아래로 뻗기
- 다양한 상태로 걷기

Carr와 Shepherd가 제시한 균형훈련은 각 세 가지 다른 기능적인 수행영역에서 이루어진다. 환자는 체중 중심을 옮기는 능력에 점진적인 도전을 제공받는다. 아래의 표 7-8은 치료사가 활동에 근거한 균형훈련을 구조화하여 훈련하는데 필요한 활동요소 목록이다.

표 7-8. 균형을 개선하기 위해 요구되는 과제의 단계

- 사람의 자세
  - 지지면의 크기와 모양(발의 위치, 앉거나 서는 곳의 표면)
  - 몸통의 시작 정렬

- 물체의 위치
  - 자세는 체중이동의 방향을 결정함(옆으로 움직이는 것이 앞으로 움직이는 것보다 어려움)
  - 거리

- 물체의 특성
  - 무게
  - 크기(두 손을 사용해야 할 때 균형에서 더 큰 도전)

- 시간적인 요구
  - 고정된 물체
  - 움직이는 물체

이 일반적인 지침들은 각 환자가 흥미 있고 기능 수준에 맞는 목표에 근거하여 무한한 가능성이 있는 활동들을 창조할 수 있도록 작업치료사들에게 제공한다.

### (3) 치료

#### ① 앉은 자세에서의 균형

앉은 자세에서 팔 길이 안이나 이상의 물건을 잡기 위해 뻗기를 하는 동안 균형을 유지하는 능력은 독립된 생활을 위해서 필수적이다.

적은 양의 신체 운동을 필요로 하며 앉은 자세에서 간단한 동작 수행 훈련을 할 수 있다. 아래의 그림은 앞과 옆으로 뻗기를 하는 동안 지지와 균형을 위해 마비쪽인 오른쪽을 사용하는 훈련이다(그림 7-1).

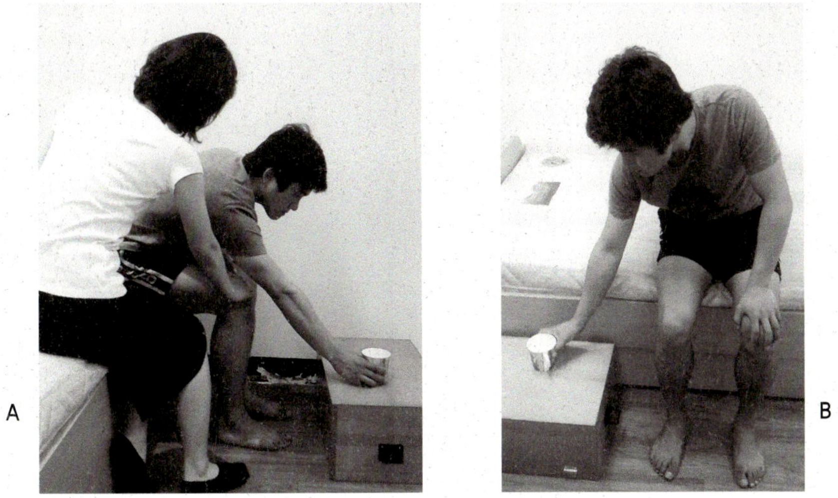


그림 7-1. 앉은 자세에서의 균형 훈련

아래의 그림 7-2는 앉은 자세에서 옆으로 뻗기 훈련으로 신체의 외측 운동이 없다면 환자가 왼쪽 바닥까지 닿을 수 없기 때문에 과제는 제작된 환경 안에서 수정할 수 있다. 오른쪽 다리근이 약하여 다리를 안정화하기 힘들기 때문에 치료사의 손을 통해 안정시킨다. 오른쪽 뻗기를 통한 체중 부하 훈련 시 다리와 신체의 이동에 뻗기를 활용하고 다시 바로 앉는다.

A
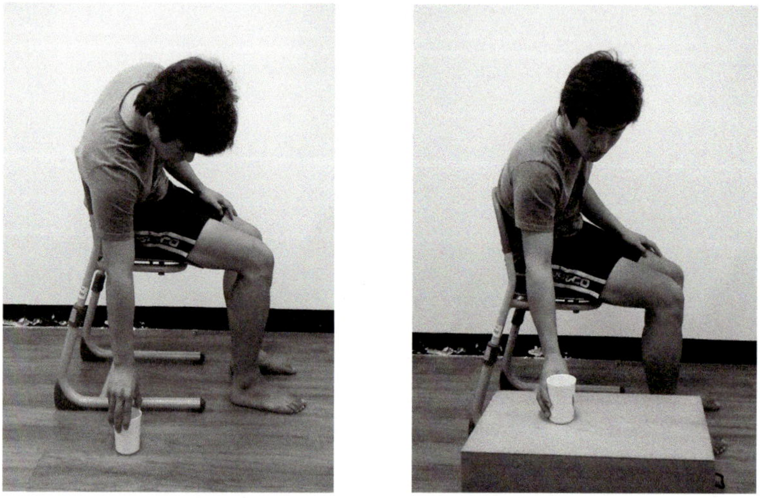
B

그림 7-2. 팔 뻗기를 통한 앉은 자세에서의 훈련

위와 같은 반복적인 운동을 통해 환자들은 자세의 균형을 유지할 수 있을 정도로 회복이 되면 기술을 향상시키기 위한 다양한 연습을 시도한다. 팔이 도달할 거리를 늘린다든지 속도에 변화를 주거나 양 팔을 사용하도록 물건이 크기와 무게를 증가시킬 수 있다(그림 7-3).

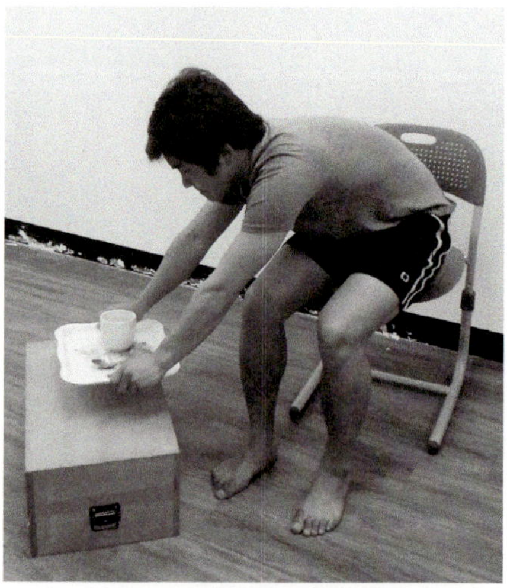

그림 7-3. 기술을 향상시키기 위한 훈련

#### ② 선 자세에서의 균형

선 자세에서 균형을 훈련하는 것은 초기 급성기에 자발적으로 이 동작을 연습하도록 한다. 발에서 신체를 지지할 때 무릎관절의 붕괴를 막기 위해 다리의 마비쪽에 충분한 폄 근력을 만들 수 있어야 한다. 훈련의 초점은 근력 훈련으로 다리의 지지력을 향상시키고 harness나 무릎관절 지지로 선 자세를 훈련하는 것이다. 그림 7-4에서 무릎관절 지지대는 환자가 앞으로 발 내딛기를 할 때 무릎관절 붕괴 없이 오른쪽 다리에 체중을 부하하도록 돕는다. Harness는 넘어지는 공포감 없이 선 자세에서 신체를 균형 잡는 동작을 연습할 수 있다.

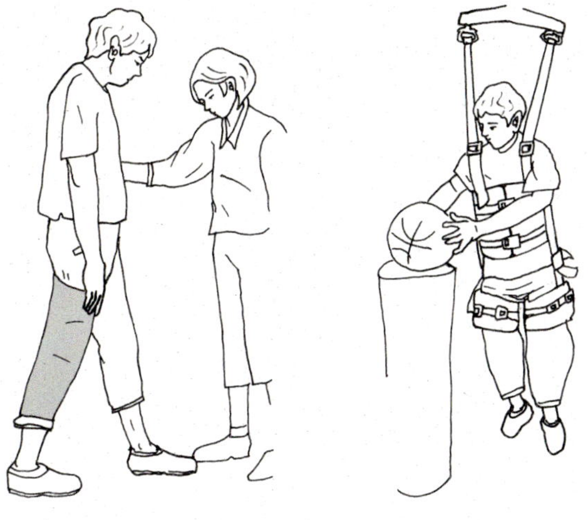

그림 7-4. 선 자세에서의 균형 훈련

선 자세에서 물건을 잡기 위해 앞으로, 옆으로, 뒤로 뻗기 훈련을 한다. 한 손이나 두 손으로 다양한 물건과 과제, 뻗기는 팔 길이 이상으로 하고 환자는 안정성의 제한점(limit of stability)까지 폈다가 돌아온다. 아래의 그림은 뻗기를 통해 마비쪽으로 체중이동을 시도하고 있다. Hareness에서의 균형 훈련은 환자가 오른 다리를 통해 더 많은 체중을 주고 서서 컵을 들기 위해 오른쪽으로 뻗기 훈련을 한다. 오른 손으로 외쪽의 컵을 잡을 때 몸통의 회전이 필요하기 때문에 더 많은 이동을 필요로 한다(그림 7-5).

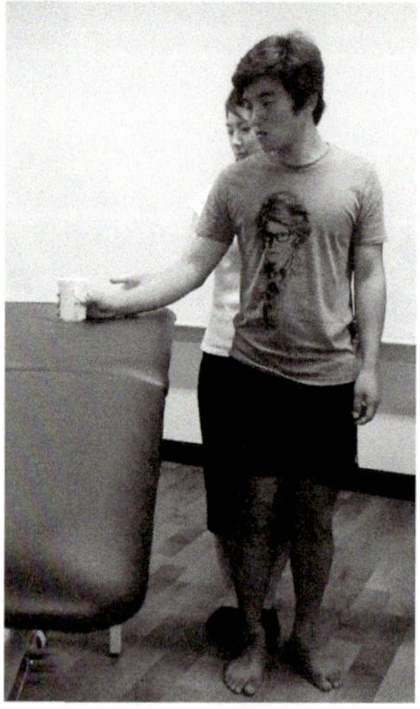

그림 7-5. 팔 뻗기를 통한 서기 훈련

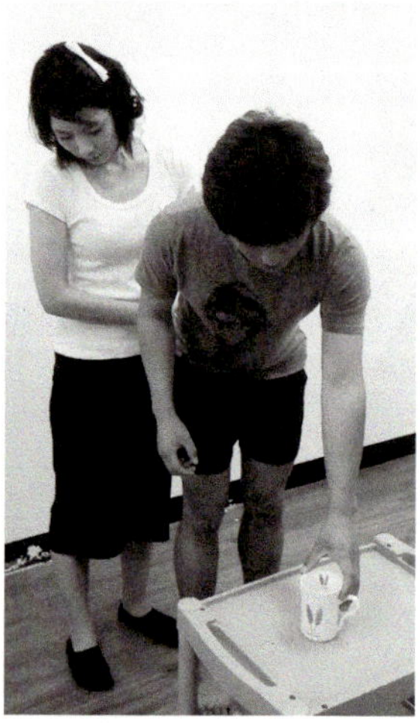

그림 7-6. 체중 이동과 연관된 물건 집기 훈련

위와 같은 반복적인 운동을 통해 환자들은 자세의 균형을 유지할 수 있을 정도로 회복이 되면 기술을 향상시키기 위한 다양한 연습을 시도한다. 선 자세에서 앞, 옆, 뒤로 물건을 건드리거나 집기 위해 신체를 낮추었다가 돌아오는 훈련이다. 그림 7-6은 엉덩관절과 발목관절의 굽힘과 폄 그리고 왼쪽으로 체중 이동과 연관된 물건 집기 훈련이다.

아래의 그림 7-7은 바퀴가 있으면서 움직이는 도구를 이용해 갑작스러운 동작의 반응을 경험하도록 하는 훈련이다.

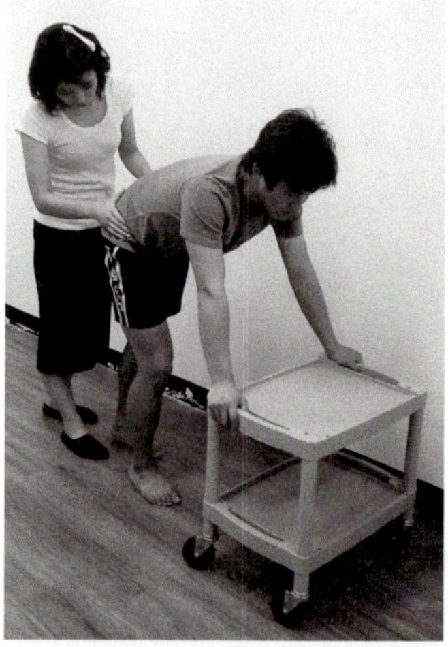

그림 7-7. 움직이는 도구를 이용한 훈련

## 2) 일어나기와 앉기

걷을 수 있는 환자들에게서 일어나고 앉는 방법의 학습은 기능적인 잠재력을 가지고 있어 전통적인 이동 기술보다 학습하는 것이 더 자연스럽다. 일어나고 앉는 환자의 능력을 향상시키는 치료는 환자의 앉은 자세, 앉은 자세와 선 자세에서의 균형, 기능적인 뻗기와 보행을 개선한다. 이 운동수행의 각 측면은 적절한 몸통정렬과 체중 중심에 영향을 미치는 동적인 움직임의 능력을 요구한다. 그리고 기능적인 활동수행에 있어서는 골반, 몸통, 팔다리에서 운동성과 안정성의 균형을 요구한다.

### (1) 수행의 필수적인 특징

정상적으로 일어나는 것에 대한 운동역학에는 두 단계가 있다. 예비 폄 단계로 전진단계는 체중 중심을 앞으로 옮기기 위해 엉덩관절을 굽힌다. 올림단계인 폄은 넙다리 부위가 멀어지는 것(thighs off ; TO)으로 시작한다. 이 시기 동안에 엉덩관절과 무릎관절은 마지막 선자세 정렬의 위로 체중 중심을 이동하기 위해 편다. 폄 시기에는 많은 힘을 내는 것이 가장 중요하다. 이러한 많은 힘이 발목관절, 무릎관절, 엉덩관절의 폄근 수축을 일으킨다. 일어나기에 대한 운동학적 요구는 보행하는 동안 입각기와 유사하다. 팔과 다리가 무너지지 않게 하기 위해 한 관절에서 힘이 감소하면 다른 관절의 힘을 증가시키는 보상을 한다. 예비 폄 단계 동안의 운동역학 특징은 폄 단계 동안 힘의 양에 영향을 미친다. 발을 앞으로 놓는 것은 일어나기의 두 단계를 방해한다. 그러므로 Carr와 Shepherd는 중추신경계 움직임 손상이 있는 사람들이 발목관절 등쪽 굽힘을 약 75도로 하고 무릎 관절로부터 가상의 수직선을 그어 뒤에 그의 발을 놓고 서기를 준비하도록 추천한다. 엉덩관절 굽힘으로 결정되는 예비 폄 단계 동안 몸통의 위치는 폄 단계의 운동역학에 영향을 미친다. 폄 단계에서 엉덩관절을 앞 방향으로 굽히는데 실패한 정상적인 움직임의 대상자는 폄 단계에 근력의 요구를 증가시키고 폄 단계 동안 무릎관절, 엉덩관절, 발목관절에서 엉덩관절, 무릎관절, 발목관절로 움직임의 요구를 변화시킨다. 그러므로 치료에서 엉덩관절 앞방향 굽힘은 일어나고 앉는데 중요한 요소로 강조된다. 또한 팔의 움직임과 수행의 속도는 일어서는 기전에 영향을 준다. 활동적인 팔의 굽힘은 자연적으로 다리 폄을 수반하고 다리에서 최대 이용 가능한 폄근의 힘에 기여한다.

Carr와 Shepherd는 환자들에게 안정성에 대한 위험에도 불구하고 예비 폄단계와 폄단계 사이에 일어나는 과제를 계속 연습하도록 추천한다. 그리고 Carr와 Shepherd는 환자들이 일어날 때 팔로 밀어내면서 일어나는 전략 사용을 반대하였다. 이 보상기술은 엉덩관절, 무릎관절, 발목관절에 힘의 사용을 줄이기 때문에 단기간엔 유용할지도 모르나 환자들의 근력을 개선하는 기회를 갖지 못한다고 하였다. 대신 일어나거나 앉는 것을 수행하는데 엉덩 관절과 무릎 관절 폄근이 약한 사람에게 좌석 높이를 올려서 훈련할 것을 추천한다. 근력이 증가하면 좌석 높이를 낮춰서 다리의 폄 근에 점진적인 근력 훈련을 제공할 것을 제안하였다.

### (2) 평가

다음 표 7-9는 Carr와 Shepherd의 프로그램에서 일어나기와 관련된 필수적인 요인과 관련된 평가 시행방법이다.

표 7-9. 앉은 자세에서 일어나기

- 전략적인 움직임 요소
  - 발 놓기 시작(무릎관절과 발목관절이 90도 이하)
  - 몸통의 앞방향 움직임(충분한 발목관절의 등쪽 굽힘과 엉덩관절의 굽힘, 몸통 바로 세우기)
  - 무릎관절, 엉덩관절, 발목관절의 연속적인 폄
  - 양쪽 다리로의 동일한 체중의 분포

- 환경 수정
  - 다리의 힘 요구를 감소하기 위해 좌석 올리기
  - 다리 폄 향상의 근력 강화를 위해 좌석 높이를 낮게 함
  - 만약 환자가 손으로 과도하게 밀어내면 팔을 사용할 수 없는 의자 사용
  - 발을 뒤로 놓을 수 있는 의자의 선택(무릎관절과 발목관절을 90도 이하로 굽힘)

만약 환자가 발목관절 등쪽굽힘, 무릎관절 굽힘이나 폄, 엉덩관절 굽힘이나 폄, 시상면에서 골반의 움직임에 운동 제한이 보인다면 수동적으로 근육의 길이를 늘릴 수도 있다. 환자가 전체 과제를 연습하는 것은 기능적인 수행을 하는 동안 필요한 연속성과 타이밍을 발달시키기 때문에 중요하다. Carr와 Shepherd는 일어나는 것을 학습할 때 환자들

이 동작을 멈추고 작은 각도에서 반대 방향으로 동작을 하도록 교육하는 것을 추천한다. 이것은 구심성에서 원심성 근육 활동 조절을 훈련할 수 있다.

### (3) 치료

팔걸이가 없고 딱딱한 의자에서 일어나고 앉는 연습을 한다. 치료사는 환자의 마비쪽 넓적 다리를 바닥 방향으로 밀면서 발을 고정시킨다. 환자가 일어나면서 오른쪽 다리에 체중을 주기 위해 외측으로 이동시킨다. 환자는 앞으로 충분히 나오기 전에 엉덩관절에서 몸통을 펴지 않는 것이 중요하다(그림 7-8).

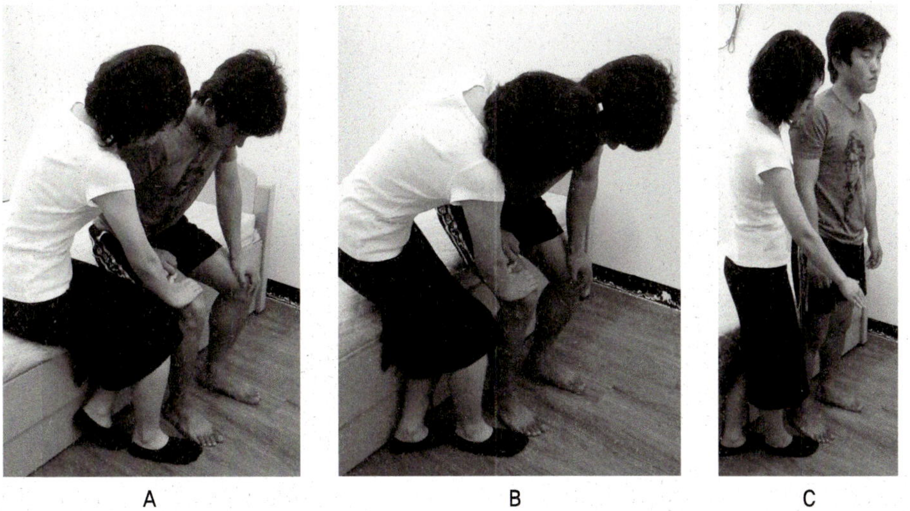

A B C

그림 7-8. 앉은 자세에서 일어나기

아래의 그림 7-9는 환자가 독립적으로 설 수 있지만 오른쪽 보다는 왼쪽 다리에 체중부하를 더 많이 한다. 넓적다리가 멀어지기(thighs off : TO) 전에 비마비쪽 발이 뒤로 더 많이 이동하고 있다. 훈련은 높은 의자에서 반복적으로 연습하는 것이 좋다. 치료사는 마비쪽 오른 다리에 더 많은 체중을 부하하기 위해 오른 발을 더 뒤로 하게 한다.

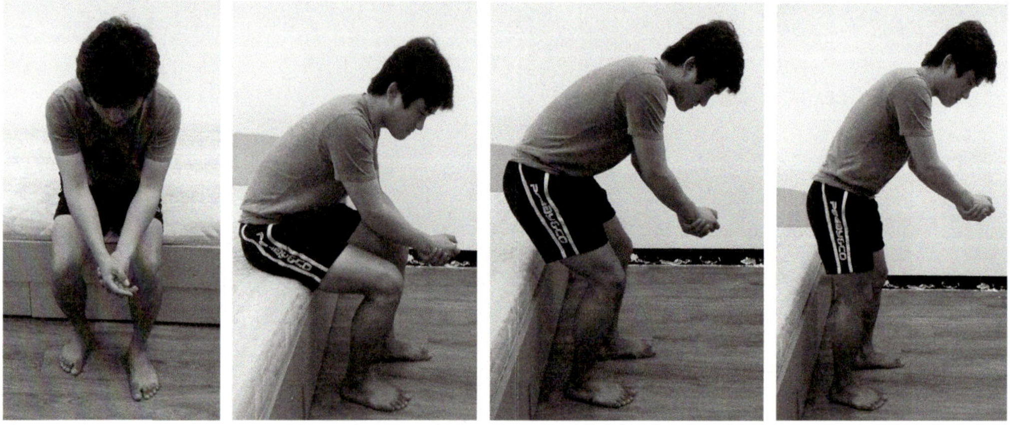

A B C D

그림 7-9. 오른쪽 다리에 체중 부하를 하면서 일어나기

## 3) 뻗기와 조작하기

팔과 손의 기능은 뻗기와 조작하는데 있어 뻗는 행동과 동시에 쥐기 위해 손을 벌리면서 시작된다. 몸통의 많은 활동들은 이 협응 단위들의 통합된 요소이다. 앉거나 선 자세에서의 모든 뻗는 행동은 자세적응에 선행되거나 동반되는 활동으로 단독적인 몸통활동이 아니다.

### (1) 수행의 필수적인 특징

앉은 자세에서 앞 방향으로 팔 뻗기는 골반의 앞 방향 움직임, 엉덩관절에서 몸통의 굽힘, 형성된 지지면의 균형을 유지하기 위해 다리의 능동적인 사용이 필요하다. 앉아 있는 동안 옆으로 뻗기는 지지면이 좁기 때문에 앞으로 뻗는 것 보다 더 도전적인 움직임이다. 서 있는 동안 뻗기는 적절한 지지면 만들기, 물체가 있는 방향으로 체중 이동이 요구된다. 중추신경계 손상이 있는 사람의 치료적 중재는 뻗기와 조작하기의 평가와 치료, 더불어 균형의 평가와 치료가 기본적으로 결합되어야 한다. Carr와 Shepherd는 신경학적 문제로 인해 뻗기와 잡기의 기능적인 회복에 있어 재활중재의 영향을 제한시키는 여러 요인을 제안하였다. 그들은 손기술 개선을 위해 제공되는 치료와 평가를 하기 전에 환자가 어깨관절 기능도 특정한 수준이 보일 때까지 기다려야 한다고 주장한다.

또한 전통적으로 심각한 뇌졸중이나 외상성 뇌손상 이후에 팔의 기능은 나쁜 결과와 연관되어 왔기 때문에 그들은 뇌손상 이후에 한손 활동 수행에 비마비쪽 팔을 독점적으로 학습하는데 의존한다는 의견에 동의하였다. 이 학습된 무사용는 팔의 사용과 관련된 부적절한 치료적 중재와 실제로 마비된 팔의 불충분한 실습기회 때문이다. 게다가 연부조직의 고정이라는 영향은 더 나아가 활동적인 운동 기능을 제한한다. 결국 Carr와 Shepherd는 아래의 지침을 제시하면서 치료사들이 뇌손상 이후 환자를 회복시키는 운동조절의 회복에 대해 입증되지 않은 믿음들을 버릴 것을 아래 표 7-10과 같이 권고했다.

표 7-10. 권고 사항

- 회복은 반드시 근위에서 원위로 연속적으로 진행하지 않는다. 오히려 치료사와 환자들은 팔의 모든 분절에서 근력을 이끌어 내도록 항상 모니터해야 한다.
- 손 기능과 관련한 치료 이전에 환자가 어깨관절 고정과 조절이 나타날 때까지 기다릴 이유는 없다. 오히려 제한이 있지만 쥐기를 요구하는 활동을 제시하는 것은 어깨관절 기능을 이끌어내도록 조직화하는데 도움이 되는 것으로 가치 있는 치료적 도전을 제공할 수도 있다.
- 능동적인 팔다리의 사용을 위해 뻣뻣함이 억제될 때까지 치료를 연기할 필요가 없다. 증거로는 전형적으로 근육 단축과 증가된 경직 때문에 많은 치료사들이 뻣뻣함과 연관된 과긴장이나 수동적인 움직임에 대한 저항이 보였다. 그러므로 Carr와 Shepherd는 능동적이고 기능적인 팔의 사용을 향상시키는 의미로 뻣뻣함을 감소시키기 위해 연부조직을 스트레치하거나 유지하는 것을 배제한 다른 방법의 사용은 권하지 않는다.
- 뇌손상 이후 운동기능의 회복과 연관되는 근육 결합들의 일반적인 유형은 없다. 오히려 연구에 의하면 운동수행을 하는데 있어 비정상적인 유형은 각 과제의 역할 요구에 의해 결합된 각 환자 근약화와 관련이 있음을 보여준다. 예를 들면 종종 마비된 어깨관절의 굽힘이나 벌림을 시도할 때 보이는 어깨띠 뒤 당김과 결합된 어깨관절 올림 패턴은 직접적으로 신경학적 병리학과 관련되지 않는다. 오히려 중력 방향과 반하여 이용 가능한 근력들의 사용이다. 그래서 운동유형을 개선하기 위한 중재는 각 환자능력의 개별화된 분석에 근거한다. 그리고 활동은 발달된 운동기술을 제공하기 위해 등급화 된다.
- 마비쪽 어깨 관절이나 손을 고정하는 전통적인 슬링과 보조기는 무사용이 학습되어 버린다. 현재의 접근은 과제 근거의 훈련을 하는 동안 팔의 활동적인 사용을 증진하기 위해서 위의 도구를 사용해 필요한 부분에 고정을 제공하는 어깨관절지지 보조기를 제공한다.
- 팔 기능을 개선하는데 노력하는 전통적인 재활은 대부분 팔과 손근육의 심한 마비가 있는 환자들에 초점을 맞추었다. 이러한 근육 단축과 자세의 부정렬과 관련된 이차적인 손상을 최소화하기 위한 예방적 중재를 고려하지 않는 회복치료는 대부분 경도에서 중등도의 손상수준의 뇌졸중 환자들에게 적용한다.

### (2) 자유도 문제

Carr와 Shepherd의 접근에 의해 언급된 운동수행의 네 가지 분류 중에서 뻗기와 조작하기는 가장 큰 자유도를 가진다. 이러한 자유도는 다른 환경에서 다른 과제들을 수행하는데 있어 요구하는 배경에 맞게 뻗기와 조작하기에 있어 유연성을 제공한다. 동시에 다양한 배경에서 선택하는 자유도는 활동시 요구되는 복잡한 팔 활동을 증가시킨다. 뇌졸중이나 뇌손상이 있는 많은 사람들이 치료사에 의해 도움을 받을 때 마비된 몸통의 단일 움직임을 수행한다. 다양한 자유도를 조절하지 못하는 환자들은 기능적인 뻗기나 잡기를 위해 팔을 사용하지 못한다. 정상적인 움직임은 팔과 몸통에서 여러 시너지 결합을 특징으로 한다. 몇 개의 예로 위팔어깨관절이 굽힘과 벌림을 하는 동안 세모근을 돕기 위한 근육 둘레띠의 활동 결합, 어깨 위팔리듬을 수행하는 어깨뼈의 위방향 돌림, 몸통의 뻗는 움직임을 수반하는 골반정위와 체중 이동 공간에서 손의 효율적인 위치를 위해 위팔어깨관절과 아래 팔돌림근 사이에 시너지결합, 강한 손가락 굽힘이 요구되는 쥐기 동안 손부위 관절 폄근의 시너지 수축을 보인다. 뇌졸중이나 머리손상 이후에 많은 사람들이 이 시너지 연결 수행을 자동적으로 하는 능력을 잃게 된다. 뻗기와 조작하기 기술을 개선하기 위한 중재의 중요한 목표는 약화와 고정에 의해 나타나는 움직임 장애의 최소화와 효율적인 뻗기와 잡기에 기초가 되는 기능적인 움직임의 결합, 운동과 활동 수행을 하는 동안 등급화된 자유도의 증가로 많은 활동의 기회를 제공하기이다.

### (3) 평가

Carr와 Shepherd의 접근에서 다른 평가와 같이 뻗기와 조작하기의 임상평가는 기능적인 과제를 수행하는 동안 각 환자의 시도에 대한 세부적인 관찰을 통해 이루어진다. 치료사들은 움직임의 제한이나 운동 전략을 효율적으로 변화시킬 수 있는 방법을 발달시키기 위해 팔기능의 운동과 운동학에 대한 지식을 사용한다. 대부분의 운동기능장애는 특정한 근육의 약화, 근육의 뻣뻣함과 길이의 변화, 손상에 보상하기 위해 적응전략을 발달시킬 수 있다. 또한 어깨관절의 통증은 효율적인 뻗기에서 조절 변인이 될 수도 있다. 다음 표 7-11은 어깨관절의 이차적 손상을 예방하기 위한 방법으로 안전 사항 목록이다.

표 7-11. 어깨관절의 이차적 손상 예방

- 모음근과 안쪽돌림근의 근육단축 예방 : 수동적인 움직임을 통해 스트레치 제공
- 관절오목위팔관절주위의 연부 조직을 아래로 향하게 하는 중력적인 힘의 최소화
- 적절히 수반되는 어깨뼈의 움직임 없이 수동적인 위팔 굽힘이나 벌림 피함
- 어깨뼈와 위팔의 관계에 관한 지식이 없는 사람에 의해 팔의 수동적인 움직임 피함

치료사들은 근력과 근육의 길이 평가와 적응전략을 수정하기 위해 고안된 중재를 통해 환자의 능력을 재평가한다. 훈련은 가설에 근거한 개별화된 고기능의 과제수행 관찰을 통해 이루어진다. 약화된 근육의 조기 조절은 원심성 운동을 제공하는 것과 근육이 중력에 저항하는 것 보다 팔과 다리를 원래대로 위치시키는 것에 의한 근수축에 대해 최적의 길이를 찾는 것을 촉진한다. 또한 신경발달치료(NDT) 접근에 사용된 한 예시로 어깨관절 90도 굽힌 바로누운자세는 세모근과 삼각근의 이른 수축을 이끌어낸다. 이 자세에서 중력은 어깨관절에 고정하는 힘을 제공한다. 단축된 근육은 치료사, 가족구성원, 혹은 환자 스스로에 의해 천천히 수동적인 스트레칭에 의해 늘어난다. 치료사들은 그들에게 다른 운동 전략을 사용해 다양한 뻗기와 잡기활동을 수행할 수 있는 기회를 제공해서 환자들이 불충분한 적응전략을 인식하도록 한다. 표 7-12는 뻗기와 조작하기에 필수적인 운동요소에 대한 내용이다.

치료사들은 치료적인 과제를 종합하고 등급화 할 때 이러한 요소를 고려한다. Carr와 Shepherd는 편마비가 있는 많은 환자들이 그들의 마비쪽 팔과 손을 사용할 수 있는 잠재력이 보임에도 불구하고 과도하게 한 손으로 매일 과제의 수행에 의존한다는 것을 인식했다. 그들은 적절할 때 강제유도운동치료(CIMT)의 사용을 지지한다. 그리고 그들은 양손 기능의 활동적인 사용이 권장되는 양쪽 과제를 통해 가능한 자연적인 이론의 틀을 제공한다고 인식한다. 잡고 조작하기에서 실제적인 훈련은 한쪽과 양쪽의 활동 모두의 다양한 과제를 다루는 훈련을 통해 이루어 진다. 감각훈련은 자연적으로 과제수행환경에서 다양한 모양, 크기, 질감으로 물체를 조작하는 기회를 통해 제공한다. Carr와 Shepherd는 특별한 피드백, 기능적인 전기자극(FES), 심상훈련, 기능적인 보조기의 사용을 포함하는 훈련을 증가시키기 위해 다양한 중재를 제안한다.

표 7-12. 기능적인 팔의 사용에 필수적인 요소

• 뻗기(앞으로, 대각선으로, 위로, 옆으로, 뒤로)
  - 적절한 어깨뼈의 움직임(앞으로, 옆으로, 위로 뻗기 위한 위 방향돌림과 벌림, 뒤로 아래로 뻗기 위한 아래방향 돌림과 모음)
  - 팔꿉관절 폄과 어깨관절 가쪽 돌림의 다양한 양
  - 엄지와 손가락들 사이에 손의 열린 틈
  - 손부위관절의 폄
  - 물체를 향한 적절한 모음과 벌림

• 쥐기
  - 쥐기 위한 준비
  - 손부위관절과 손가락을 폄
  - 엄지 손목손허리관절에 모음과 대립
  - 큰 물체를 위한 손가락 벌림
  쥐기 : 물체 주위로 엄지와 손가락 닫기

• 잡기
  - 물체를 잡은 동안 손부위관절의 굽힘과 폄
  - 다양한 크기, 모양, 무게의 물체를 들어올리기, 놓기, 돌리기

• 조작하기
  - 손가락의 굽힘과 폄
  - 엄지와 소지의 손목손허리관절에 굽힘과 대립
  - 독립적인 손가락 굽힘과 폄(예 키보드누르기)

### (4) 치료

#### ① 조작과 기민성 연습

움직임의 속도와 정확성, 그리고 기술을 향상시키기 위해서 다양한 활동을 사용할 수 있다. 연습과 연관성을 가진 과제를 생각해 내는 것이 환자를 돕는 것이다. 아래의 제시된 그림들은 손가락, 손목과 아래팔의 협응된 움직임을 훈련하는 예(그림 7-10~13)들이다.

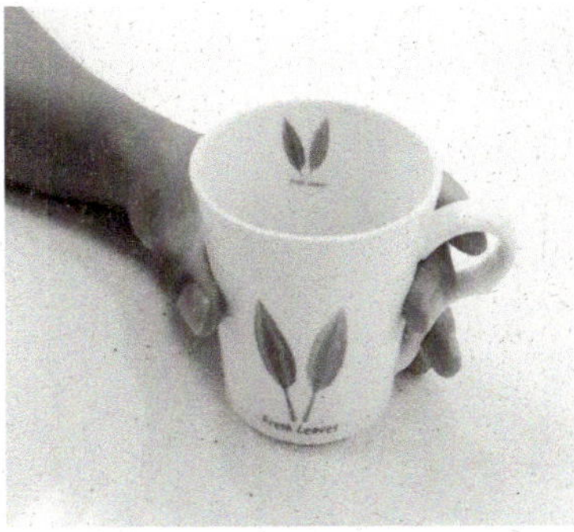

그림 7-10. 컵 쥐기

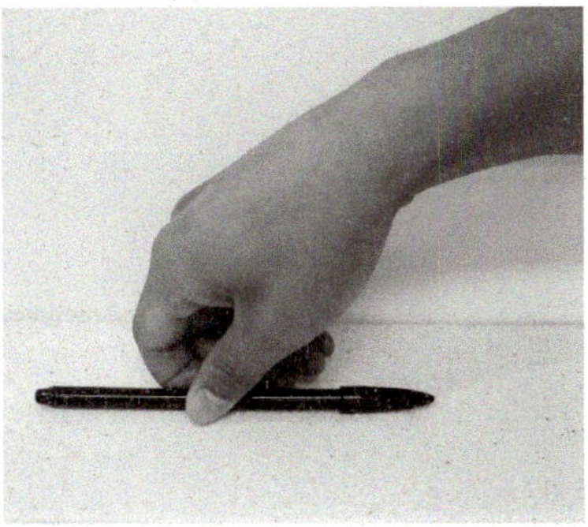

그림 7-11. 연필 180도 돌리기

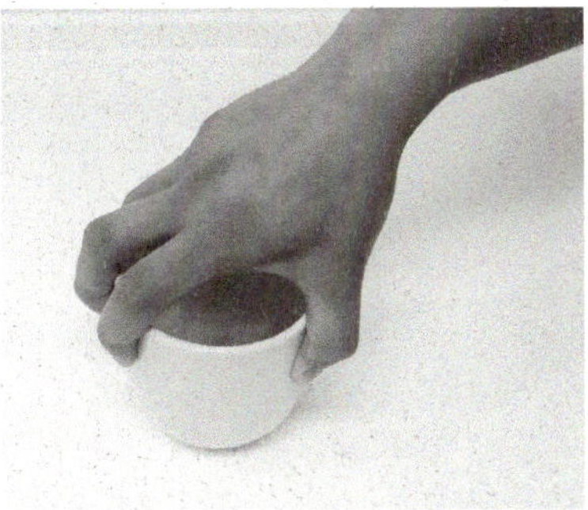

그림 7-12. spider 잡기

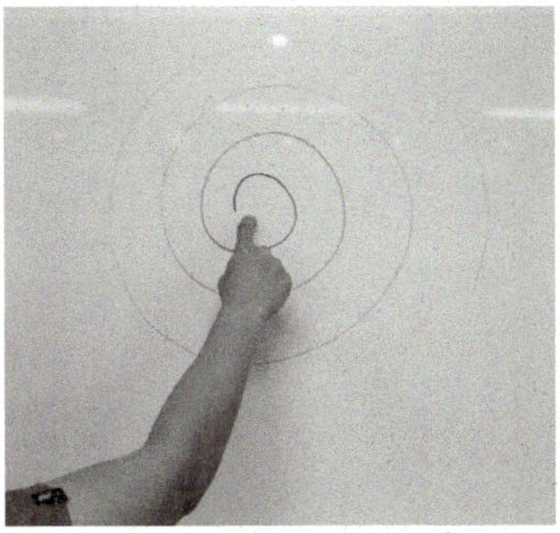

그림 7-13. 선 따라 가기

환자가 마비쪽의 간단한 움직임을 조절할 능력이 되면 아래의 제시된 그림(7-14~18)과 같이 bimaual training을 시작한다.

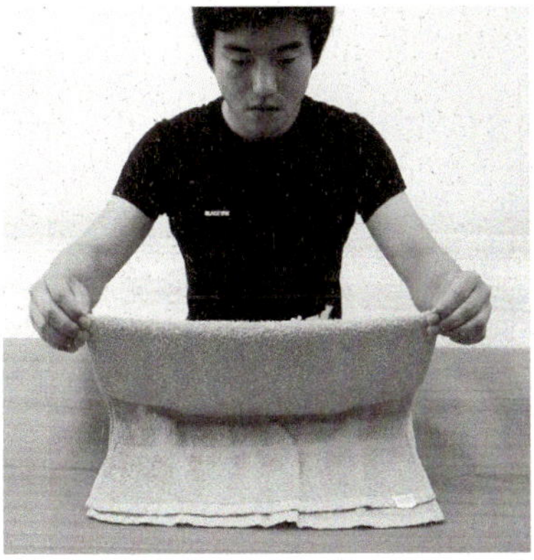

그림 7-14. 수건접기

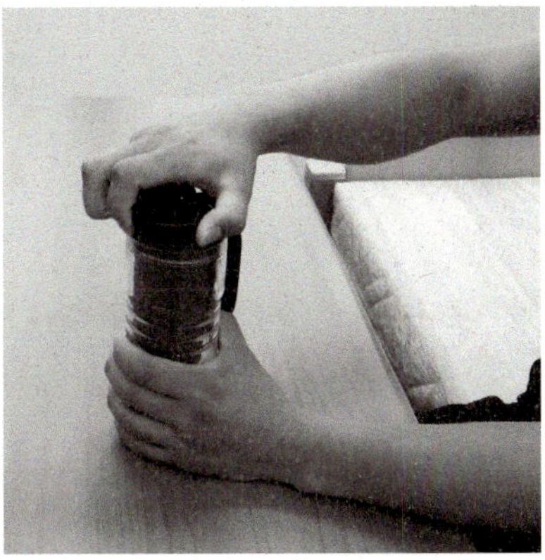

그림 7-15. 뚜껑 열기

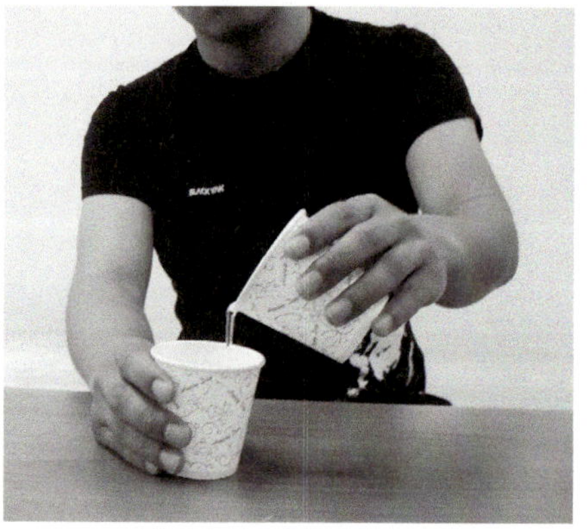

그림 7-16. 종이컵에서 다른 컵으로 물 붓기

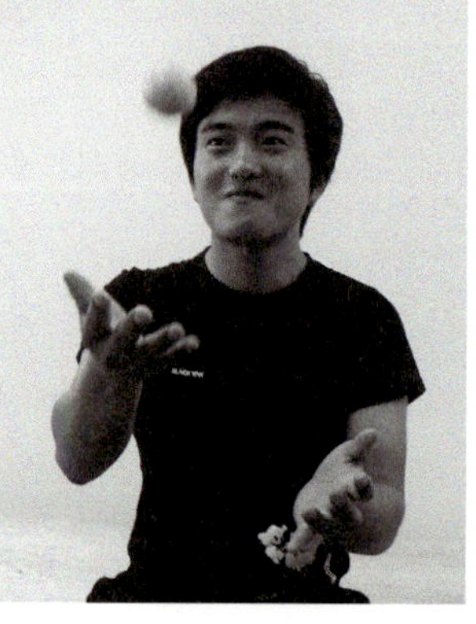

그림 7-17. 공 던지고 받기

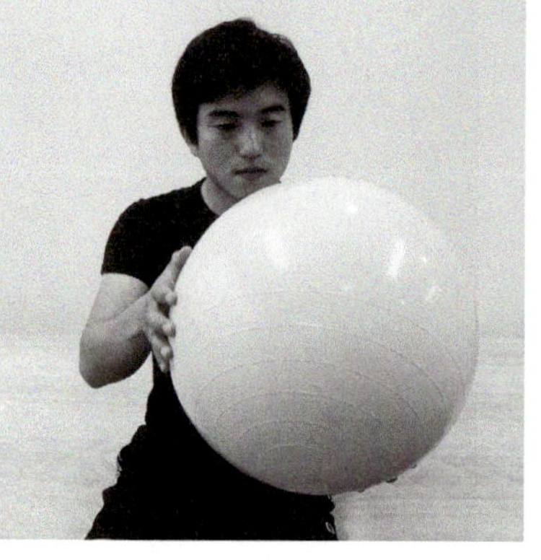

그림 7-18. 공 조작하기

## 4 강제유도운동 치료(Constraint-induced therapy)

강제유도운동 치료(Constraint-induced therapy)의 이론적 틀의 일부는 신경생리학적 연구와 동물 실험에서 보여준 마비쪽 팔의 학습된 무사용에 관한 행동학적 연구에서 얻어졌다. 원숭이의 손상되지 않은 앞다리의 제한은 학습된 무사용의 현상 변화에 대한 첫 번째 근거가 되었다. 이 실험의 성공은 뇌졸중 이후에 진행된 불완전마비를 가진 사람들을 대상으로 하는 후속 연구로 이어졌다. 이러한 뇌졸중 이후 뇌의 재조직화에 대한 연구들은 집중적이고 의미 있는 운동과 연습을 제어와 함께 사용하는 것을 뒷받침해주는 뚜렷한 증거들이다. 이런 연구들은 마비쪽의 사용이 증가하는 것과, 운동 수행과 뇌 재조직화의 향상 사이의 관계를 보여 주고 있다. Lipert(2001)와 동료들은 국소적인 경두개 자기자극(focal transcranial magnetic stimulation)을 이용한 연구에서 손상된 대뇌 반구에서의 손 근육 출력 위치가 커지는 것을 포함하는 유의한 뇌의 변화가 나타났고 이러한 변화는 6개월 후에도 지속되었음을 보고하였으며 주변 조직에서의 동원(recrutiment)을 시사하는 것이라 할 수 있다.

비마비쪽의 운동수행을 향상시키기 위한 다양한 접근 방법 중의 하나인 강제유동운동 치료는 E. Taub(2006) 박사에 의해 개발된 행동적 신경과학 연구에 기초한 치료 방법이다. 특히 동적 시스템 이론의 원리와 운동조절 습득을 위한 과제지향적 접근법을 기초로 하고 있다. 강제유도운동 치료는 학습된 비사용에 의한 다양한 과다 운동 장애(excess motor disability)에 대한 치료이다. 뇌졸중 환자의 재활을 위한 다른 방법들에서는 환자들이 일상생활에서 비마비쪽 팔 사용을 배운다. 이러한 치료방법들은 마비쪽 팔의 학습된 무사용을 초래하기도 한다. 편마비 환자는 처음 마비쪽의 팔로 움직임을 시도하려고 할 때 실패와 좌절감을 반복적으로 경험하게 되면서 비마비쪽 사지나 몸통을 이용하여 부족한 움직임을 보상하는 방법을 배우게 된다. 이러한 보상 전략은 습관이 되고 결국은 신경학적으로 회복이 이루어짐에도 불구하고 마비쪽 팔을 사용하지 않으려는 경향을 계속 보이게 되는데 이를 학습된 무사용 증후군(learned nonuse syndrome)이라고 한다.

대체치료인 강제유도운동 치료는 개인적인 재활에 사용되어 왔다. 뇌졸중 환자에게 적용한 강제유도운동 치료는 발병 후 급성기에 발생하는 학습된 부상용 현상을 극복하고, 팔기능을 담당하는 대뇌피질의 변화를 유도하여 편마비 환자의 팔기능을 향상시켜주는 방법이다. Smania(2006)가 제시한 치료방법에서 중점을 두는 세가지 요소로는 1) 마비쪽 팔의 집중적인 훈련, 2) 치료 기간 전체 동안 비마비쪽 팔의 사용을 제한하기, 3) 실험실 환경에서 실제 생활환경으로 치료 효과의 전이를 촉진하는 전이 패키지〔transfer package ; 지속적인 감독 없이 실제 생활환경에서의 마비쪽 팔의 사용을 촉진하는 방법으로 점검하기(mornitoring), 문제 해결하기(problem-solving), 행동 계약하기(behavioral contracting)〕이다.

## 1) 평가

강제유도운동 치료의 효과를 측정하기 위해 실험실내에서 측정된 운동 기능 평가를 한다. 동작의 질과 속도, 그리고 실제 생활환경에서 손상된 팔을 자발적으로 사용하는 정도가 평가된다. 실험실 상황에서 흔히 사용되어 온 운동기능의 평가도구로는 Wolf Motor Function Test(WMFT)와 Fugl-Meyer Motor Assessment(FMA)가 있으며 일상생활에 미치는 효과를 평가할 수 있는 평가도구로는 Motor Activity Log(MAL)가 있다.

### (1) Wolf Motor Function Test(WMFT)

WMFT는 15개의 운동항목으로 구성되어 있고 이것은 팔의 몸쪽과 먼쪽 근육을 검사한다. 검사 과제는 몸쪽에서 먼쪽으로, 대동작에서 소동작 순서로 진행된다. 대부분의 과제는 의자에 앉은 상태로 수행된다. 테이블에서 아래팔을 들어올리기, 물체로 뻗기, 연필 들기와 같은 표준화된 과제는 0~5점을 기준으로 한다(0 : 손상 팔로 전혀 시도하지 못함, 5 : 정상적인 움직임이 나타나고 과제를 완성하는 시간으로 측정한다, 그림). WMFT는 표준화된 측정법을 제시하기 위해서 책상에 그려진 기준선이나 격자를 사용하였다. WMFT는 중재 이전, 중재 후 즉시, 중재 이후는 연구설계에 따른 시간에 측정한다(표 7-13).

표 7-13. Wolf Motor Function Test(WMFT)

1989년 미국 Emory 의과대학의 Steven L. Wolf 박사에 의해 처음 개발됨

1. 평가목적
   - Constraint Induced Therapy 치료의 효과를 알아보기 위해 평가
2. 검사대상
   - 기능이 아주 좋은 만성 환자와 손의 능동적 운동만 가능한 환자들
3. 검사수행
   - 초기 21개의 하위 항목으로 구성
   - 이후 최소한의 손의 능동적 운동만 가능한 환자들도 검사가 가능하도록 17개 항목으로 수정됨
   - 각 항목에 대해 움직임을 지시하고 수행시간과 기능점수를 평가
   - 각 항목 당 수행시간은 120초
4. 점수매기기
   - 1항목에서 15항목까지의 팔기능은 수행시간과 기능적 점수로 측정
   - 기능 점수를 최소 0점에서 최대 5점의 6점 척도로 구성

### (2) Fugl-Meyer Motor Assessment(FMA)

FMA는 뇌졸중으로 인한 편마비 환자에서 Brunnstrom의 회복단계를 분류하고, 기능의 회복정도를 검사하기 위해 사용되고 있는 도구이다. 편마비 환자의 회복 6단계에 따른 50가지의 세부적인 움직임을 평가한다. 평가항목의 수행정도에 따라 0~2점을 부여한다. 0점은 수행하지 못함, 1점은 부분적으로 수행함, 2점은 완전 수행함으로 나눈다. 전체 점수는 0~100점으로 팔과 다리를 모두 포함한다. 팔에 해당하는 검사는 33항목으로 만점은 65점이며, 회복의 정도를 백분율로 나타낼 수도 있다(표 7-14).

표 7-14. Fugl-Meyer Motor Assessment(FMA)

Fugl-Meyer Motor Assessment는 적응된 Brunnstrom의 편마비 분류와 진행 기록을 사용하여 Brunnstrom-Fugl-Meyer Motor Function Assessment로 불리기도 한다.

1. 평가목적
   - 뇌졸중 환자의 기능적 회복 정도 측정
   - Brunnstrom의 6단계 회복수준에 따른 운동기능 평가

2. 평가대상
   - 신경손상환자(주로 뇌졸중)

3. 평가수행
   - Brunnstrom의 회복 6 단계를 50가지의 움직임으로 세분화됨
   - 환자에게 움직임을 지시하고 반응을 평가함

4. 소요시간
   - 약 30분

5. 점수매기기
   - 요구되는 움직임을 수행하는 환자의 능력이 완수의 정도에 따라 점수 매기며 서열-수준 점수체계를 사용
   - 각 항목 점수
     0 : 수행될 수 없음
     1 : 부분적으로 수행될 수 있음
     2 : 결점 없이 수행될 수 있음
   - 반응이 불완전할 경우, 시너지나 움직임 패턴의 특정 약한 부위를 결정하기 위해 환자의 반복 시도를 관찰하는 것이 필요
   - 총점은 팔과 다리에 대해 이완을 나타내는 0점부터 정상운동기능을 나타내는 100점까지
   - 하위검사들이 독립적으로 사용
   - 팔의 총점은 66점이고 다리의 총점은 34점

### (3) Motor Activity Log(MAL)

MAL은 마비쪽 팔을 어떻게 사용하는지 알기 위한 반구조화된 면담 측정법으로, 검사자가 환자나 보호자를 통해 마비쪽 팔을 얼마나, 어떻게 독립적으로 사용했는지를 알아보기 위해 30가지 일상생활활동으로 이루어져 있다. 각 활동시 마비쪽 팔을 사용하는 양(Amount of Use : AOU)과 움직임의 질(Quality of Movement : QOM)을 측정하게 된다. AOU 점수는 0점(전혀 사용하지 않음)에서 5점(발병 전 만큼 마비쪽을 사용함)까지, QOM 점수는 0점(활동에 마비쪽을 사용할 수 없음)에서 5점(발병 전과 같이 마비쪽 사용할 수 있음)까지 6점 척도로 되어 있다. 각 30가지 활동의 점수를 모두 합한 후, 평균점수(0~5점)를 구하며 2.5점 미만이 마비쪽 사용 손상이다(표 7-15).

표 7-15. Motor Activity Log(MAL)

1. 평가목적
   - 팔의 운동능력 평가

2. 검사수행
   - 각 활동시 마비쪽 팔을 사용하는 양(Amount of Use : AOU)과 움직임의 질(Quality of Movement : QOM)을 측정
   - 30가지의 일상생활 동작

3. 점수매기기
   - AOU 점수 : 0점(전혀 사용하지 않음)~5점(발병 전 만큼 마비쪽을 사용함)
   - QOM 점수 : 0점(활동에 마비쪽을 사용할 수 없음)~5점(발병 전과 같이 마비쪽 사용할 수 있음)
   - 6점 척도
   - 각 30가지 활동의 점수를 모두 합한 후, 평균점수(0~5점)를 구함
   - 2.5점 미만이 마비쪽 사용 손상

## 2) 치료

Taub 등(1993)은 2주간 매일 6시간의 과제를 수행하게 하고, 깨어있는 시간의 90% 이상 동안 비마비쪽 팔에 슬링을 착용하도록 하여 비마비쪽 팔 운동을 제한시키고 14일 중 10일은 하루 6시간을 집중적으로 마비쪽 팔 훈련을 실시하는 강제유도운동 치료를 개발

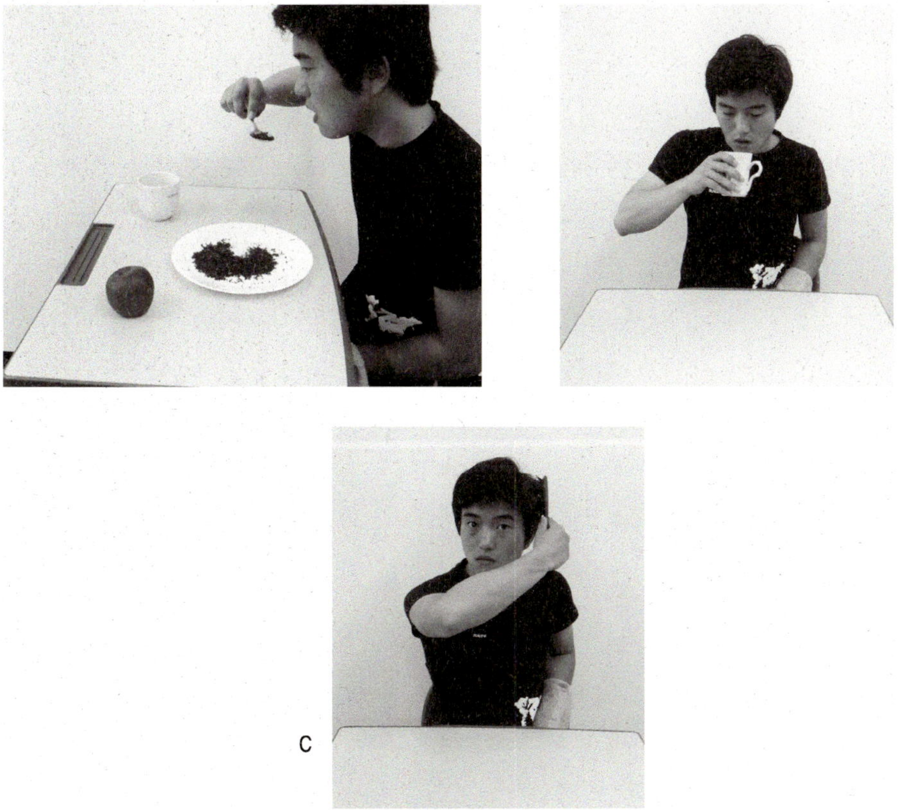

A B C

그림 7-19. 마비쪽 팔 사용

하였다. 환자는 마비쪽으로 행동형성의 움직임을 하게 함으로써 몇 주 동안 집중적인 손상된 팔의 사용 훈련을 한다(그림 7-19).

이 중재를 받은 환자들은 최소의 운동 기준(minimum motor criteria)을 통과하고 자발적으로 팔의 가동 능력이 있음에도 불구하고 일상적인 과제에서 마비쪽 팔을 사용하지 않는 사람들을 대상으로 한 것이다. 비마비쪽 팔을 제어하는 거의 모든 연구들은 14일 동안 하루의 대부분 시간을 스플린트(resting hand splint)와 슬링을 착용하였다고 보고했다(특별한 기능을 필요로 하는 일을 제외한 활동 시간의 90%). 미트(mitt)나 장갑을 사용하는 것도 제어에 효과적이라는 몇몇 연구가 있었지만 이 경우에는 반드시 스태프가 환자에게 마비쪽을 사용하지 말도록 주지시켜 주어야만 한다. 미트나 장갑의 장점은 절충된 형태로 팔을 사용할 수 있다는 것이다. 연구 대상 환자들은 하루에 6시간 동안 집중적으로 과제-지향적인 운동과 훈련을 받아야 한다.

Taub 등(1993)은 9명의 뇌졸중 환자에게 무작위로 강제유도운동 치료를 사용하였을 때 유의한 결과가 있음을 발견하였다. 이 연구의 참여자는 손목과 손가락 폄이 가능하며 뇌졸중이 발병한 지 1~18년 경과된 사람들이다. 또한 비마비쪽 팔의 사용을 제한하기 위해 팔걸이 붕대를 착용했기 때문에 낙상의 위험상황에서 스스로 보호할 수 있는 균형 능력이 좋은 환자들을 대상으로 하였다. 대상자들은 12일 동안 비마비쪽 팔에 팔걸이 붕대를 착용하였다. 12일 동안, 팔걸이 붕대는 안전하지 않거나 극히 어려운 특정한 활동을 제외하고 깨어있는 대부분의 시간 동안 착용하였다. 또한 대상자는 12일간의 중재기간 동안 그들이 깨어있는 시간의 적어도 90% 이상 제한하는 도구를 착용하기로 행동 동의서에 서약하였다. 이 행동 동의서는 대상자가 마비쪽 팔만 독자적으로 사용, 양쪽 팔 사용, 비마비쪽 팔 사용(안전의 이유)하는 활동에 대한 규정을 확인하는 것이다. 대조군 참가자들은 손상 팔에 초점을 두고, 집에서 가능하면 많은 새로운 활동에 손상 팔을 사용하여 시도하도록 지도하였다. 활동은 2주 동안 기록되었다. 대조군은 손상 팔의 유연성이나 능동적 움직임이 필요한 활동이 포함된 두 회기로 이루어졌고, 개별화된 관절가동범위 운동 프로그램을 제공받았다. 치료의 효과는 WMFT(Wolf Motor Function Test)와 MAL(Motor Activity Log), 생활환경에서의 기능적인 사용을 알아보기 위하여 구조화된 인터뷰를 사용하여 측정되었다. 속도, 움직임의 질, 손상 팔의 기능적인 사용은 대조군과 비교하여 실험집단에서 유의하게 향상되었고 이것은 2년 이상 지속되었다는 연구결과가 나왔다. Kunkel 등(1999)은 실제 생활환경에서 손상 팔의 사용 양이 100% 이상 증가된 결과를 제시하였다. 모든 형태의 강제유도 치료에서 효과적인 요소는 환자에게 하루에 많은 시간 동안 손상 팔의 반복적인 사용을 수행하도록 하는 것으로 나타났다.

과거 많은 연구들은 뇌졸중 후 환자의 기능 향상에 대하여 전통적 치료와 비교하여 강제유도운동 치료의 효과성을 검증하였다. 그러나 최근에 Levine(2002) 등은 강제유도운동 치료에서 적용한 하루 6시간의 긴 시간 동안의 비마비쪽 제한과 집중적인 마비쪽의 훈련으로 인해 환자들은 심리적 불안감을 느끼고, 임상에서 치료를 적용하는 치료사에게 부담을 가중시켜 시간적인 면과 비용적인 면에서 임상적 적용의 어려움을 강제유도운동의 제한점으로 제시하였다. 이와 관련하여 Pierce 등(2002) 비마미쪽 제한 시간과 마비쪽 훈련 시간을 다양하게 수정하여 하루 중 활동이 가장 많은 시간 중 5시간 동안 비마비쪽을 제한하고 이 시간 중 2시간 동안 환측의 집중훈련으로 마비쪽 팔 기능의 향상을 보고하였다. 또한 Page(2005)는 기능 증진에서 반복적인 특정 과제연습이 치료강도보다 더 중요하다고 강조하였다.

최근 강제유도운동 치료 연구가 다른 진단 기준, 다른 치료기간, 다른 선정기준을 포함하기 위하여 넓은 범위로 확대되었다(표 7-16).

표 7-16. 강제유도운동치료 대상 기준

- 첫 번째 발병이고, 발병한 지 1년 이상된 뇌졸중 환자
- 최근에 치료적 중재를 받은 적 없음
- BBT(Berg Balance Test)의 점수가 44점 이상
- 손상 팔의 능동 관절가동범위가 어깨 굽힘과 벌림 45°, 팔굽 굽힘과 폄 90°, 손목 폄 20°, 손가락 폄 10°
- MMSE 점수가 최소 22점 또는 다른 인지검사에서 인지에 결함이 없음
- 움직임 또는 기능에 방해되는 병적 상태가 없음
- MAS에 의해 측정된 강직이 제한적임(0에서 1범위)
- 가정프로그램으로 도움이 가능한 개인

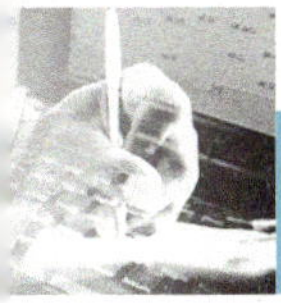

제 8 장

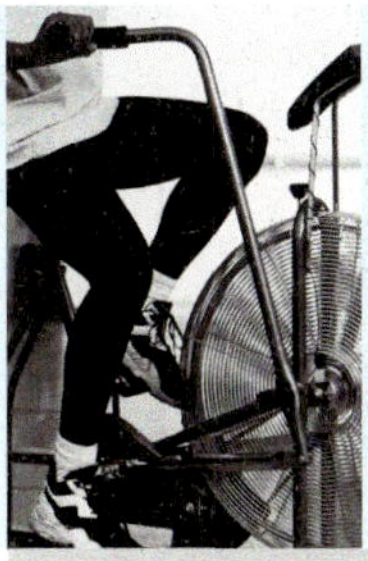

# Affolter 접근법

## 1 개 요

이 이론은 스위스의 Felicie Affolter에 의해 전개된 이론으로 지각(perception), 상호작용(interaction), 언어(language)적 접근방법이다. 그녀는 Jean Piaget가 일상생활에서 아동들의 경험을 관찰하는 것이 중요하며 이를 통해 아동들이 어떻게 인지발달을 해나가는지에 대한 인지 발달 이론을 바탕으로 하여 자신의 이론을 발전시켰다. Affolter의 이론 및 치료접근은 지각, 상호작용, 언어의 발달과정과 일상생활에서 촉각-운동 감각 입력(tactile-kinesthetic sensory input) 그리고 문제해결 과정에서 일어나는 관련된 사고에 기초한다. 이 임상 기술은 나이에 맞는 기능적인 동작을 이용하는 실제적인 상황(wirklichkeit)에서의 평가 및 치료를 강조한다. Affolter는 지각, 상호작용, 언어를 촉진시키기 위해 비언어 안내(nonverbal guiding)라는 치료기술을 발전시켰다. 치료는 성공적인 결과에 중점을 두는 것 보다 문제해결 과정을 통해 적절한 감각 입력(input)을 주는 것에 초점을 두었다.

### 1) 기능적인 용어로서의 지각(Perception)과 인지(Cognition)의 이해

지각(Perception)이라는 용어의 정의 및 임상적인 해석과 인지(cognition)와의 관련성을 이해하는 것이 중요하다. Webster 사전에서는 지각(perception)을 "정신적인 이미지, 물리적인 감각을 통한 환경 요소에 대한 인식, 감각사용으로 얻어진 물체에 대한 인상, 경험을 통한 물리적 감각의 해석"으로 정의하였다. Affolter는 지각을 "가장 넓은 의미로 볼 때 우리가 지각에 대해 말 할 때마다 외부 세계 혹은 우리의 주의에 대해 다른 각각의 감각을 통한 자극의 입력을 나타낸다"라고 하였다. 또한 Webster 사전에서는 인지(cognition)를 "앎, 넓은 의미에서 앎의 과정이며 지각, 기억과 판단을 포함하는 지각과정의 결과"라고 하였다. 인지학자들은 인지의 개념을 각성(arousal), 주의(attention), 방향(orientation), 시작(initiation), 순서(sequencing), 문제해결(problem solving), 기억(memory), 산만성(distractibility), 충동성(impulsivity), 억제(inhibition)를 포함하여 분석하였다. 안전에 대한 판단(safety judgement), 합리성(reasoning), 구조화(organization), 계획(planning), 그리고 처리속도(processing time) 등의 요인들이 주의 깊게 평가되어야 한다고 하였다.

우리는 환경과 우리자신에 관하여 배우기 위해 촉각, 시각, 청각, 미각, 그리고 후각을 사용한다. 사람들은 세상, 상황 또는 활동 등과 관련하여 어떠한 상태에 있는지 알기 위해 환경과 상호 작용할 필요가 있다. 상호작용은 상황의 적절한 탐구를 요구한다. Affolter는 촉각-운동 감각 시스템(tactile-kinesthetic sensory system)은 상호작용에 필수적인 정보를 제공하며, 상호작용의 과정을 통해 보다 복잡한 수행의 발달이 이루어진다고 보았다. 몇몇의 연구에서 환자들은 복잡한 인간 행동에서 뿐만 아니라 환경으로부터 촉각-운동(tactile-kinesthetic) 정보를 처리하는데 실패하는 것으로 나타났다. 촉각-운동 감각 정보처리에 관해서는 알려진 것이 별로 없다. 대부분의 지각에 대한 연구는 시각처리(visual processing)에 중점을 두어왔다. 그래서 많은 사람들은 지각(perceotion)이 주로 시각에 의해 영향을 받는다고 생각한다. 최근까지 접촉(touch)의 사용을 통한 유의한 변화들에는 과소평가되어 왔다. Affolter와 Stricker는 환경과 개인들 간의 상호작용은 접촉을 필요로 하며 접촉은 오직 촉각-운동 감각 시스템(tactile-kinesthetic sensory system)을 통해서만 실행될 수 있다고 주장하였다. 촉각-운동 시스템(tactile-kinesthetic system)은 다른 감각기관에 의해 제공되는 정보에서는 빠져 있는 환경의 질에 관한 유일한 정보를 제공한다. 또한 환경과의 상호작용을 포함한 활동을 하는 동안 자각되는 정보들을 받아들이며, 인과관계를 이끌어 환자에게 피드백(feedback)을 제공하여 환경 내에서 활동과 사물간의 인과관계와 같은 지각적 추정을 이끌어 낼 수 있다. 지각적 추정은 동작이 일어나기 전에 변화를 예측하거나 참여할 수 있는 능력이다. 각 개인은 실제적 상황으로부터 받아들인 감각자료를 비교 및 대비하기 위해 그들의 축적된 경험을 계속적으로 사용한다. 다시 말해 기존의 경험을 갖지 않고는 어떤 것을 자각할 수도 또는 이에 대한 지각을 가질 수도 없다.

## 2) 지각처리과정 동안 문제해결(problem solving)의 중요성

지각하는 능력 없이는 일상생활의 문제를 해결할 수 없다. 문제해결은 항상 목표를 향해 행동하는 것이다. 문제를 해결하는데 있어서 각 개인은 다음 사항을 할 수 있어야 한다.

(1) 평가(주어진 정보에 기초)
(2) 가설 설정(build a hypothesis)
(3) 실행(act)
(4) 피드백 사용(use feedback)

문제해결은 단순한 것으로부터 복잡한 것 까지 여러 단계의 계획을 포함한다. 처음 단계는 단계별(step-by-step) 계획을 하는 것이다. 문제해결을 위해서는 문제 또는 상황을 인식하고 환자를 어느 단계에서 치료할 것인지 결정하는 것이 중요하다. 환자는 지각적 영역 내에서 필수적인 모든 정보나 사물을 갖추고 실제 상황에서 활동을 단계적으로 계획하고 실행할 수 있어야 한다. 환자가 문제 해결을 하도록 돕는데 있어서 기억해야 할 가장 중요한 것은 치료사나 가이드 하는 사람은 환자에게 해답이 아니라 가능성을 제공하여야 한다. 상황의 탐구를 촉진시키는 것이 치료사의 중요한 역할이다. 코마 자극(Coma stimulation)시 환자의 지각(perception) 또는 인식하는 능력을 평가하는 것에 어

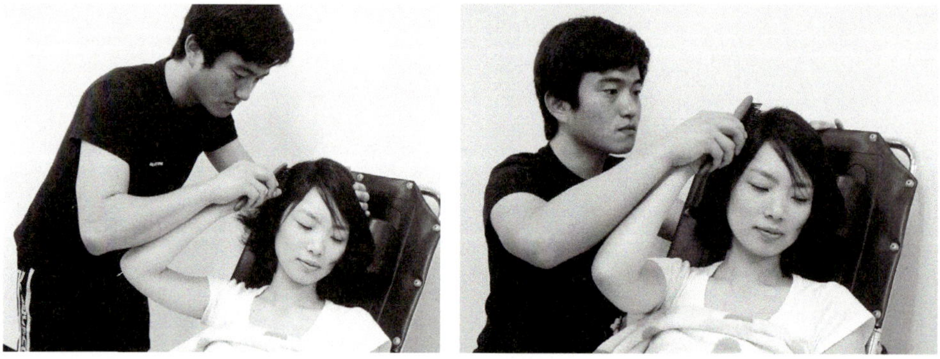


그림 8-1. 머리빗기를 통해 자극주기

려움이 따르며 평가하거나 촉진하는데 자주 실패한다. 전통적인 감각자극 시 환자가 특수한 냄새, 시각적 자극, 또는 벨 소리를 인지하는지 알 수 있는 방법으로는 고개를 돌리거나, 또는 시각 추적, 유해 자극에 대해 얼굴을 찡그리는 것 등에 의해 평가해 왔다. 그러나 이러한 평가는 일치되지 않을 때가 많으며 신뢰할 수 없다.

환자에게 친숙한 동작(예로 머리 빗질)을 통해 말을 사용치 않고 가이드 하였을 때 많은 인식의 징후를 관찰할 수 있다. 목표는 환자가 독립적으로 머리를 빗질하는 것이 아니라 그 상황에 관한 정보를 제공하는 것이다. 환자는 예측할 수 없는 자극 또는 친숙하지 않은 상황에 대해 초기에 몸의 긴장도가 증가하는 반응을 보일 수 있다. 정보가 처리되면서 환자의 근 긴장이 정상적으로 되기도 한다. 따라서 치료사는 환자가 인식하는지의 징후를 보기 위해 자극을 주거나 목적 있는 활동을 시도한다(그림 8-1).

또 다른 예로 재인식 단계(recognition level)에서 실어증이 있는 성인 여자 환자가 세면실에서 양치질을 하는 경우이다. 치료사는 환자가 이를 닦도록 유도하기 위해 필요한 물건들을 미리 준비해 놓는다. 모든 물건을 환자가 볼 수 있도록 환자의 시야 안에 놓는다. 환자는 치료사의 요구를 알지만 그 작업을 시작하지 못한다. 이런 상황에서 환자는 미심쩍은 표정을 짓거나 또는 그 작업을 하기를 거부하기도 한다. 치료사는 적절한 단계를 통해 가이드를 하기 시작한다. 치료사는 말을 하지 않고 환자의 손을 잡고 직접 치약이나 칫솔을 집어 올리도록 가이드를 하면 환자는 무엇을 하는지를 그때서야 인식을 하고 치료사가 시작하였던 활동을 시작한다. 작업의 적합한 순서에 따라 환자가 활동을 이어나갈 수 있도록 하기위해 매시간 치료사는 환자가 활동을 주저하거나 좌절되는 모습을 보면 즉시 필요한 만큼 가이드하여 환자를 돕는다. 만약 환자가 칫솔을 입으로 가져가야 하는데 머리로 가져간다면 이 상황에서 도구를 인식하지 못했을 가능성이 있다. 치료사는 말없이 환자의 손을 입을 향하게 하여 방향을 바꿔줄 수 있다. 치료사는 말을 하여 환자가 자신의 실수에 대해 신경을 쓰지 않도록 해야 한다. 치료사가 환자의 실수에 대해 지적을 하면 때로는 환자가 부끄러움을 느껴 활동에 방해가 될 수도 있다. 활동이 끝나가면서 문제가 해결되는 과정을 통해 환자의 뇌는 올바른 정보를 인식하게 된다. 대화는 작업 이후에 이루어질 수 있으며 활동을 하는 동안 사용되는 도구, 물건, 방법의 순서 등이 대화의 내용이 될 수 있다. 이 접근 방법은 환자가 인식을 하고 있다는 것을 확인하고 기억력을 평가하는데 유리한 방법이다.

보다 상위 단계의 계획은 환자가 시각이나 구두로 또는 다른 단서 없이 하나의 이벤트(event)를 계획할 수 있다. 대부분의 치료사들은 어떠한 동작 또는 상황에 대해 잘 알고 있을 때 생산적인 단계(production level)를 만들어낼 수 있다. 그리고 목표에 도달하기 위해 정상적 움직임 패턴을 이용하여 적절한 순서를 조직, 계획, 준비, 추구할 수 있다. 이들 과정 중 문제가 있다면 치료사는 단계별 수준에서 이전 단계로 가거나 목표에 도달하기 위해 보조를 할 수 있다. 고위 생산적 수준(High production level)에서 작업하는 것은 평가, 가설 설정, 수행, 그에 따른 대응할 수 있는 능력을 요구한다. 이 능력은 결과적으로 매우 많은 노력을 요구하는 수행 수준이다.

고위의 생산적 수준(high production level)에서 작업의 예를 들면 일반적으로 환자에게 식단을 계획하고 작업의 모든 단계를 기록하고, 그리고 필요한 도구의 목록을 만들도록 한다. 환자가 익숙한 동작을 인식하는데 어떠한 어려움을 보이면 그 단계 수준에 머물러 있는 것이다. 이 환자는 처음 적절한 도움을 받아 음식 재료를 준비하고, 다음 이용되는 도구의 목록을 만들고, 단계 목록을 작성하여야 한다. 익숙한 상황에서 환자가 높은 수준의 단계에서 일할 수 있을 경우에는 익숙하지 않은 상황에서의 기능을 평가하는 것이 중요하다. 치료의 궁극적 목표는 환자가 어려운 목표에 도달할 수 있도록 수준이 높은 계획을 할 수 있도록 하는데 있다. 계획(Planning)은 과거에 경험한 상황과 연속적 동작에 기초하는데 이것은 습득, 저장, 검색의 과정을 통해 이루어진다. 이러한 과정은 생산단계(production level) 경험을 증진시키기 위해 필요한 경험이다.

### 3) 지각-인식 과정(Perceptual-cognition processing)에서 장애의 증상

지각능력은 환경과의 상호작용에 기초하며, 감각을 통해 수용된 정보를 통합하는 능력이다. 환자가 환경이나 상황에 관한 정보를 얻기 위해 어떤 감각들을 사용해야 하는지 결정하는 것은 중요하다. 예로 마비, 경직, 협동운동실조가 있는 상태에서는 정보를 추구하기 힘들다. 감소된 상호작용은 감소된 정보만큼만 해석이 되어 뇌로 보내져 처리된다. 정보를 추구하는데 있어서의 이상은 또한 접촉(touch)의 질에서도 관찰될 수 있다. 지각 손상이 있는 환자는 접촉(touching) 및 탐색(searching)의 고유한 방법을 개발하는데 이것은 비대칭적인 몸의 움직임(body movement), 서투른 손 및 손가락의 움직임, 또는 다리의 문제점을 야기한다. 이러한 환자들의 지각기능의 처리과정을 입증할 수 없기 때문에 환자의 지각기능을 해석할 수 없다는 문제가 있다. 병원이나 집에서 환자의 일상생활 활동을 하는 동안 지각-인지 처리과정의 문제를 관찰하는 것은 어려우며 단지 행동만이 관찰된다. 이러한 지각-인지 처리과정의 문제가 있는 환자의 예로 침대에서 일어나려는 환자를 들 수 있다. 이 환자들은 일어나려고 할 때 어떻게 일어나야 할 지 몰라서 단서를 얻기 위해 치료사를 쳐다본다. 또 다른 예로 전기면도기를 사용하는 환자가 어떻게 해야 할지 몰라 입에 집어넣거나, 또는 머리빗을 들어 이빨을 닦으려고 하거나, 바지에 팔을 집어넣는 경우 등을 들 수 있다. 이러한 행동들은 실행증의 유형으로 분류된다. 실행증을 보이는 환자들은 지각기능 장애로 일상생활활동에 문제를 가지기 때문에 기능적인 접근방법으로 훈련된다. 이러한 환자들에게서 보이는 문제점으로는 자주 다른 행동을 보이며 활동에 참여하거나 대화하기를 거부하고, 쉽게 좌절하거나 동요하며, 눈을 감거나 멀리 응시하는 행동을 보일 수 있다. 이런 행동들은 자주 동기(motivation)의 결여나 참여하기 싫어하는 것으로, 공격적이거나 동요되는 것으로 해석된다. 그리고 환자가 수면 상태에 있거나, 우울증이거나, 약물 남용으로 생각하기도 한다.

다음은 지각 처리과정 문제가 있는 환자에 의해 나타나는 두 가지 종류의 성격 행동(personality behavior)이 있다. 소모성 유형(hectic pattern)과 조용한 유형(quiet pattern)으로 나뉘며 다음의 행동 특성을 보인다(표 8-1).

표 8-1. 행동특성

| 소모성 환자(Hectic individual)의 행동특성 | 조용한 환자(Quite individual)의 행동특성 |
|---|---|
| • 자주 지속적인 움직임과 함께 빠르고 의미 없는 동작이 섞임<br>• 치료사나 보호자(care giver)에게 공격적이고, 과도하게 활동적이거나, 접촉에 방어적(tactile defensive)<br>• 작업에 몰두하는데 어려움<br>• 물건을 내려놓는 대신에 던지 듯 놓는 방식으로 활동<br>• 무심코 물건들을 파손시키거나 상처 냄<br>• 지지하는 곳 없이 공간(free space)에서 동작이 많음<br>• 양측 수행(Bilateral activity)시 양손 대신에 한 손 만을 사용, 조작기술(manipulative skill)시에 다섯 손가락 대신 두 손가락만 사용<br>• 자주 비실제적이고 문맥이 맞지 않은 말을 끊임없이 함<br>• 핥거나 홀짝홀짝 마시는 것이 어렵고 깨물기나 빨기를 사용 | • 시작을 잘 못함(poor initiation)<br>• 참여를 잘 못하고 관찰하는 것을 더 좋아함<br>• 활동시 보상작용을 많이 사용하고 일반적인 시간보다 더 많은 시간 요구<br>• 스스로 제한(self-limitation)을 하며 과다한 감각(sensory overload)로부터 자신을 보호하려고 함<br>• 좌절을 많이 겪는 과정에서 자신감의 결여로 이어짐<br>• 익숙한 것을 선호하여 환경 변화를 싫어함<br>• 끙끙거리거나 신음을 자주 함 |

| 소모성 환자와 조용한 환자(hectic and quiet individual) 모두에서 관찰되는 행동특성 |
|---|
| • 시간, 공간에 대한 방향성 부족(poor orientation)<br>• 평가 및 위험을 간파하기 어려움<br>• 원인이 되는 동작이 상황에 일치하지 않음 |

## 2 평 가

최근 들어 환자 행동 평가를 관찰 및 분석에 기초를 두고 있다. 많은 행동을 분석하는데 있어서 매 상황마다 행동을 관찰하는 모든 사람이 행동에 대해 다른 분석을 할 수가 있으며, 각 분석들은 타당성이 있을 수 있다. 관찰을 분석하는 방법 중에 하나가 행동들을 기록함과 동시에 관찰한 행동과 관련한 상황을 첨부시킨다. 이러한 관찰을 통해 치료

상황에서 행동을 최소화하거나 또는 행동을 변화시키기에 알맞은 상황 및 환경을 만드는데 도움이 된다.

개인의 지각 처리 능력을 평가할 때 중요한 요인은 환자가 기능적인 문제 해결 과제에 참여해야 한다는 것이다. 일상생활동작 활동에 있어 혼자 식사하기(self-feeding)는 필수적으로 평가하여야 할 기능적 동작들 중의 하나이다. 환자가 독립적으로 식사할 수 있는지, 독립적인 식사 처리과정은 어떠한 환경에서 어떠한 활동에 몰두해야 하는지, 그릇이나 식기들 사이에 그리고 그릇 위의 다른 음식들에 주의(attention)를 옮기는 것 등이 포함된다. 또한 수저로 무엇을 집어야 할 것인지, 동작을 언제 시작할 것인지의 연속적인 결정, 수저를 잡고 음식을 입에 넣는 과정, 음식을 입에 넣을 때 참여하거나 입안에서 음식을 조작하는데 필요한 연속적인 협응동작을 하는 과정, 삼키는 과정 등이 포함된다. 이러한 활동에 도움을 주기 위해 치료사는 먼저 환자의 행동을 관찰해야 한다. 환자자신이 해결하여야 할 작업이나 문제점을 인지하는지에 대한 어떤 신호가 있는지, 환자가 목표에 도달하기 위한 연속적인 과정에서 적절한 단계를 시작할 수 있는지, 목표에 도달하기 위해 운동 기술(motor skill)과 지각-인지 기술이 잘 이루어지고 있는지, 만약 도움이 필요하다면 얼마만큼의 도움이 필요한지, 접촉(touch), 조작(manipulation), 쥐기와 놓기(grasp and release)의 질 등에 대해서도 관찰해야 한다. 또한 어떻게 환자가 몸을 움직이고 동작을 하는 동안 근 긴장을 적응시키는지, 수행 시 얼굴근육의 긴장도(facial tone)가 입 운동 기능(oral motor function)과 대화 기술(communication skill)에 어떠한 영향을 주는지에 대해서도 환자를 보는 매시간 마다 계속적으로 평가할 필요가 있다. 모든 치료는 관찰 및 분석을 하면서 평가와 같이 시작한다. 만약 보조가 필요하다면 치료사는 가이드 기술(guiding technique)을 사용하여야 한다. 환자는 몸의 긴장을 조절하고, 관심을 보이고, 그 과제에 집중을 유지함으로서 입력에 대한 반응으로 눈-손 협응(eye-hand coordination), 손-입 협응(hand-mouth coordination), 입-운동 협응(oral-motor coordination)의 증가가 뒤따르게 된다.

환자들이 가족과 비언어적 상호작용(nonverbal interaction)을 해야 하는 상황의 예로 혼자 식사를 할 수 없는 환자는 목적 있는 움직임을 시작하거나, 가이드(guiding) 과정 동안 혼자 식사를 시작할 수 없다. 따라서 음식이나 간식이 제공되었을 때 가족이 필요할 수 있다. 이것은 각 개인 간의 비언어적 상호작용(nonverbal interaction)을 이끌어내고 가족 교육을 시작할 수 있는 기회이다. 아래의 그림은 이러한 환자들이 가족과 비언어적

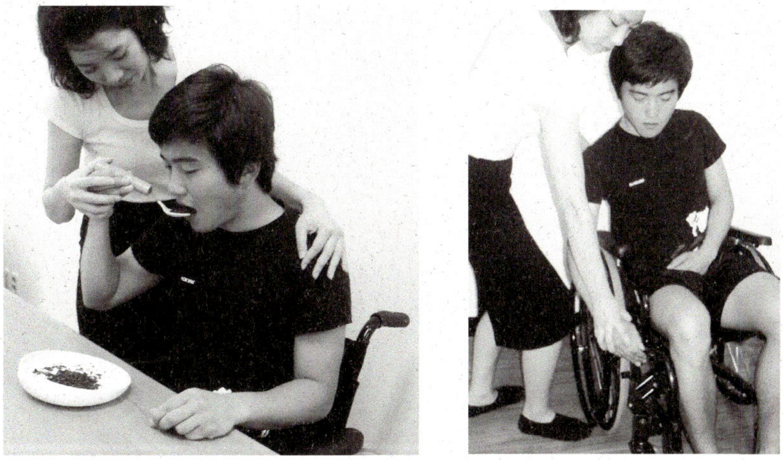

A B

그림 8-2. 가이드를 통한 비언어적 상호작용 활동

상호작용(nonverbal interaction)을 하고 있는 과정이다(그림 8-2).

## 3 치 료

### 1) 의미 있는 활동(meaningful activity)

학습은 환자와 환경간의 상호작용이다. 활동들은 환자에게 의미가 있어야 하며 환자 수준에 맞아야 한다. 환자는 목적을 갖고, 실생활과 관련된 상황에 맞는 활동을 통해 쉽게 동기부여가 된다. Noble(1987)은 자조생활, 음식준비, 가사나 일에 관련된 활동 등을 포함한 상황들은 환자에게 이전에 학습했던 자동적인 운동, 지각, 인지, 사회 및 정서적 기능들을 재결합시킬 수 있는 기회를 제공한다고 하였다. 이러한 점에서 환경은 의미있는 활동에 있어 중요한 요인이다. 몸단장과 위생처리는 화장실에서, 옷 입기는 침실에서, 음식준비는 부엌에서 수행될 때 보다 많은 의미를 환자에게 줄 수 있다. 동작들이 의미가 있을 때 환자는 그 과제를 수행할 수 있는 동기를 갖는다. 가이드 과정 동안 페그(pegs) 꽂기, 원통(cones) 쌓기, 콩주머니(beanbags) 던지기와 같은 활동들을 이용해 모의 상황을 만드는 것은 적절하지 않을 수 있다. 원통 쌓기는 관절가동범위의 증가를 위해서는 사용할 수 있으나 목적없는 활동으로 지각과정을 촉진시키지는 못한다. 이와 같은 상황은 환자가 해결해야 할 문제가 없다. 그러나 치료 상황에서는 건강관리전문가(Heath care provider)로서 작업치료사가 목적있는 활동을 하기에는 제한된 치료실 상황과 시간 때문에 어려움이 있다. 이러한 경우 예를 들어 환자가 치료 스케줄이 많아 환자가 너무 피로하여 침대에 누워야 한다면 치료사는 환자를 보조하여 침대로 가기위해 휠체어 브레이크를 잠그도록 가이드한다. 환자가 너무 피로하여 치료에 참여할 수 없으면 환자에게 이동준비를 위해 브레이크를 잠그도록 말하는 것보다는 말없이 과정을 통해 가이드하는 것이 좋다. 이러한 활동을 통한 지각적 촉진 기술로서 가이드를 하면 적절한 환경에서 발생하는 의미 있는 지각-인지적 촉진을 유도한다는 치료의 목적을 이룰 수 있다. 또 다른 예로는 치료실에서 환자가 기다리는 동안 치료사가 활동을 준비하고 정돈할 때 환자도 그 과정에 참여를 하게 하여 기구들을 모으고 도구상자에서 도구를 꺼내는 것을 가이드한다. 이러한 과정들은 실생활에서 문제에 직면했을 때 환자 스스로 문제에 대한 구성 및 준비와 관련한 사항과 관련해 지각-인지적 촉진을 유도할 수 있다. 목표를 수행해 나가는 과정에서 자주 우회해야 하는 경우도 있는데 예를 들어 만약 환자가 주스를 흘렸다면 말없이 환자를 가이드하여 스폰지를 잡게하고 흘린 주스를 닦아 내는 과정을 완수한다. 치료사는 성공적 경험이 되도록 상황을 준비를 하는데 주의를 기울여야 한다. 자주 문제가 발생하면 치료사는 환자가 상황에서 문제를 해결할 기회를 갖기 전에 해결하려고 하는데 이것은 환자가 다양한 경험을 해보고 학습할 수 있는 기회를 빼앗는 것이다. 이러한 관점에서 만약 환자가 음식물을 흘리고 있다면 최상의 결정은 이것을 피하는 것보다는 환자가 음식을 흘리게 허용을 하고 문제 처리는 같이 깨끗이 할 수 있는 기회를 만들도록 한다. 실수는 제한된 범위에서 허용되며 이러한 실수를 통해 환자는 서로 다른 상황에 적응하는 것을 배우고 행동 및 동작을 수정하여 전략을 변경한다.

### 2) 지각-인지 촉진(Perceptual-cognition facilitation)시 가이드(guiding)의 사용

Affolter는 치료사가 환자들이 환경을 인식하는 것을 보조하는 방법으로 가이드(guiding)라는 치료기술을 개발하였는데, 이것은 기능적인 활동을 하는 동안 환자의 손과 몸을 신체적으로 가이드하는 것이다. 치료사의 손으로 환자를 직접적으로 가이드하기 때문에 치료사는 환자에 관한 구체적 정보와 환자가 과제에 전념하고, 순서를 예상하며, 문제를 해결하고 근 긴장을 조절하는 능력에 대해 인지할 수 있다. 가이드의 목적은 결과보다는 입력에 있다. Affolter 접근법은 이러한 가이드를  완전 도움 가이드(maximal assist guiding), 중간 도움 가이드(moderate assist guiding), 약간 도움 가이드(minimal assist guiding)로 나누었다.

주어진 촉각-운동 정보(tactile-kinesthetic information)의 양은 촉각-운동 정보가 주어진 순간에 환자의 신체 긴장도에 의존한다. 신체의 긴장도는 입력(input)에 대해 변화하며, 동작 전반에 걸쳐 변동(fluctuate)한다. 또한 다른 자세 및 상황에 따라서도 달라진다. 그러므로 가이드하는 양은 계속적으로 변동(fluctuate)되야 한다. 가이드는 규칙적이고 조화로운 운동(regular, harmonious movements of exploration)을 만들어내야 하므로 너무 늦어도 너무 빨라도 안 된다. 치료의 목적은 일상생활의 문제를 탐구하고 해결하는 동안 환자와 같이 촉각-운동 정보를 탐색하는 것이다.

기능적인 활동을 할 때 환자를 보조하는 전통적 접근방법은 치료사가 환자에게 구두로 설명하는 것이다. 그러나 Affolter 접근에서는 정보를 위한 탐구가 비언어로 되며 오직 촉각-운동 감각(tactile-kinesthetic sense)에 의해서만 의사소통이 이루어진다. 말을 하지 않는 것은 전통적 치료 접근방법에서는 매우 비전형적이지만 기술을 올바르게 사용하는 가장 중요한 방법 중 하나이다. 가이드하는 동안 말하는 것을 자제함으로써 환자에게 외부의 자극 없이 정보를 처리하는 최상의 기회를 주게 된다. 언어가 손상된 환자들은 들어오는 자극을 처리하고, 그 정보를 과거 경험으로 동화시킬 수 있을 때 종종 자발적으로 적절하게 발음할 수 있게 된다. 그러나 가끔 가이드를 하는데 설명이 필수적이지는 않더라도 “내 손으로 당신 손을 잡고 움직여서 가이드하려고 합니다. 내가 당신을 가이드할 때 말은 하지 않을 것입니다.”라고 말하는 것이 적절할 수 있다. 반면 환자가 언어 수용에 어려움을 갖거나 또는 문화적 언어장벽이 있을 경우 치료사의 생각을 환자에게 말하는 것이 적절하지 않을 수 있다.

이 접근 방법은 말이 필요 없이 서로 과제를 처리하는 가장 적당한 시간에 환자를 도와야 할 기회를 정확히 포착하는 것이 중요하다. 그렇기 때문에 가장 중요한 점인 개인적인 관심에 토대를 둔 환자와 치료사 간에 비언어적 이해이다. 가이드를 할 때 신체나 환경의 지지를 통해 접촉하면서 수행된다. 이것은 공중에서 몸을 움직이는 것과는 반대로 한 표면을 따라 환자의 몸을 움직이는 것을 의미한다. 예를 들어 신발 끈을 풀 때 환자의 다리 표면을 따라 지지를 하면서 가이드를 하거나 혹은 씻거나 위생활동에서 물을 틀기 위해 수도꼭지에 손을 뻗을 때 싱크대의 모서리를 따라 표면과 접촉하여 가이드를 한다. 이 동작은 환자가 환경을 탐구하고, 싱크대가 몸으로부터 얼마나 떨어져 있는지, 수도꼭지가 싱크대로부터 얼마나 멀리 있는지 등을 인지할 수 있는 기회를 제공한다. 이러한 과정을 통해 긴장도가 정상화되었을 때 치료사는 환자를 지지 없이 바로 공간에서 수행하도록 정상 동작으로 가이드 한다.

가이드는 일상의 기능적인 문제해결 활동을 이용한다. 원통 쌓기 또는 모래주머니 던지기 등은 지각장애가 있는 환자에게서 기능적 의미를 찾기 어려운 활동들이다. 환자에게 익숙한 일상적 활동을 통해 그 상황 범위 내에서 규칙 및 예측력을 제공한다. 동시에 환경, 자세, 순서화의 변화가 규칙적인 일과에 쉽게 통합될 수 있다.

치료사는 환자를 가이드 할 때 몸의 한쪽 측면뿐만 아니라 전체 몸을 가이드함과 동시에 양쪽 사지를 모두 움직이는 것과 각 사지를 한 번에 하나씩 양쪽으로 움직여 줄 필요가 있다. 만약 마비가 있을 경우 치료사가 기능이 없는 사지를 가이드하는 것이 좋으며 의식이(aroused & alert) 없어 보이는 환자들도 가이드하는 것이 좋다. 가이드하는 목적은 동작을 촉진하는 것이 아니라 순수하게 익숙한 감각입력을 환자에게 제공하는 것이다. 예를 들어 왼쪽 편마비가 있는 오른쪽 손 사용 환자에게 칼을 독립적으로 잡게 하거나 또는 그의 왼쪽 손으로 자르는 방법을 배울 것이라고 기대하지 않은 상태에서, 오른쪽 상지뿐만 아니라 왼쪽 상지를 사용하여 자르도록 가이드해야 한다. 환자는 이 동작들을 하지 않을 수 있지만 뇌가 과거 경험으로부터 이 정보를 인식한다면 일부 목적적인 동작을 대신할 수 있다. 일단 칼을 이용해 음식이 잘라지면 모양이 변하게 되며, 말랑거리거나 촉촉하거나 하는 손에 촉감이 느껴지고 음식의 냄새가 풍길 것이다. 이러한 음식을 먹는 것은 손과 입을 통한 경험(hand/object-to-mouth experience)뿐 아니라 맛을 제공하기 위해 음식을 환자의 입술에 접촉하도록 가이드 할 수 있다. 이 동작은 일부 다른 감각들의 내부 통합을 촉진한다. 한 마디 말도 없이 환자는 상황을 발전시키며, 음식을 칼로 자르는 과제를 이해할 수 있는 기회를 제공받게 된다. 지각 면에서 현재의 자극과 과거에 저장되었던 자극 사이에 항상 연결이 만들어진다. 과거의 경험에 들어온 자극을 통합하는 과정인 동화를 통해 환자는 익숙한 상황에서 저장된 정보를 사용할 수 있을 때 학습이 일어난다.

### 3) 치료의 효과성 평가

치료의 효과성을 평가할 때 환자의 학습여부를 평가한다. 환자를 가이드 할 때, 환자에게는 학습이 될 정도로 충분한 도전을 제공하고 실패나 좌절을 최소화하기 위해서는 충분하게 도움을 주며 그들이 최적 수준의 수행을 할 수 있도록 돕는 것이 치료사의 역할이다. 이 최적 수준을 Affolter는 환자가 최대로 또는 최대에 가깝게 동작을 수행할 때 나타나며, 이러한 상황에서 환자는 작업에 집중하거나 계속적으로 동기를 보인다고 하였다. 치료 동안 작업을 수행하면서 주의 집중과 근 긴장을 관찰하여 환자의 실제 수행 수준을 측정할 수 있다. 다음의 특성이 관찰 될 때 환자가 수행의 최대한계에서 작업을 하는 것으로 간주할 수 있다.

(1) 가이드 되는 동안 침묵
(2) 열중하는 얼굴 표정
(3) 작업에 대한 적절한 시선 집중(eye contact)
(4) 근 긴장의 정상화(매우 낮은 긴장을 보이는 환자는 긴장도가 증가하고, 과긴장 환자는 근 긴장이 보다 정상적으로 됨)

치료사에게 환자의 행동은 활동들이 최적 학습을 위해 얼마나 적절한가에 대한 피드백(feedback)이다. 환자가 전전긍긍하거나, 걱정하거나, 또는 동요하는 것, 관련이 없는 동통을 호소하는 것, 엉뚱하거나 부적절한 토픽에 관해 이야기를 하는 행동들은 작업에 집중을 하지 않고 있다는 것을 의미한다. 환자가 성공하거나 또는 성공하지 못했을 때 지적하는 것은 도움이 되지 않는다. 환자의 수행이 효과적인가를 판단하기 위해 스스로 촉각-운동 정보를 분석하여야 한다. 각자 최고 수행 수준에서 작업을 할 때, 환자들은 자신의 성공적인 수행을 인식하며 그 작업을 계속하여 수행할 수 있는 동기(motivation)를 갖게 된다.

Affolter는 "환자가 한계점 또는 수행의 최대 한계 수준에서 수행할 때 주의(attention) 및 입력(input)이 최대로 된다. 거리를 지나가는 아이를 보면 보도 위에서 편안하게 걷는 것에 만족하지 못할 것이다. 아이는 항상 도전을 찾아 벽을 기어오르거나, 울타리를 넘거나, 둔턱을 따라 뛴다. 아이는 너무 쉽지 않으며 또한 너무 어렵지 않은 어떤 것을 찾게 되면 꽤 숙련되어 진다. 이것은 수행의 최대한계(performance ceiling)가 무엇을 의미하는지에 대한 본질을 보여준다. 수행의 최대한계(performance ceiling)는 수행 수준이다. 따라서 상황의 어려움의 정도를 측정하고, 그것을 해결하기 위해 시도할 수 있다. 그러나 아직 약간의 위험이 있는데 자기 자신의 기술을 평가하는데 알려지지 않은 요인, 극복하거나 마스터해야 할 문제가 있다."고 하였다.

### 4) 최적의 기능을 위한 중요한 요인으로서의 교육

지각-인지 촉진(perceptual-cognitive facilitation)은 환자가 깨어 있는 모든 시간 동안 규칙적으로 일어나야 하며, 이것은 치료팀 뿐 아니라 가족과의 협조를 요구한다. 치료팀에는 작업치료, 물리치료, 언어치료, 간호사, 심리치료와 교사 등이 포함된다.

이러한 지각적 처리과정에 관해 가족, 보호자, 교사, 지역사회 집단을 교육하는 것은 작업치료사가 수행하여야 할 중요한 역할이다. 가족들은 그들이 보는 혼란스러운 행동을 이해하는 데 도움을 주는 정보를 필요로 한다. 문제해결에 관한 지각에 대해 가족들을 가르치는 것은 그들이 매일 관찰하는 상황을 처리할 수 있게 도와준다. 가족들은 환자의 치료과정(healing process)에 어떻게 그들이 도와줄 수 있는 방법이 없는가에 대한 실용적인 정보를 필요로 한다. 환자와 같이 말없이 가이드 되는 경험을 가족 구성원에게 해보게 함으로써 촉각-운동 경험(tactile-kinesthetic experience)을 제공한다. 가족 구성원은 직접적으로 문제해결의 과정을 경험하고 입력(input)의 정확한 양을 느낄 수 있다. 또한 작업이 의미가 있을 때 가족 구성원은 학습된 정보를 통해 이해할 수 있게 될 가능성이 커진다.

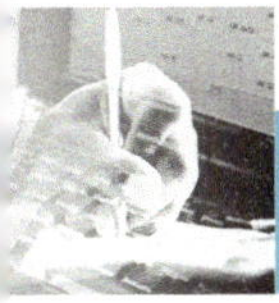

제 9 장

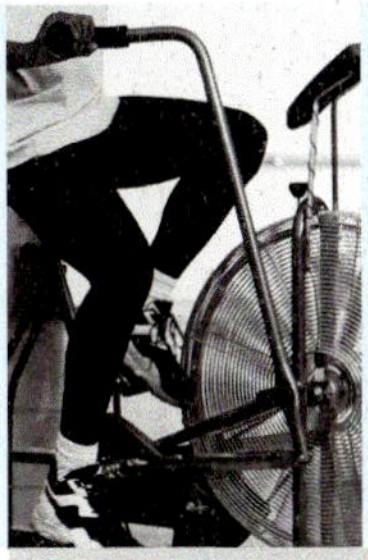

# 편마비 환자의 운동치료

## 1 개 요

뇌졸중은 뇌의 혈관손상에 의해 갑작스럽게 발병하는 신경학적 결손과 함께 다양한 장애들로 설명된다. 뇌의 혈관손상은 혈류를 방해하고, 주변 세포에 산소공급을 제한하며, 대뇌조직 손상이나 경색을 초래한다. 병변의 범위, 위치, 기전은 환자에 대한 증상과 예후를 결정한다. 뇌졸중은 손상된 대뇌반구의 반대 측 팔다리와 몸통, 얼굴과 입안구조를 포함하여 신체의 한 측면에 편마비와 마비를 일으키는 상위운동신경원 기능장애이다. 따라서 왼쪽 대뇌반구 손상은 오른쪽의 마비를 일으키고, 오른쪽 대뇌반구 손상은 왼쪽의 마비를 일으킨다. 이러한 대뇌반구의 손상은 운동장애 외에 감각장애, 인지장애, 시각장애, 성격과 지능의 변화, 복합적인 언어능력과 연관된 언어장애 등이 수반될 수 있다.

## 2 평 가

### 1) 자세 및 자세조절

자세조절은 나쁠 경우 낙상, 구축, 변형의 위험을 증가시키고 시각적 피드백, 팔다리의 움직임, 앉기와 서기 지구력을 감소시키고, 머리와 목의 나쁜 자세정렬에 따라 삼킴능력을 감소시킨다. 또한 환경과 상호작용하는 능력을 손상시키며 선 자세에서 기본적인 일상생활활동과 수단적 일상생활활동을 수행하지 못하게 하기 때문에, 몸통조절의 평가는 뇌졸중 환자 평가의 출발점이 된다.

### 2) 관절가동범위

수동 및 능동 관절가동범위 측정이 수행된다. 정상관절각도에 대해 학자마다 의견이 있다. 뇌졸중환자를 평가할 때 유용한 것은 기준선 관절동작을 결정하기 위해 마비쪽 팔을 비마비쪽 팔과 비교하는 것이다.

### 3) 근력 및 지구력

경직 대 근력약화의 영향에 관한 논쟁과 저항의 적용이 경직을 증가시킨다는 이론 때문에 도수근력검사는 논쟁의 대상이 되고 있다. 그러나 마비쪽 팔 근육의 강화 때문에 근력검사가 적절하다고 생각된다. 손의 근력은 악력계(dynamometer)와 핀치미터(pinch meter)를 사용하여 측정할 수 있다.

### 4) 근 긴장도

환자의 신체를 수동적으로 움직임에 따라 정상으로부터의 일탈을 느낄 수 있다. 수동움직임에 대해 저항이 느껴질 경우 경직을 나타내며, 아무런 저항이 없고 사지가 무겁게 느껴질 경우 비정상적인 저긴장을 나타내는 것일 수 있다. 자세가 근 긴장도에 영향을 주기 때문에 같은 자세에서 측정한다. 검사하는 근육에 촉각자극을 주는 것을 피하기 위해 팔다리의 측면을 잡는다. Modified Ashworth Scale은 임상에서 흔히 사용되고 있는 평가도구이다.

### 5) 비정상 반사

뇌졸중 환자에 흔히 보이는 것은 긴장성 목반사와 연합반응이다. 비대칭성 긴장성 목반사는 머리를 한쪽으로 돌림으로서 유발되며 반응은 얼굴방향으로 팔다리의 폄근 긴장이 증가하고 뒤통수 방향의 팔다리는 굽힘근 긴장이 증가한다. 대칭성 긴장성 경반사는 머리를 굽히거나 머리를 신전시킴으로서 유발되며 머리를 구부릴 때 팔의 굽힘과 다리의 폄이 나타나며 머리를 과도하게 펼 때  팔의 폄과 다리의 굽힘이 나타난다. 연합반응은 비마비측 팔다리로 저항에 대해 움직임을 시도할 때 유발되며 반응은 마비측 팔다리에 경직이 증가하거나 불수의적인 운동이 나타난다. 연합반응은 환자가 과도한 노력을 할 때에도 나타난다.

### 6) 어깨부분탈구(shoulder subluxation)

어깨부분탈구는 촉진에 의해 확인된다. 환자의 팔을 안정된 몸통 옆에 자유로이 내려뜨리고 치료사는 어깨봉우리와 위팔뼈머리 사이의 분리를 위해 봉우리 아래 공간을 촉진한다. 둘 간의 분리된 거리는 손가락 너비로, 즉 공간에 끼워지는 손가락의 수에 의해 측정된다. 또는 0에서 5의 척도가 사용될 수 있다. 여기에서 1은 1/2 손가락 너비와 같다(Hall 등, 1995). 검사자는 양측 어깨를 촉진하여 비교한다. 전방이나 상방 부분탈구의 존재를 촉진과 몸통-어깨 정렬의 관찰에 의해 확인될 수 있지만, 전방이나 상방 부분탈구의 정도를 정량화하는 임상적 방법은 알려진 것이 없다. 위팔뼈머리 후방 공간의 촉진은 전방부분탈구를 나타내며 반면에 상방부분탈구는 아무런 공간이 느껴지지 않을 때 의심된다.

### 7) 통증

움직임 동안 어떤 부위에 통증이 있는지와 통증의 종류(stapping, aching, dull,

pulling)와 중증도를 나타내도록 요청한다. 이 정보는 통증의 원인을 결정하는데 도움을 준다.

### 8) 팔의 움직임

팔의 수의적 움직임의 질과 양을 결정하기 위해 움직임의 패턴을 평가한다. 움직임 패턴은 시간에 지남에 따라 변화하기 때문에 회복 전반에 걸쳐 주의 깊은 재평가가 필요하다. 뇌졸중 환자의 마비 쪽 팔의 운동조절을 평가할 때 다음을 고려한다.

(1) 하품하는 동안 마비 쪽 팔을 굽히지만(연합반응) 의도적으로는 수행하지 못함
(2) 중력에 대해 도움 없이 움직이지 못하지만 중력을 제거한 상태에서 수평면으로 팔을 구부려 손을 입으로 가져감
(3) 오직 몸통 가쪽 굽힘과 과도한 팔이음뼈 올림과 함께 마비 측 팔을 올림
(4) 분리된 수의적 움직임을 할 수 없음. 예로 탁자 위의 물건에 팔을 뻗을 때 어깨 굽힘, 팔꿈치 폄, 손목 폄의 정상 패턴보다 어깨 벌림, 팔꿈치 굽힘, 손목과 손가락들은 굽힘, 몸통 굽힘의 굽힘근 시너지 패턴이 나타남
(5) 상호교대동작을 수행하기 힘들지만 각 동작요소는 수행. 예로 컵을 쥐어 물을 마시고 탁자로 놓는 팔꿈치 폄-굽힘-폄을 수행할 수 없지만 각 움직임을 따로 수행함

## 3 치 료

### 1) 편마비 환자의 침상자세

편마비 환자의 침상자세는 치료의 질을 결정하는 가장 최초의 단계로 매우 중요한 의미를 갖는다. 환자의 자세를 어떻게 취해 주었느냐에 따라 각종 반사의 촉진과 억제패턴이 달라지고 이것은 환자의 예후와 연결되기 때문이다. 편마비 환자의 자세는 옆으로 누운 자세와 바로 누운 자세가 있으며 특별한 경우를 제외하고는 엎드려 누운 자세를 사용하지 않는다. 침대는 견고한 바닥 위에 딱딱한 매트리스(firm mattress)를 깔고 사용해

야 하며 환자의 이동이나 활동에 적합한 높이여야 한다. 그리고 5~6개 정도의 베개를 준비해야 하는데 이것은 머리나 몸통, 팔과 다리 등의 바른 정렬을 위해 필요하다. 환자의 자세는 초기 단계에는 보통 2~3시간 마다 바꾸어 주어야 하며 환자의 자세를 규칙적으로 바꾸어 주지 않을 경우 흉부합병증(chest complications)이나 욕창(pressure sores) 등이 발생하게 된다.

### (1) 옆으로 누운 자세

#### ① 마비쪽으로 누운 자세

마비된 부위를 밑으로 하여 환자를 눕게 할 때는 머리와 몸통이 일직선이 되게 한 상태에서 앞을 보게 하고 아래에 있는 어깨관절은 아래팔 가쪽돌림(external rotation)과 함께 내밈(protraction)을 한다. 또한 아래에 있는 엉덩관절은 펴고 무릎관절은 약간 굽혀주며 위에 있는 다리는 베개를 받쳐서 약간 앞에 위치하게 한다. 이때 발바닥이나 손바닥에는 아무런 물체도 접촉되지 않도록 해야 한다. 만일 물체가 닿게 되면 이것이 자극이 되어 손에서는 굽힘 그리고 다리에서는 폄 밀기반사가 나타나게 된다(그림 9-1).

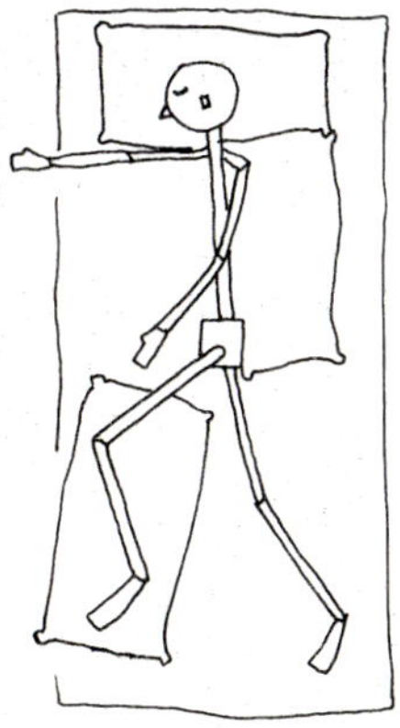

그림 9-1. 마비쪽으로 누운 자세

#### ② 비마비쪽으로 누운 자세

마비된 부위로 누울 때와 마찬가지로 머리와 몸통이 일직선이 되게 한 상태에서 앞을 보게 하고 마비된 쪽 어깨관절은 베개를 받치고 팔과 함께 내밀게 한다. 이때 위쪽의 다리는 베개를 받쳐서 약간 앞쪽에 위치하게 하고 등쪽에도 베개를 받쳐준다. 이 자세에서도 역시 발바닥이나 손바닥에는 어떤 물체도 접촉되지 않게 한다(그림 9-2).

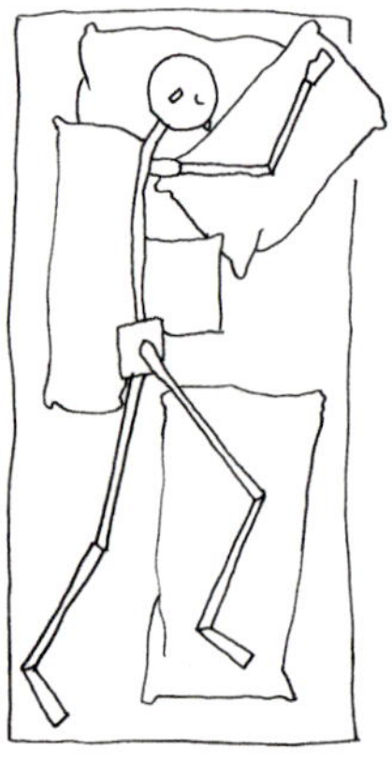

그림 9-2. 비마비쪽으로 누운 자세

### (2) 바로 누운 자세

환자에게 바로 누운 자세를 취하게 할 때는 머리를 마비된 쪽으로 회선하고 목은 정상 쪽으로 굽힘을 시키며 몸통은 마비된 쪽이 약간 늘어난 상태에 있도록 한다. 또 마비된 쪽 어깨관절은 몸통 옆에 위치하게 하거나 배게를 받쳐서 팔 올림과 함께 내밈(protraction)을 한다. 엉덩이 아래로 배게를 받쳐서 엉덩이 관절의 뒤당김(retraction)을 방지해 준다(그림 9-3).

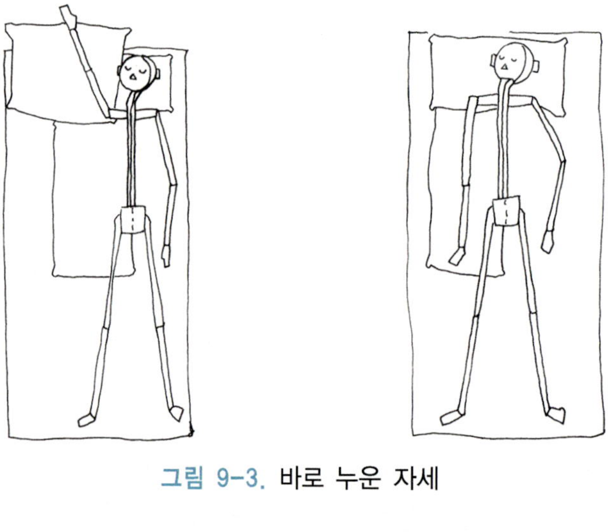

그림 9-3. 바로 누운 자세

### (3) 앉은 자세

#### ① 침대에 앉은 자세

환자를 앉힐 때 반누운자세(half-lying position)는 피해야 하며 가능한 머리와 몸통이 반듯하게 되도록 앉히고 체중이 양쪽 엉덩이 부분에 고르게 분포되도록 한다. 또 마비된 쪽 팔은 앞으로 향하게 하고(정상 손과 깍지를 끼어서) 다리는 가쪽돌림되지 않도록 해준다(그림 9-4).

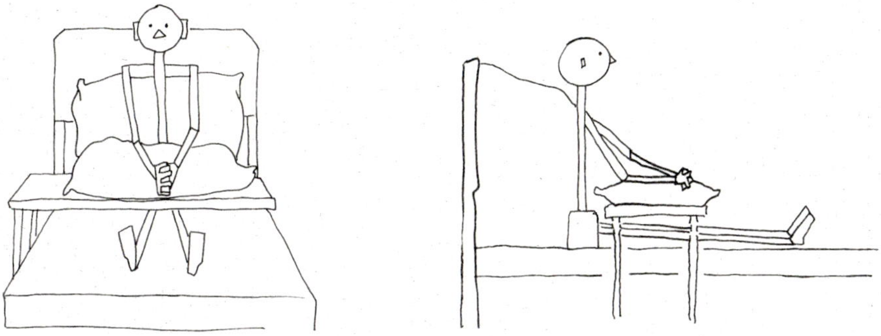

그림 9-4. 침대에 앉은 자세

#### ② 의자에 앉은 자세

편마비 환자를 의자에 앉게 할 때는 의자의 선택이 중요하다. 환자가 의자에 앉았을 경우 환자의 엉덩관절, 무릎관절, 발목관절이 90°를 이룰 수 있는 높이여야 하며 등받이가 있어야 한다. 의자에 앉은 자세에서는 머리와 몸통이 직선이 되도록 하고 손을 깍지 끼어 책상 위에 올려놓는다(그림 9-5).

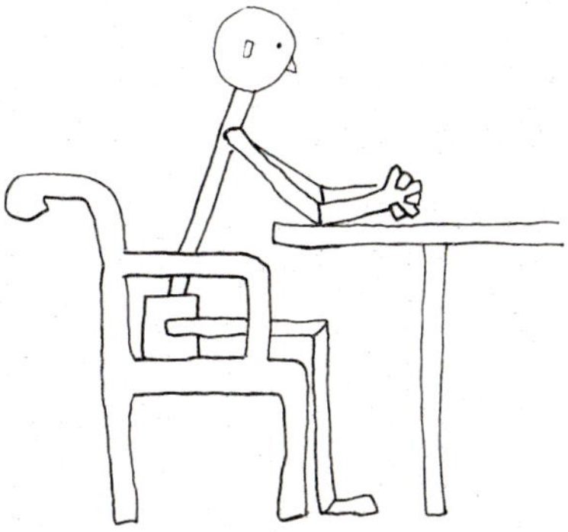

그림 9-5. 의자에 앉은 자세

### ③ 휠체어에 앉은 자세

편마비 환자의 휠체어 자세는 엉덩관절, 무릎관절, 발목관절이 90°를 이룰 수 있는 높이여야 한다. 등받이와 의자받침은 자세가 흐트러지지 않기 위해 딱딱한 쿠션을 사용하는 것이 좋다. 만일 환자가 어깨의 뒤당김(retraction), 아탈구 등의 위험이 있으면 휠체어 테이블을 사용한다.

## 2) 침대에서 의자로 환자의 이동

먼저 의자를 환자의 마비된 쪽에 갖다 놓은 다음 한 손은 환자의 마비된 쪽 어깨 아래에 그리고 다른 한 손은 침대 모서리에 위치한 다리를 보조하여 앉은 자세로 만든다. 이때 환자는 마비된 쪽 팔꿈치관절을 지주(prop)처럼 하여 체중지지가 가능하도록 해준다. 일단 앉은 자세가 되면 치료사의 손을 어깨 아래로 넣어 양쪽 어깨뼈 위에 놓고 발과 발, 무릎과 무릎이 서로 맞닿게 한다. 이때 환자의 손은 치료사의 어깨 위에 놓게 하거나 허리를 껴안게 하는데 두 손을 서로 깍지를 끼지 않도록 한다. 왜냐하면 깍지를 끼게 하였을 경우 치료사의 목이나 허리를 끌어당겨 환자 스스로 자신의 다리를 사용하여 체중지지를 하여 일어서는 대신 치료사에게 전적으로 의지하려 하기 때문이다. 환자를 일으켜 세우기 위하여 환자를 약간 앞방향으로 끌면서 치료사와 환자의 무릎이 서로 반작용을 하도록 한다. 이렇게 하여 환자가 일어서면 의자에 앉히기 위하여 어깨와 무릎을 고정하고 축상회전(pivoted round)을 서서히 하면서 의자에 앉힌다(그림 9-6).

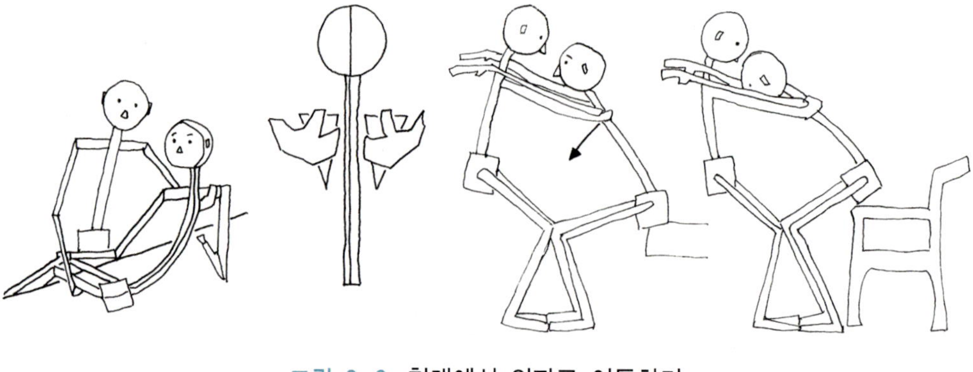

그림 9-6. 침대에서 의자로 이동하기

## 3) 편마비 환자의 운동치료

편마비 환자의 운동치료는 환자 개개인의 상태와 침범정도, 근 긴장도, 일반적인 조건 등에 따라 달라질 수 있으므로 치료사는 환자의 상태를 정확히 평가한 다음 그 환자에게 알맞은 치료방법을 선택하여 치료를 실시한다. 치료는 장기적으로 계속되는 반복훈련의 연속이므로 치료사나 환자 모두에게 인내와 끈기가 요구된다. 특히 치료사는 치료를 진행하는 동안 환자에게서 나타나는 여러 가지 반응들을 관찰하여 치료방법을 보완·수정해 가면서 양질의 치료가 제공될 수 있도록 노력하여야 한다. 여기에 소개하는 치료법은 여러 가지 치료이론이 혼합된 치료법이며 하나의 예에 불과함으로 치료사는 이들 중 일부 혹은 이들 중 일부와 또 다른 치료법을 복합적으로 선택하여 자신이 담당한 환자에게 제일 적당하다고 생각되는 치료계획을 세운 다음 치료에 임해야 할 것이다.

### (1) 바로 누운 자세에서의 운동

#### ① 몸통의 신장운동

환자가 바로 누운 자세에서 마비된 쪽다리를 굽힘과 모음을 시킨 상태에서 치료사의 한 손은 골반에 그리고 다른 한 손은 어깨 위에 위치하게 한 다음 골반에 위치한 손에 힘을 주어 골반을 위쪽 방향로 밀면서 천천히 몸통을 신장시킨다(그림 9-7).

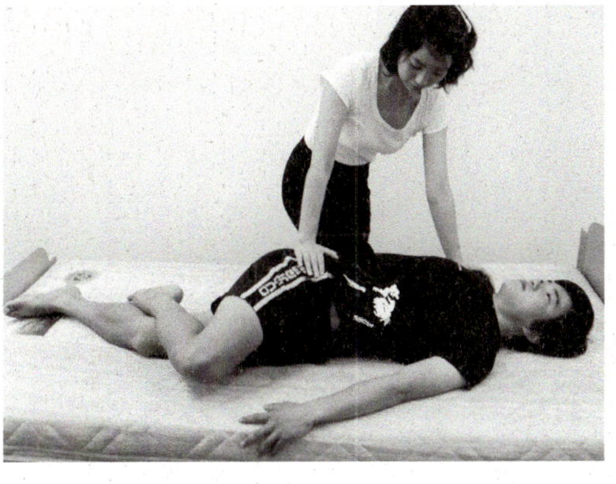

그림 9-7. 몸통의 신장운동

### ② 어깨뼈의 운동

치료사의 한 손은 환자의 어깨뼈 위에 놓고 다른 한 손은 환자의 팔을 지지하여 어깨를 앞 방향으로 끌어당긴 다음 천천히 올렸다 내렸다 한다. 이 운동은 경련성이 없어지고 운동이 자유롭게 될 때까지 실시한다. 어깨뼈가 움직이는 동안 환자는 팔을 쉽게 가쪽 돌림을 할 수 있다(그림 9-8).

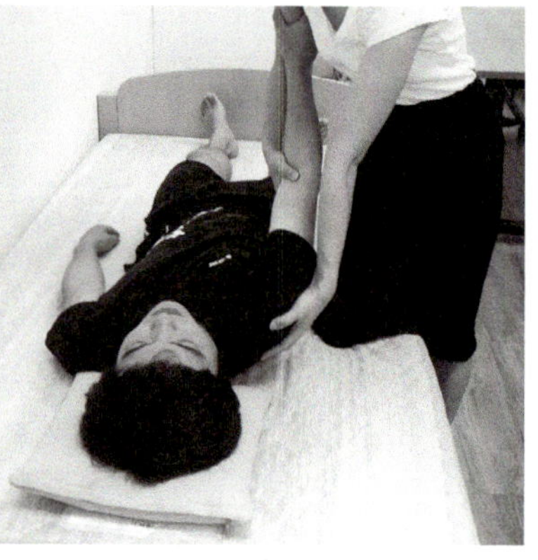

그림 9-8. 어깨뼈 운동

### ③ 팔 올리기(flexion) 운동

어깨관절 가쪽돌림을 유지하면서 환자의 팔꿈치 관절을 편 상태에서 팔을 올리는데 완전한 올림이 일어날 때까지 아래팔 가쪽돌림, 손목관절 폄, 엄지의 완전한 벌림을 유지하여야 한다. 팔 올리기 운동은 환자가 굽힘 상태로 끌어당기는 동작 없이 올림을 유지할 수 있을 때까지 계속하여야 한다(그림 9-9).

A

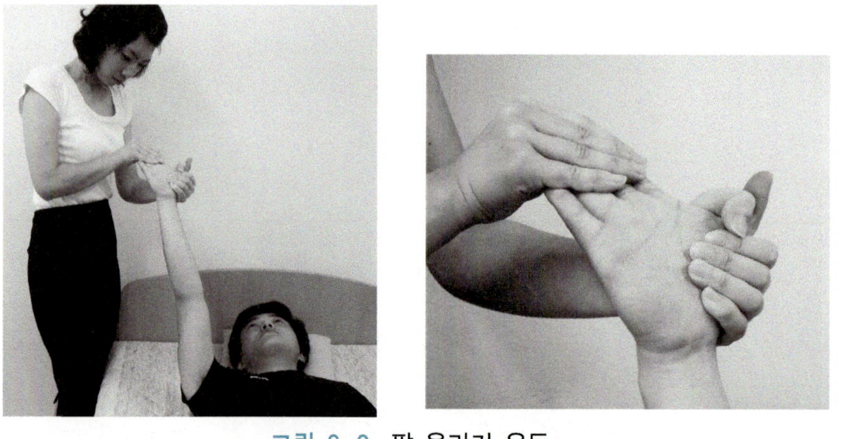

B

그림 9-9. 팔 올리기 운동

#### ④ 팔의 벌림(abduction) 운동

완전한 팔 올리기 자세로부터 환자의 팔을 옆으로 벌림 자세로 가져간 다음 다시 들어 올려 아래팔과 함께 손가락 및 손목관절의 펴기를 유지한다(그림 9-10).

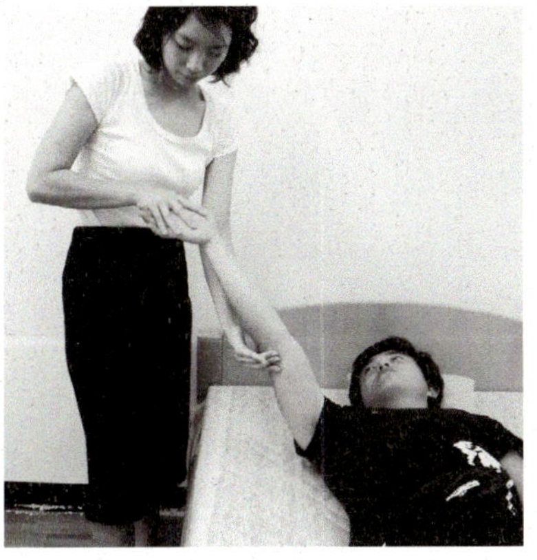

그림 9-10. 팔의 벌림 운동

#### ⑤ 비마비쪽 보조에 의한 팔 운동

이 운동은 조기에 환자에게 교육하여 환자 스스로 시행하도록 하는 것이 중요하다. 환자의 손을 깍지 끼게 한 다음 팔꿈치 관절을 편 상태에서 어깨 내밈(protraction)을 하면서 팔를 완전히 올리도록 한다. 이 운동은 의자에 앉아 있는 동안에도 자주 실시하도록 한다(그림 9-11).

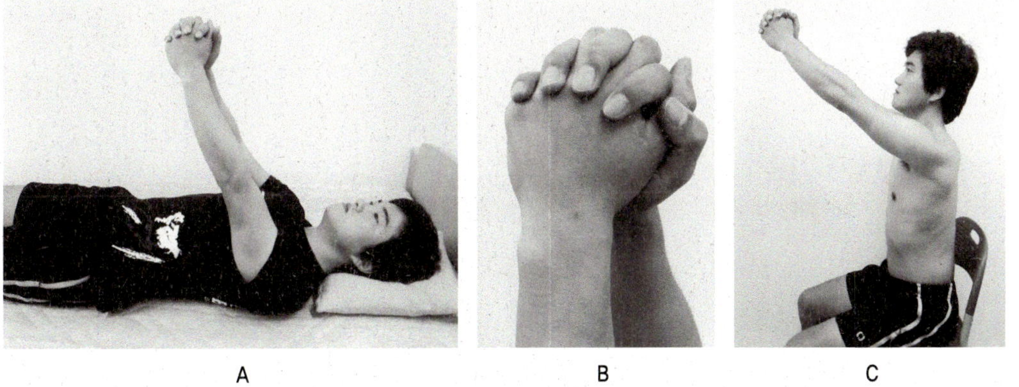

A B C

그림 9-11. 비마비쪽 보조에 의한 팔 운동

### (2) 바로 누운 자세에서의 다리의 가동운동

다리의 가동운동을 실시할 때는 연합반응(associated reaction)의 출현을 억제하기 위하여 환자의 양손을 깍지 끼게 한 상태에서 팔꿈치 관절을 펴고 어깨관절 내밈(shoulder protraction)과 함께 굽힘 혹은 앞 방향으로 이동시킨다.

#### ① 침대 가장자리에서 엉덩관절 및 무릎관절 굽힘 운동

환자를 엉덩관절 폄과 함께 침대의 가장자리에 위치하게 하고 무릎관절을 굽힌 상태에서 저항이 없을 때까지 발목을 발등 굽힘을 시킨다. 발목과 무릎관절은 이 자세를 그대로 유지하면서 환자로 하여금 마비된 쪽 다리를 능동적으로 침대 위로 들어 올리게 하고 환자가 들어 올리려고 할 때 약간 보조해준다. 이 운동을 반복하면 무릎관절 폄이나 엉덩관절 가쪽돌림 같은 비정상적인 패턴이 방지된다. 이 운동은 나중에 보행을 할 때 정상적인 보행패턴을 형성하는데 매우 중요하다. 그러므로 운동을 시킬 때 정상적인 방법으로 보행을 하거나 계단을 오를 때처럼 양쪽 다리를 번갈아 가면서 실시한다(그림 9-12).

A

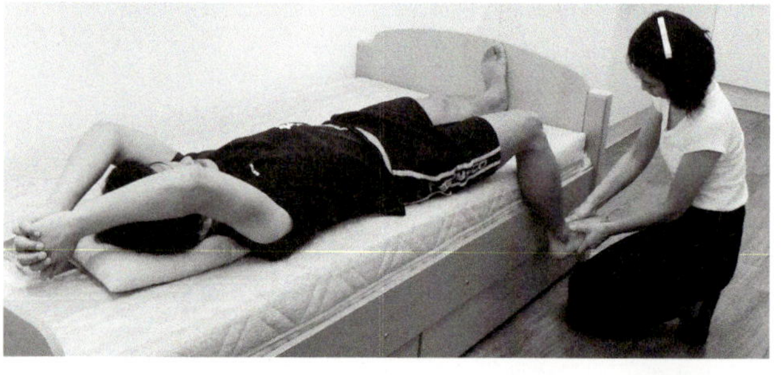

B

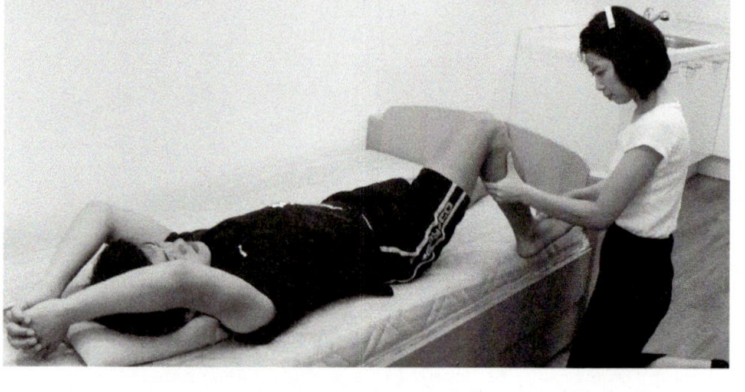

그림 9-12. 침대 가장자리에서 엉덩관절 및 무릎관절 굽힘 운동

### ② 발목 발등 굽힘 상태에서 무릎관절 폄운동

무릎관절 완전 굽힘 상태에서 발목 발등 굽힘을 유지하면서 엉덩관절의 돌림이나 발가락의 아랫방향으로 밀기(pushing down) 없이 무릎관절을 펴게 하도록 한다. 운동을 하는 동안 환자는 다리에 체중을 싣는 것과 같은 느낌을 느끼게 된다(그림 9-13).

A 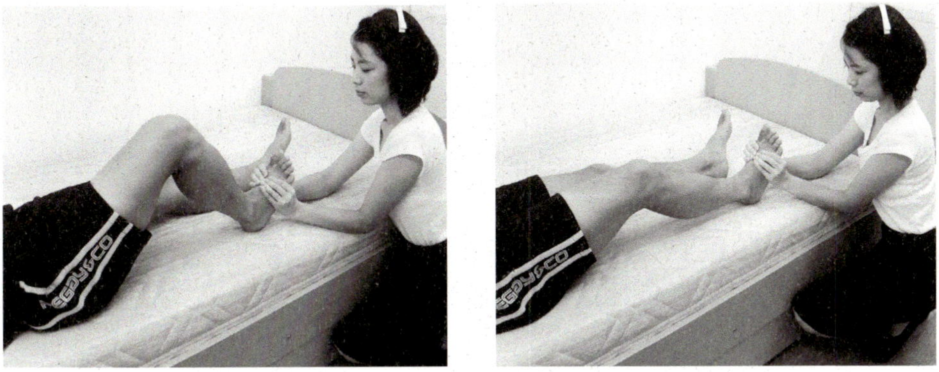 B

그림 9-13. 발목 발등 굽힘 상태에서 무릎관절 폄운동

### ③ 침대 위에서 발과 엉덩관절 조절운동

무릎을 구부리고 누운자세(crook lying)에서 반대측 다리의 움직임이나 골반의 경사(tilting) 없이 마비쪽 무릎을 부드럽게 움직여 교대로 안쪽 돌림과 가쪽돌림을 하도록 한다(그림 9-14).

A 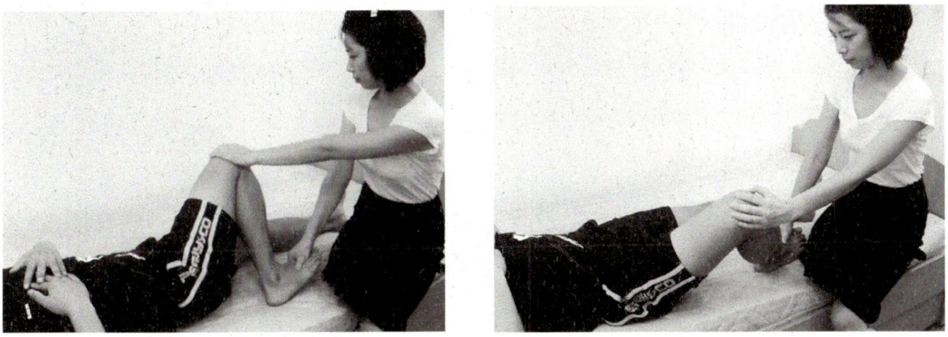 B

그림 9-14. 침대 위에서 발과 엉덩관절 조절운동

④ **엉덩관절 폄상태에서 엉덩관절 조절운동**

마비된 쪽 다리를 굽힘과 모음을 하여 반무릎구부리고 누운자세(half-crook lying)에서 환자의 마비된 쪽 엉덩관절을 침대로부터 아래 방향으로 들어 올려 엉덩관절 폄을 유지하면서 무릎을 안쪽과 바깥쪽으로 움직인다(그림 9-15).

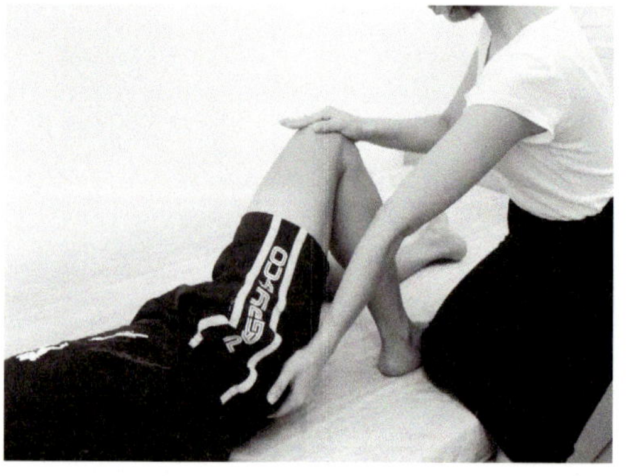

그림 9-15. 엉덩관절 폄상태에서 엉덩관절 조절운동

⑤ **독립적인 무릎관절 폄운동**

치료사의 넙적다리를 이용하여 환자의 발을 발등 굴곡을 유지하면서 환자에게 발의 아래 방향으로 밀기 없이 무릎관절을 똑바로 펴게 한다(그림 9-16).

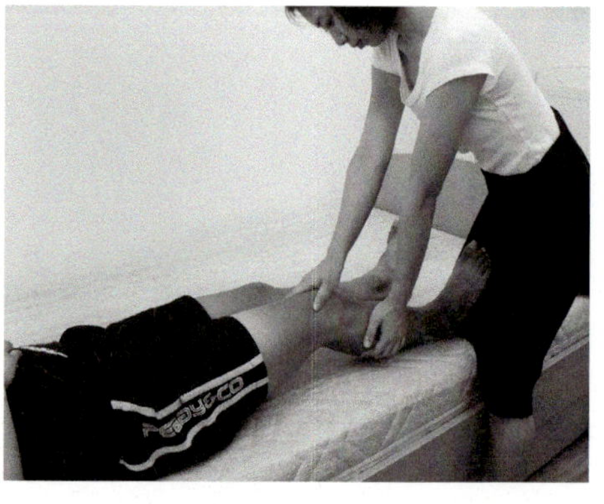

그림 9-16. 독립적인 무릎관절 폄운동

### (3) 교각운동(Bridging Exercise)

교각운동은 환자의 일상생활활동이나 보행의 촉진을 위해 매우 중요한 운동이다. 운동을 실시하는 방법은 환자의 특성에 따라 다르긴 하지만 일반적으로 환자에게 골반을 위쪽 방향으로 들어 올리도록 지시하고 치료사는 약간의 저항을 골반 아래 방향으로 가하여 엉덩관절의 폄근에 구심성 수축을 유도한 후 다시 골반을 침대 쪽으로 내리도록 지시한 후 저항을 천천히 부가하여 원심성 수축을 유도하도록 한다. 운동은 무릎관절 굽힘각도의 변경이나 팔에서의 체중부하 크기 혹은 한쪽 다리에만 체중을 부가하는 방법 등에 의하여 다양하게 실시할 수 있다. 일반적으로 교각운동을 실시하는 목적이나 효과는 표 9-1과 같다.

표 9-1. 교각운동을 실시하는 목적 및 효과

- 일상생활동작(옷 입기나 침대에서의 활동 등)을 원활히 할 수 있게 함
- 보행 시 입각기(stance phase)에 필요한 조절능력을 증진
- 보행 시 필요한 엉덩관절, 무릎관절 혹은 발목관절의 가동범위 유지 및 조절능력을 향상
- 교대 등척성수축(alternating isomeric)이나 율동적 안정(rhythmic stabilization)을 통하여 안정성 획득
- 느린 반전유지(slow reversal hold)나 골반의 앞방향조절, 돌림, 측방이동 등을 율동적 안정과 같은 방법으로 적용하면 조절된 운동성(controlled mobility)을 획득
- 정상 보행을 할 때 중요한 원심성 조절력은 주동근을 교대로 작용시키는 주동근 반전(agonistic reversal)에 의해 획득
- 중력 중심이 높아지고 기저면이 작아져 균형의 요구가 증가
- 다리가 체중지지 자세에 놓이게 되어 많은 관절들이 활동
- 폄근 긴장력이 증가. 특히 아래허리근육(low back muscle)과 엉덩관절 폄근이 중력에 대항하여 등척성 수축을 함으로써 근방추의 신장감소가 증가
- 몸통과 팔의 폄근 긴장도가 안정기능(stabilizing function) 때문에 증가
- 대퇴네갈래근은 오랜 시간 동안 늘어난 상태를 유지하기 때문에 억제성 경향이 증가

#### ① 골반의 회선과 함께하는 교각운동

엉덩관절의 폄을 유지하면서 또 마비된 쪽다리의 연합반응 출현을 억제하면서 환자에게 그의 양쪽 골반을 똑같은 정도로 회선하게 된다(그림 9-17).

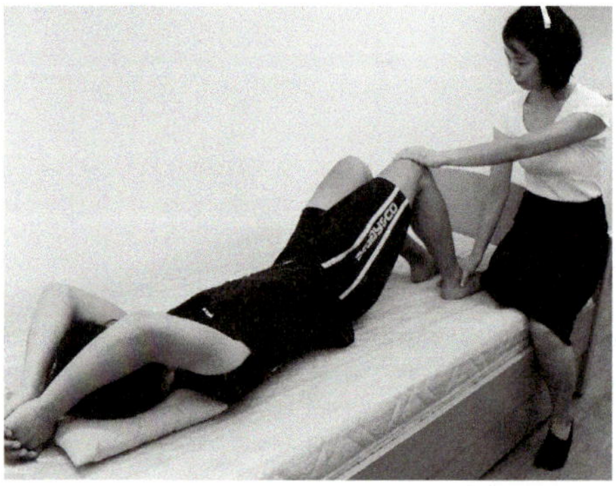

A

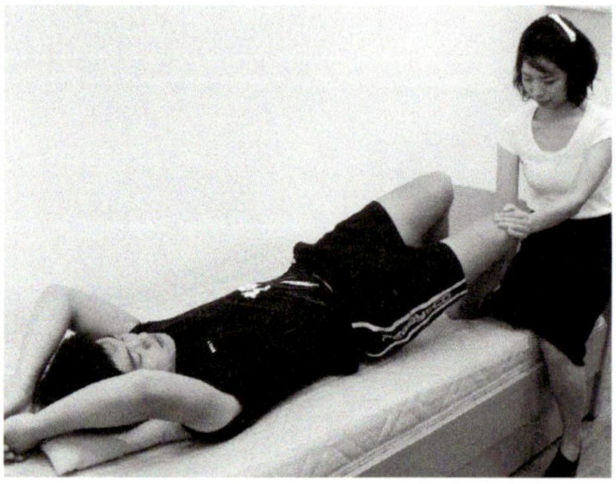

B

그림 9-17. 골반의 회선과 함께하는 교각운동

② **마비된 쪽 다리로 교각 만들기 운동**

환자가 어느 정도 진전된 다음 실시하는 운동으로 먼저 양쪽 다리를 이용하여 교각을 만든 다음 마비된 쪽 다리와 골반이 그 자세를 유지하면서 비마비쪽 다리를 들어 올리게 한다. 환자가 골반을 들어 올렸다 내렸다하는 것을 몇 회 하게 함으로써 점점 진전시켜 나간다(그림 9-18).

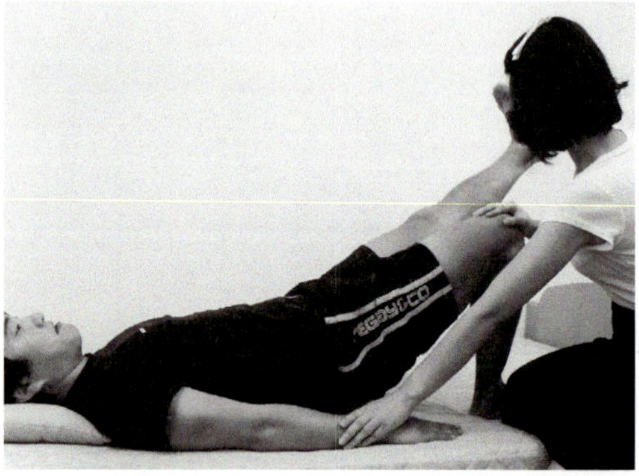

그림 9-18. 마비된 쪽 다리로 교각 만들기 운동

### (4) 구르기(Rolling)

구르기 운동은 위 · 아래 몸통의 긴장도를 조절할 뿐만 아니라 옷 입기와 같은 일상생활 활동 증진이나 침상 안정 시 욕창 예방 등의 목적을 위해 매우 중요한 운동이다. 옆으로 누운 자세 혹은 구르기를 실시하는 동안 조절력이 획득되면 다음 단계로의 진전이 가능해진다. 일반적으로 구르기는 다음과 같은 목적이나 혹은 효과(표 9-2)를 얻기 위해 사용된다.

표 9-2. 구르기 운동을 실시하는 목적 및 효과

- 일상생활활동(침상활동이나 옷입기 등)을 촉진
- 환자를 천천히 통나무를 굴리듯 굴리면 경련성(spasticity)이나 경직성(rigidity) 감소
- 골반을 고정시키고 어깨를 앞과 뒤 방향으로 회전시키거나 어깨를 바닥에 고정한 상태에서 골반을 앞 · 뒤 방향으로 돌림으로써 몸통이나 다리의 운동성을 증진
- 몸통 아래를 돌림시키는 운동을 반복하게 함으로써 보행 시 골반의 원활한 회선을 도모
- 윗쪽 몸통의 운동을 실시할 때 어깨뼈도 같이 움직임으로써 편마비 환자의 어깨 관절 기능 장애를 극복
- 위쪽 몸통과 다리를 각각 앞방향과 뒤쪽방향으로 회선시키면 긴장성 반사가 억제되어 통합 용이
- 보행을 위한 기초 동작 중의 하나로 이용
- 구르기를 시도함으로써 움직일 수 있는 관절의 운동성이 증대
- 허리 전체의 협력수축으로 안정성이 증진
- 몸을 축으로 허리 전체가 동시에 구르는 통나무 구르기를 통하여 조절된 운동성 습득
- 정적 동적 활동(static dynamic activity)이 허리, 팔과 다리가 각각 순서대로 회선할 때 나타남
- 위쪽 몸통과 다리의 운동이 각각 다른 방향으로 자유롭게 나타나면 숙련(skill)의 단계에 이름

### ① 마비쪽으로 구르기

정확한 구르기는 마비쪽의 감각을 일깨우고 어깨뼈와 골반 사이의 돌림에 의해 경련을 감소시킴으로써 팔과 다리의 능동 운동이 촉진된다. 일반적으로 마비쪽으로 구르는 동작은 환자가 쉽게 수행할 수 있다. 마비쪽 팔을 벌림을 시킨 상태에서 고개를 들고 비마비쪽 손을 들어 마비쪽 손을 잡게 한 다음 비마비쪽 다리를 천천히 들어 올려 마비쪽 다리 앞에 놓도록 한다(그림 9-19).

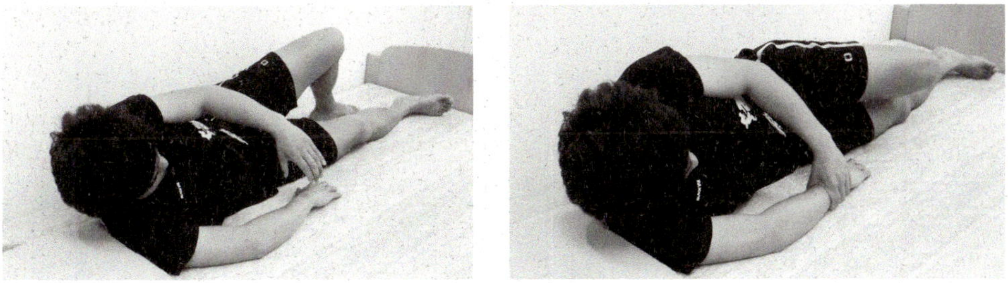

A B

그림 9-19. 마비쪽으로 구르기

② **비마비쪽으로 구르기**

먼저 치료사가 환자 스스로 운동이 가능한 지점까지 비마비쪽 다리 위로 마비쪽 다리를 최소한의 보조만으로 유도해 준 다음 손을 깍지를 끼게 하여 손과 위쪽 몸통을 함께 비마비쪽으로 돌림시키도록 한다(그림 9-20).

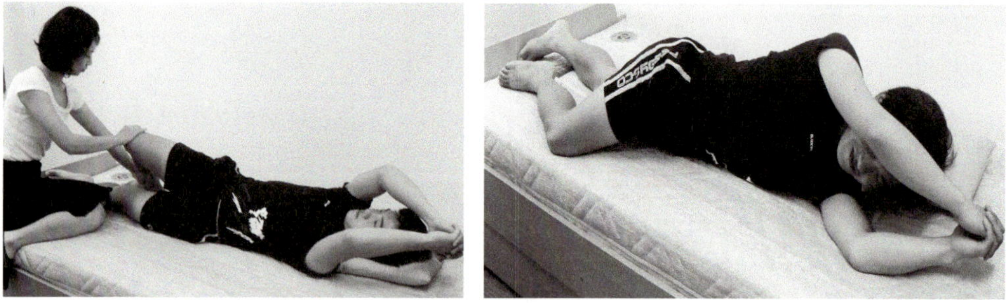


그림 9-20. 비마비쪽으로 구르기

### (5) 앉은 자세에서의 운동

① **앉은 자세에서 팔의 운동**

인간은 일상생활에서 다양한 과제수행과 기능적인 움직임을 위해 팔을 사용한다. 기능적 수행은 공간 내에서 움직임 능력과 밀접하게 관련이 있다. 공간 내에서 팔의 움직임은 손의 효율적이고 기능적인 자세를 위하여 어깨, 팔굽관절, 아래팔, 손목 등이 복잡하게 조화를 이루는 움직임이다. 앉은 자세에서의 팔의 운동은 공간 내에서 과제수행을 위한 움직임을 훈련하기에 가장 좋은 자세이다.

㉠ **어깨뼈 가동운동**

치료사는 환자의 마비쪽의 겨드랑이에 손을 넣어 잡고 다른 한 손은 어깨뼈를 지지한다. 올림과 내림, 벌림과 모음의 면에서 어깨뼈의 움직임을 통해 과긴장되거나 짧아진 근육을 늘려 주고, 가슴뼈 위에서 어깨뼈를 안정된 위치에 가져가게 한다. 그리고 나서 치료사는 어깨뼈를 올린다. 치료사는 근육의 단축으로 인해 더 이상 움직일 수 없이 팽팽하게 되어 움직임이 멈추거나, 어깨뼈 움직임이 정상범위의 끝일 때 위쪽으로 올리는 것을 멈춘다. 어깨뼈를 위로 많이 움직일 수 있다면 아래로 많이 미끄러지게 하는 것도 가능하다. 근저항이 없어지고 어깨뼈의 움직임이 올림과 내림이 자유로울 때까지 반복한다(그림 9-21).

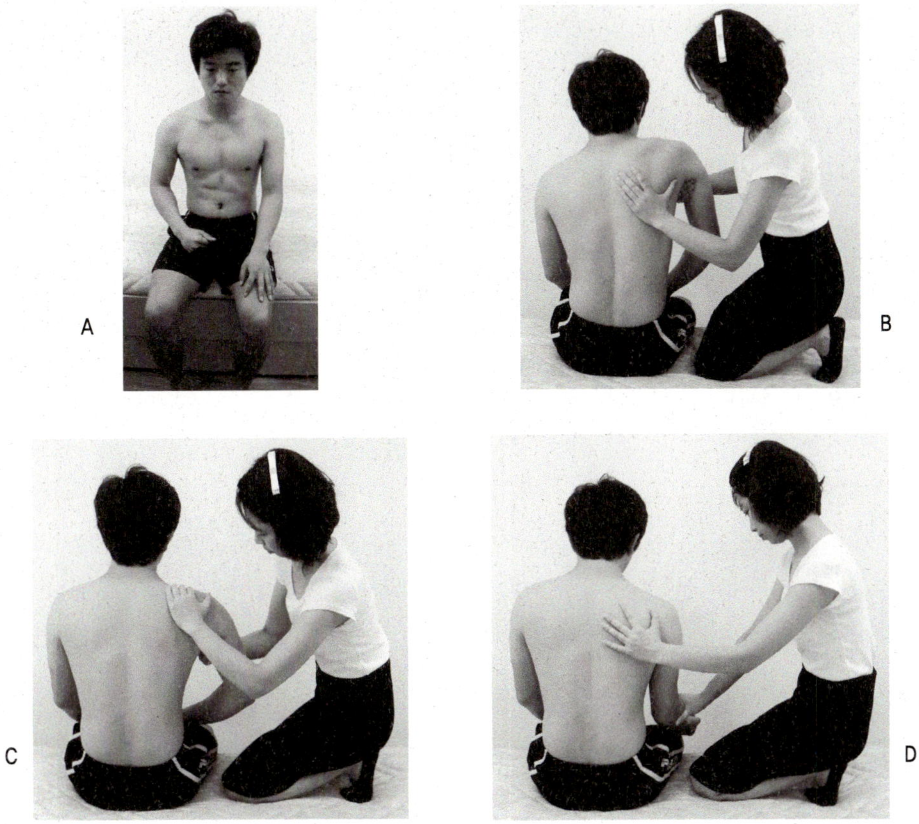


그림 9-21. 어깨뼈 가동운동

### ㉡ 어깨관절 가동운동

치료사는 악수하는 모양으로 환자의 마비쪽 손을 잡고 팔굽관절의 폄을 유지한 다음 앞방향으로 굽힘을 시작한다. 치료사는 무릎으로부터 손을 움직였을 때, 아래팔을 엎침에서 중립회전시키면서 환자가 움직임을 따라하도록 한다. 환자가 움직임을 따라하면 팔의 움직임을 멈춰서 환자에게 그 자세를 유지하도록 요청한다. 그런 다음 치료사는 어깨와 아래팔의 중립회전에서 안쪽돌림과 엎침으로 팔을 움직이고 다시 돌림을 하면서 팔을 뻗는 동작을 훈련시킨다. 벌림을 시킨 자세에서 옆으로 팔을 들어올리는 동작과 어깨를 앞쪽 방향으로 굽힘된 자세에서 수평벌림되도록 훈련시킨다(그림 9-22).

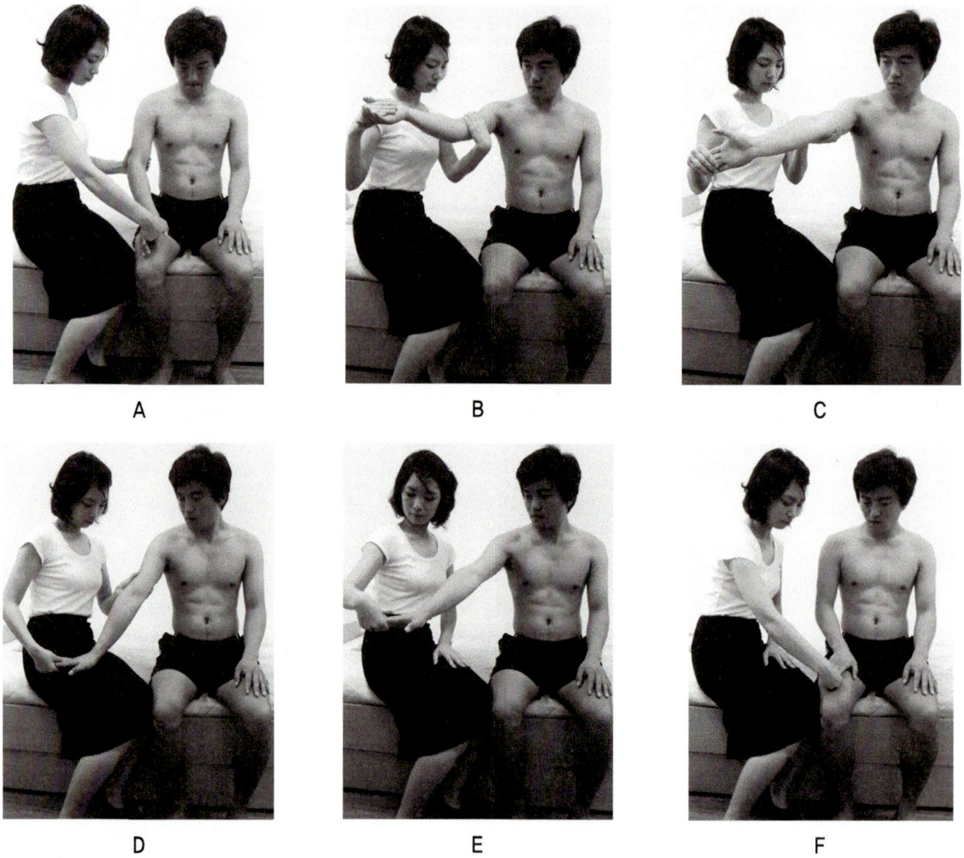

그림 9-22. 어깨관절 가동운동

ⓛ **팔꿈치와 아래팔의 운동**

치료사는 환자의 팔꿈치을 편 상태에서 환자의 아래팔을 엎침을 시키면서 손목을 살짝 편 상태로 환자의 손을 잡는다. 치료사의 다른 한 손은 환자의 팔꿈치가 움직이면서 어깨가 부적절하게 움직이는 것을 조절하고 환자의 팔꿈치를 굽힘과 폄을 시킨다. 그리고 나서 팔꿈치를 굽히고 허리를 펴게 한 다음 환자에게 팔꿈치를 굽힌 후 힘을 빼면서 서서히 팔을 펴게 하면서 구심성 수축과 원심성 수축을 느끼도록 한다. 아래팔을 엎침, 뒤침 시키는 운동으로 팔꿈치를 90° 굽힌 채로 아래팔을 엎침에서 뒤침을 시키면서 뒤로 돌린다. 팔꿈치를 굽히면서 팔을 들어올리는 운동은 손을 입이나, 머리로 가져가는 동작에 필요한 운동이다(그림 9-23).

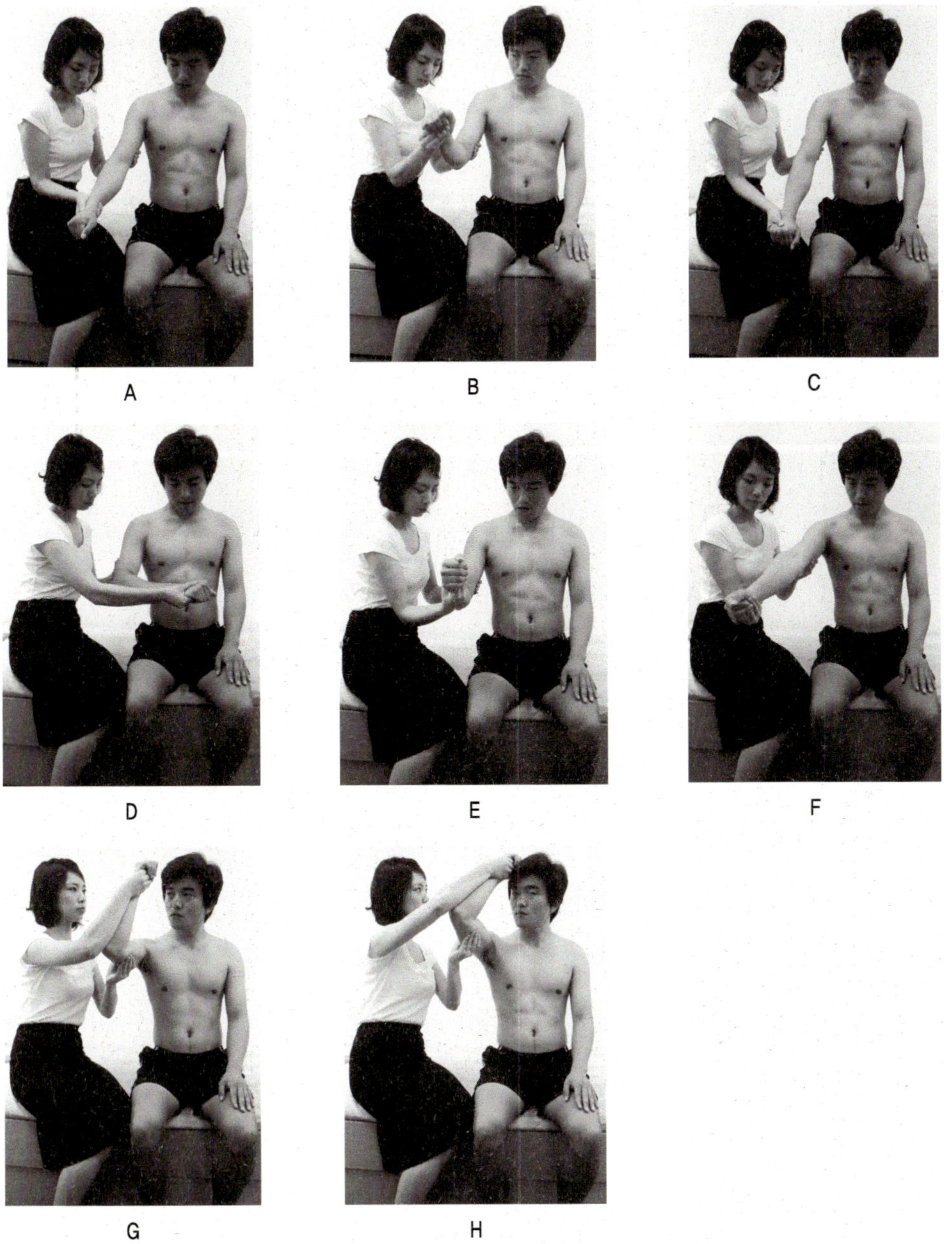


그림 9-23. 팔꿈치와 아래팔의 운동

### ㉢ 공간에서 팔동작 조절과 근력 키우기

마비쪽 팔이 한 번이라도 치료사의 지도하에 움직임을 능동적으로 따라할 수 있다면, 치료사는 점차적으로 지지해 주는 것을 줄여가야 한다. 환자가 팔을 움직일 때 보다 더 능동적으로 일을 하도록 훈련시켜야 한다.

- 먼쪽(distal) 조절을 이용하여 양쪽 팔 움직이기

치료사와 환자는 손가락을 엇갈리게 끼고, 손목은 편 상태로 마주 잡는다. 치료사는 어깨의 굽힘과 팔꿈치의 폄, 몸통의 체중을 이동하며 팔을 뻗는 형태와 결합하여, 앞으로 뻗도록 유도한다. 치료사는 팔을 뻗고 팔꿈치를 펴라고 요구함으로써 움직임을 시작한다. 환자가 앞으로 뻗도록 팔꿈치를 굽히고 손을 뒤로 움직이며 쥐어진 손이 손바닥에서 떨어지지 않게 한다. 환자가 팔꿈치를 펼 때 가벼운 저항을 줄 수 있다. 저항은 버티는 감각을 제공하며, 환자가 팔꿈치 폄근과 어깨관절의 굽힘근에 힘을 주도록 시킬 수 있다. 이것은 어깨와 팔꿈치의 근력을 증가시킬 것이다(그림 9-24).

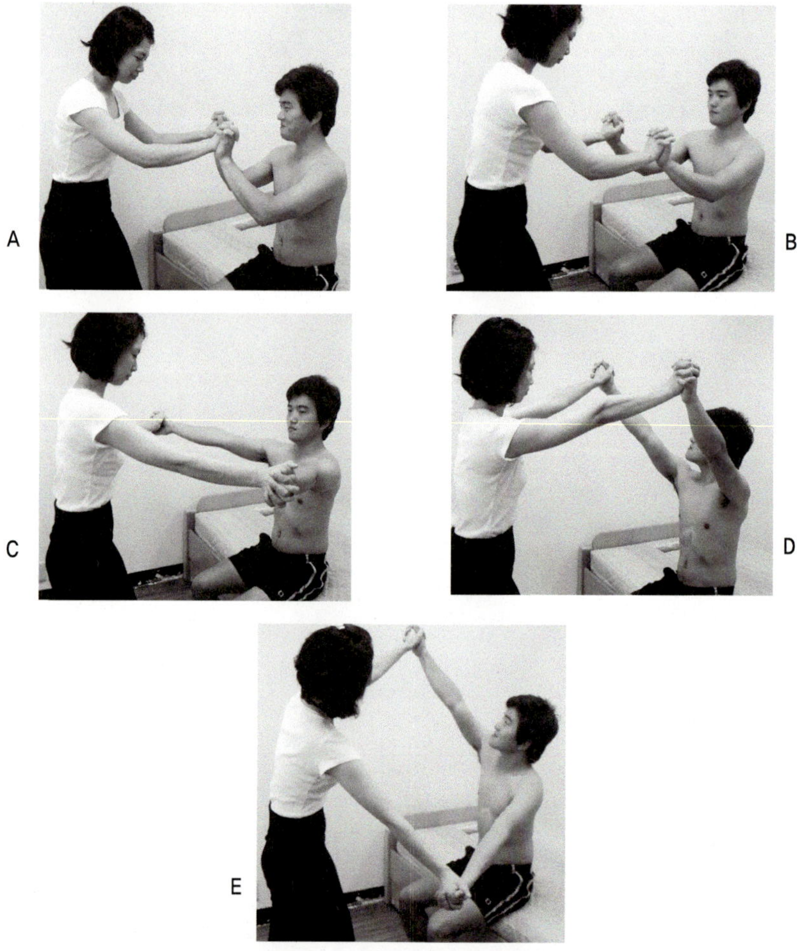

그림 9-24. 먼쪽(distal) 조절을 이용하여 양쪽 팔 움직이기

### ㉣ 마비쪽 팔의 기능적인 사용을 위한 준비

치료사는 환자가 아직 지팡이의 무게를 완전히 들지 못하는 팔 때문에 지팡이를 넙적다리에 가까이 붙여 놓고, 팔꿈치를 굽혀서 지팡이를 들어 올리거나 팔꿈치를 펴고 어깨관절을 굽혀 들어 올리는 것을 연습시킨다. 치료사는 환자가 스스로 지팡이를 움직이도록 지지를 점차 제거해 주며 무릎에서 공중으로 지팡이를 들어 올리는 연습을 하게 한다(팔꿈치의 부분적인 폄과 함께 어깨 굽힘). 환자는 먼 쪽에 있는 지팡이를 들어 올려 마비쪽 어깨뼈의 올림이나 안쪽돌림 없이 어깨굽힘을 한다(그림 9-25).

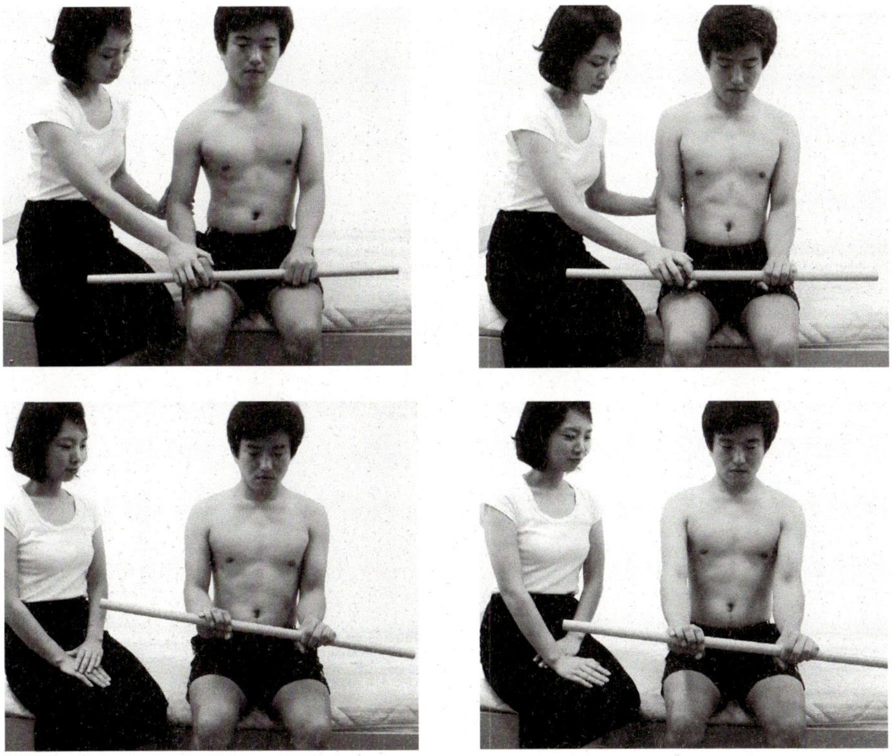

A B C D

그림 9-25. 마비쪽 팔의 기능적인 사용을 위한 준비

## ② 앉은 자세에서의 체중 이동 운동

앉은 자세는 옆으로 누운 자세 다음에 나타나는 진전자세로 일어서기를 준비하는 단계이다. 앉은 자세를 유지하기 위해서는 바로 서기 반응이 필요하며 평형반응이나 보호신

근 밀기반사(protective extensor thrust reflex) 혹은 고유수용성 반사 등이 요구된다. 또 앉은 자세는 엉덩이 부위와 다리에서 들어오는 감각에 대한 조절 및 적응훈련을 유지할 수 있다면 안정성은 이미 확보해 있는 상태라 할 수 있으며 이 자세에서 몸통을 앞·뒤 혹은 오른쪽·왼쪽으로 흔들어 주면 조절된 안정성을 훈련시킬 수 있다.

**㉠ 앉은 자세에서 마비쪽으로 체중 이동 운동**

치료사가 환자의 마비쪽에 앉아서 환자를 치료사 쪽으로 끌어당겨 환자의 체중지지가 한쪽 엉덩이에서만 일어나도록 한다. 이렇게 하면 마비쪽의 몸통이 신장되고 팔에서 굽힘패턴(flexor pattern)이 억제된다. 이때 정상인 쪽 다리는 자연스럽게 올라간다(그림 9-26).

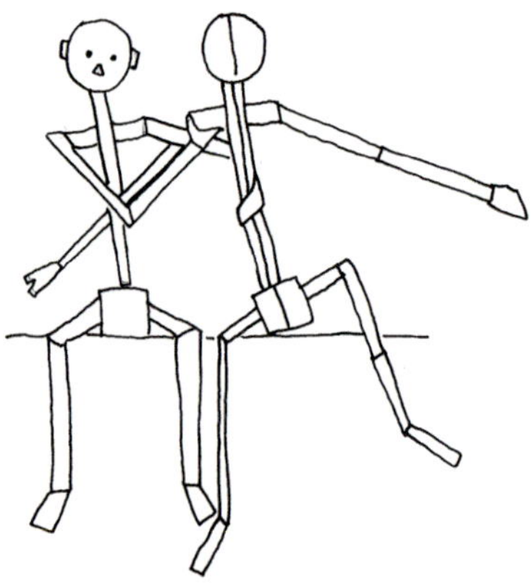

그림 9-26. 앉은 자세에서 마비쪽으로 체중 이동 운동

**㉡ 앉은 자세에서 비마비쪽으로 체중 이동 운동**

먼저 환자의 체중을 비마비쪽으로 이동한다. 운동을 실시하기 위하여 치료사가 환자의 마비쪽에 앉는데 한 손으로는 정상인 쪽의 겨드랑이 아래를 붙잡고 다른 한 손으로는 마비쪽의 몸통에 압력을 주어 마비쪽의 옆 굽힘(side flexion)을 촉진한다. 이때 마비쪽의 엉덩이 부위가 정확하게 들리도록 한다. 이 운동을 율동적 방법(rhythmic manner)으로 실시하여 몸통과 머리를 똑바로 할 수 있을 때까지 계속한다(그림 9-27).

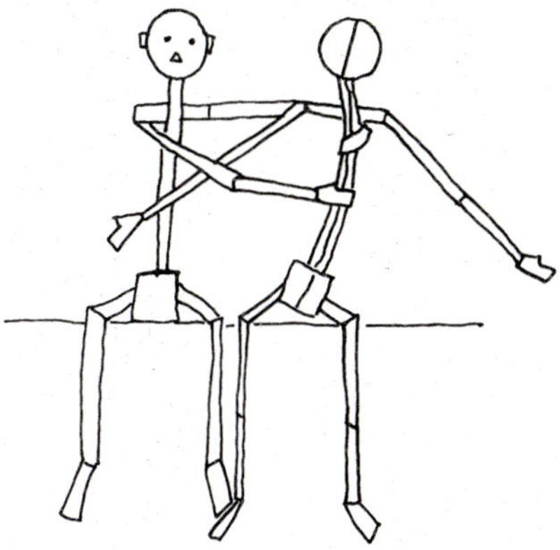

그림 9-27. 앉은 자세에서 비마비쪽으로 체중 이동 운동

ⓒ **몸통 뒤에 위치한 팔을 이용한 체중 이동 운동**

치료사의 손을 사용하여 신중하게 환자의 양손을 뒤로 가져간 다음 환자가 자신의 체중을 지지할 수 있을 때까지 팔을 밀고-끄는 방법(push-pull action)을 사용하여 폄을 촉진한다. 팔꿈치 관절의 굽힘이 없는 상태에서 측면에서 측면으로 환자의 체중을 이동시키는 방법에 의해 진전시켜 나간다(그림 9-28).

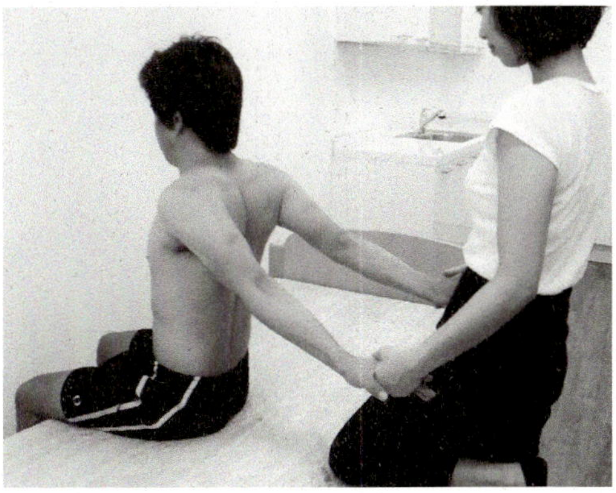

그림 9-28. 후방에 위치한 팔을 이용한 체중 이동 운동

ⓔ **한쪽 팔을 이용한 체중 이동 운동**

환자의 손을 침대 위에 평편하게 펴서 놓은 다음 치료사의 한 손은 환자의 겨드랑이 아래에 그리고 다른 한 손은 팔꿈치관절을 지지하여 환자의 몸통이 신장되도록 하면서 환자를 치료사 쪽으로 끌어당긴다(그림 9-29).

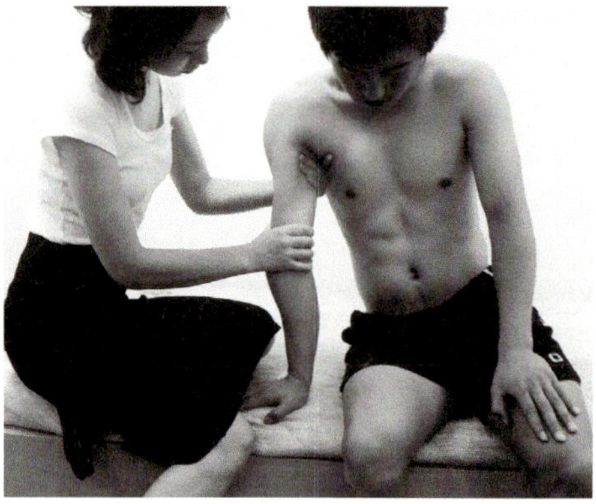

그림 9-29. 한쪽 팔을 이용한 체중 이동 운동

㉤ **앉은 자세에서 이동 운동**

치료사가 환자에게 엉덩이를 좌우로 들어 올려 앉은 자세에서 이동하는 방법을 먼저 가르쳐준다. 그리고 환자가 골반을 오른쪽이나 왼쪽으로 들어 올리는 힘이 충분하지 않으면 치료사가 환자의 들어 올리는 쪽 엉덩이나 넙적다리 아래에 손을 받쳐서 보조해 준다. 이 운동은 보행을 촉진하고 골반의 오른쪽과 왼쪽 경사운동 및 몸통근의 신장효과가 있다(그림 9-30).

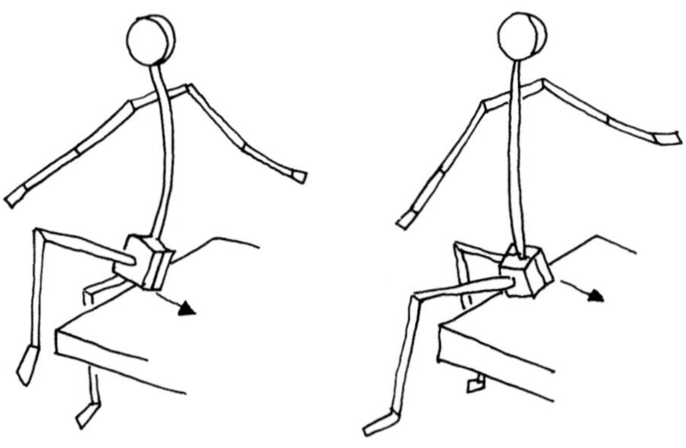

그림 9-30. 앉은 자세에서 이동 운동

③ **다리의 독립적 운동**

다리의 독립적 운동은 보행을 준비하기 위한 것으로써 환자의 몸통이 움직이지 않는 상태에서 다리를 움직이는 방법을 가르친다. 치료사는 환자가 한쪽 발을 들어 올릴 때 체중을 취하면서 들어 올리는 느낌을 갖도록 해주고 동시에 환자가 뒤쪽 방향으로 몸을 기울이는 것을 방지해 준다(그림 9-31).

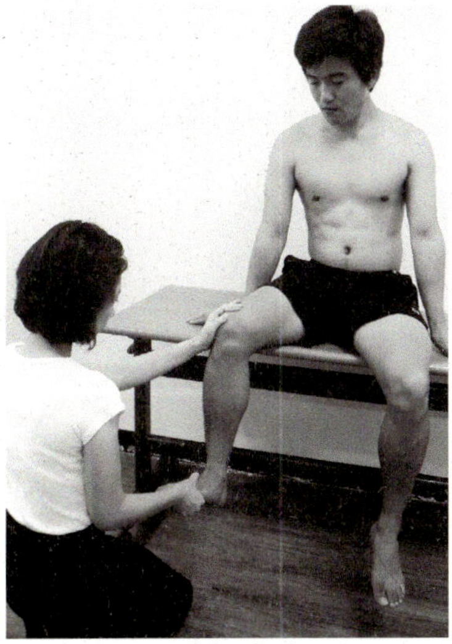

그림 9-31. 다리의 독립적인 운동

### ④ 폄근 밀기 반사 억제 운동

환자의 마비쪽 다리를 비마비쪽 다리 위에 교차시켜 얹어 놓은 다음 발과 발가락을 완전 굽힘과 동시에 엉덩관절을 완전 굽힘 및 바깥돌림시켜 이 자세를 환자 스스로 취할 수 있을 때까지 유지한다. 잠시 후 발의 억제를 유지하면서 천천히 처음 상태로 내려놓도록 하고 비마비쪽 다리를 다시 한번 반복시킨다(그림 9-32).

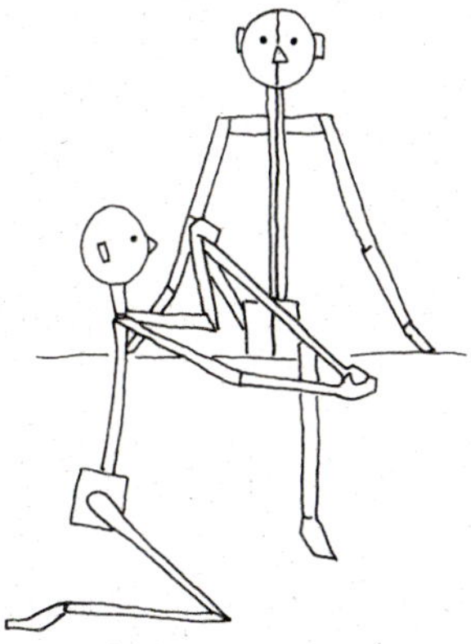

그림 9-32. 폄근 밀기 반사 억제 운동

**⑤ 다리를 교차하여 앉은 자세에서 엉덩관절 들어올리기 운동**

한쪽 다리가 교차되어 있는 동안 환자는 아래쪽 다리의 엉덩이에 체중을 이동하고 반대쪽 엉덩이를 침대로부터 들어올린다. 이렇게 하면 허리의 압력과 함께 몸통의 굽힘이 촉진되는데 같은 방법으로 양쪽을 반복하여 실시한다(그림 9-33).

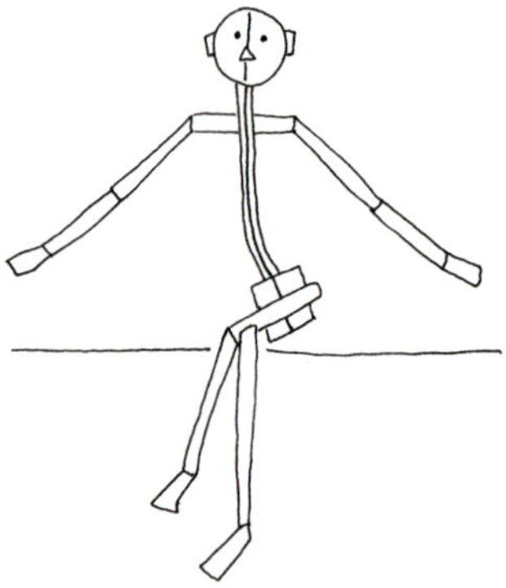

그림 9-33. 다리를 교차하여 앉은 자세에서 엉덩관절 들어올리기 운동

**⑥ 몸통과 머리의 균형반응 운동**

양측 다리를 함께 들어 올려 각각 측면으로 돌림시키면 팔과 몸통, 머리 등에서 균형반응이 촉진된다. 운동속도와 자세는 신체 나머지 부분에서 필요한 반응의 획득을 위하여 다양하게 변화시킨다(그림 9-34).

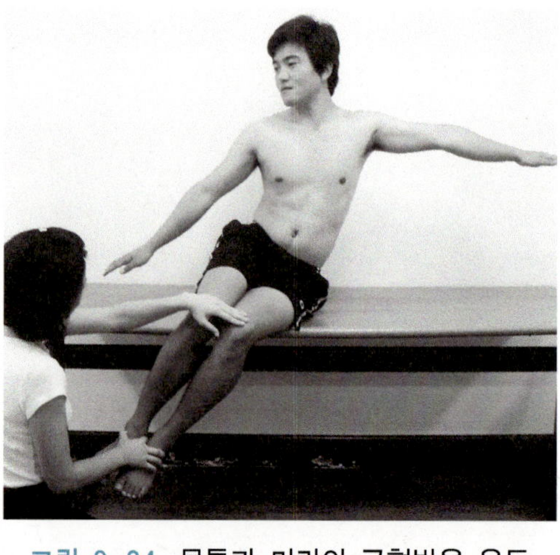

그림 9-34. 몸통과 머리의 균형반응 운동

### ⑦ 발을 지면에 대고 침대로부터 일어서기

환자에게 몸을 움직여 침대 가장자리에 앉게 한 다음 발을 아래로 밀기(pushing down)가 없는 상태에서 마비쪽 다리를 바닥에 내려놓게 한다. 만일 필요하다면 환자 발등을 아래 방향으로 눌러(pressing down) 환자의 마비쪽 발이 바닥에 닿게 하고 발뒤꿈치가 바닥에 확실히 닿도록 해준다. 이를 통해 환자의 마비쪽 다리에 완전한 체중을 지지하도록 한다. 이것은 앞 방향으로 움직이기 전에 독립적 무릎관절 폄(isolated knee extension) 과정에서 엉덩관절을 뒤쪽 방향으로 미는 것(pushing back)을 방지하기 위함이다. 한편 비마비쪽 다리가 침대를 떠나기 전까지는 마비쪽 무릎이 완전히 펴지 않도록 해준다. 앉은 자세로 돌아가기 위하여 환자의 비마비쪽 엉덩이를 들어올릴 때도 같은 주의가 필요하다.

### ⑧ 의자로부터 일어서기

환자가 일어섰을 때 좋은 체중지지 자세를 갖추어 주기 위하여 비마비쪽 발 약간 뒤에 마비쪽 발이 위치하도록 해준 다음 환자의 머리가 발의 앞쪽에서 수직이 될 때까지 앞으로 기울여 일어서게 하는데 이때 손을 위쪽 방향으로 밀게(pushing up)하도록 한다. 만일 몸통과 팔이 너무 심하게 뒤당김(retraction)되면 환자 앞에 있는 손을 서로 깍지끼게 하여 약간 밀어줌으로써(pushing) 일어서는 동작을 보조하게 할 수도 있다. 의자에 앉기 위하여 다시 원래 자세로 되돌아 올 때 마비쪽 발을 뒤에 남아 있도록 하고 머리는 환자의 엉덩이가 의자에 닿을 때 까지는 앞으로 유지하게 한다. 이때 손이 내려가지 않도록 해야 하는데 만일 한 손만 밑으로 내려가면 대칭성과 체중의 변화가 깨어진다. 환자가 의자에 정확하게 앉을

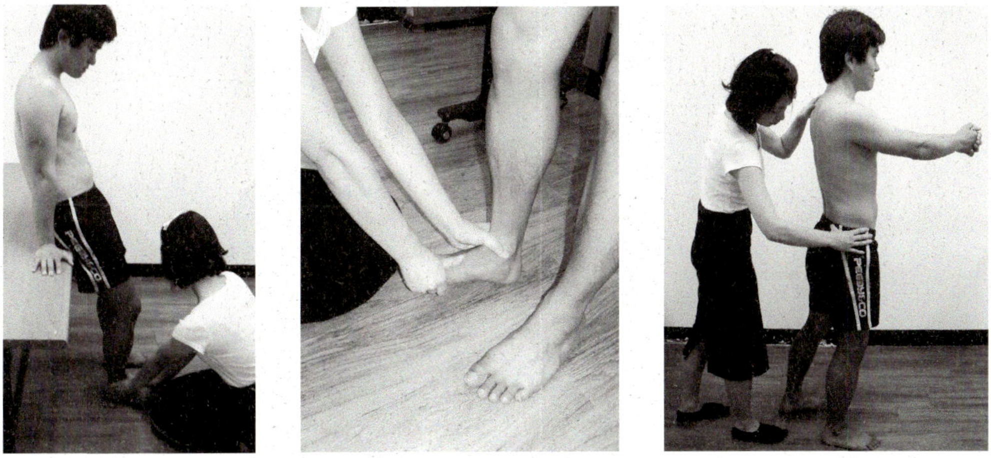

그림 9-35. 의자로부터 일어서기

수 있을 때까지 운동을 계속하는데 환자는 뒤를 돌아보지 않도록 한다(그림 9-35).

### ⑨ 지면 위에 발이 닿은 앉은 자세에서 엉덩이 움직이기

앉은 자세에서 환자가 움직일 때와 비슷한 방법으로 실시하는데 지면 위에 놓인 발과 함께 엉덩이를 측면에서 측면으로 혹은 앞방향과 뒤방향으로 움직이게 한다(그림 9-36).

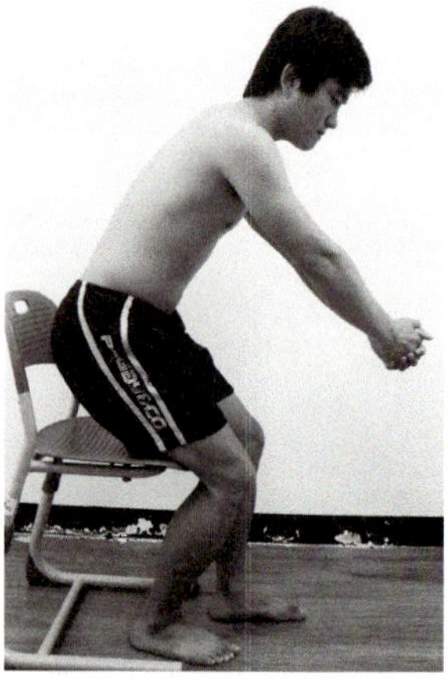

그림 9-36. 지면 위에 발이 닿은 앉은 자세에서 엉덩이 움직이기

### ⑩ 몸통조절 운동

환자의 앞쪽으로 팔을 내밀어 양손을 깍지 끼게 한 다음 팔꿈치관절을 펌을 시키고 가능한 한 범위 내에서 오른쪽 · 왼쪽으로, 그리고 앞방향과 뒤방향으로 손을 뻗도록 한다(그림 9-37).

A

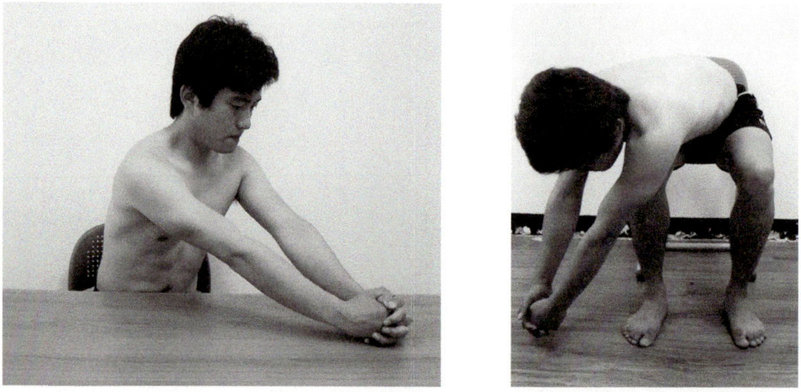

B

그림 9-37. 몸통조절 운동

## 4) 환자의 팔과 손기능에 따른 과제 훈련

### (1) 손과 팔에 기능이 없을 때 팔의 기능 훈련

① **양측 팔운동**(bilateral activity)

책상 위에 팔을 올려 놓고 손을 깍지 끼고 상대방에게 공을 굴린다. 이 훈련의 목적은 팔꿈치를 구부리고 펴기를 촉지하기 위한 과제 훈련이다. 치료사는 환자의 마비쪽 팔꿈치가 굽혀질 때 어깨가 뒤당김 되지 않도록 주의한다. 약간 어려운 과제 훈련으로 팔꿈치를 책상에 대지 않고 원통굴리기를 시도할 수 있으며 방향도 다향하게 바꿀 수 있다. 아래의 과제들을 수행하는 동안 긴장도가 증가할 수 있기 때문에 갑작스런 움직임과 빠른 움직임을 피해야 한다. 마비쪽의 움직임에 대해 환자가 인식을 하고 반복해서 움직임을 배울 수 있도록 격려한다(그림 9-38).

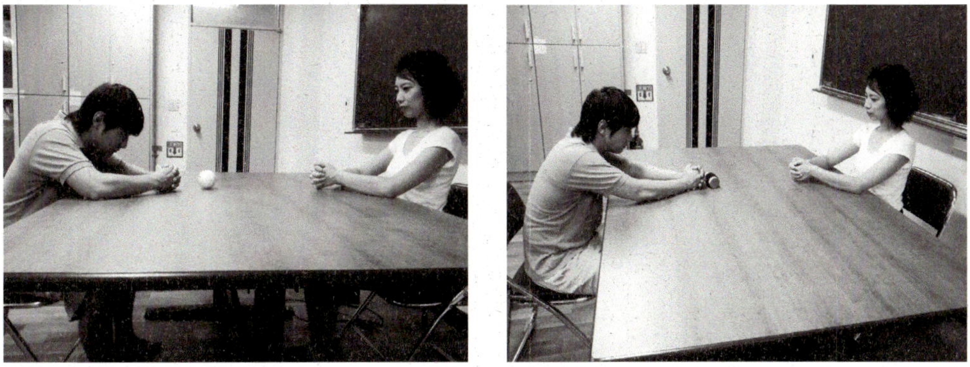

A B

그림 9-38. 양측 팔운동

### (2) 팔의 기능이 약간 있으나 손의 기능이 없을 때 기능 훈련

어깨와 팔에 약간의 움직임이 가능한 환자의 과제 수행이다. 환자는 중력을 이기고 팔을 들어울릴 수 있는 환자들은 마비쪽 팔의 과제수행(unilateral activities), 마비쪽으로 체중지지 기능을 하는 동안 양측팔의 과제수행(bimanual activities while using the weightbearing function on the affected side), 양팔을 사용한 과제수행(bilateral activities using both in the same way)을 시도할 수 있다.

치료사는 긴장도의 증가와 비정상적인 움직임 방지를 위해 체계적인 움직임을 이끌어 내야 한다. 손등을 이용하여 공을 밀어내는 훈련은 손등을 공의 방향으로 하고 다양한 방향으로 밀어내기 연습을 한다. 손가락 끝을 이용하여 카드 게임을 통한 기능 훈련은 팔을 책상위에 올려 놓고 움직이기 때문에 움직임을 쉽게 할 수 있다. 만약 손목과 손가락을 펴고 팔을 움직일 수 있는 환자라면 아래의 그림과 같이 팔을 펼 수 있는 움직임을 배울 수 있는 과제수행 동작을 연습하도록 한다(그림 9-39).

A

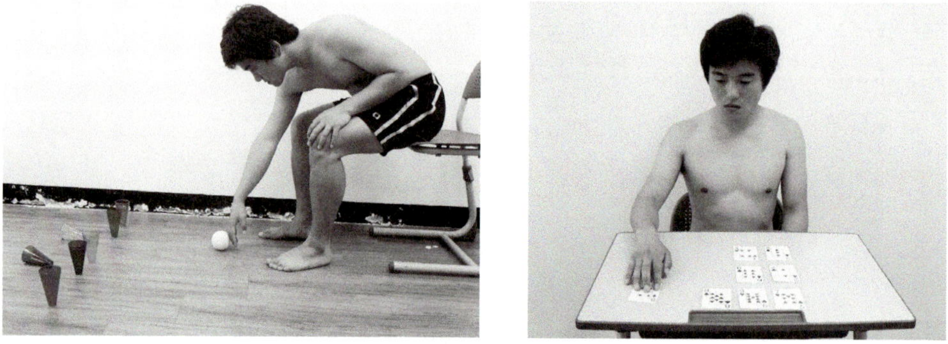

B

그림 9-39. 팔의 기능이 약간 있으나 손의 기능이 없을 때 기능 훈련

### (3) 손에 쥐기 기능이 있고 팔의 기능은 없거나 조금 있을 때 기능 훈련

팔의 먼쪽의 움직임이 있고 기능적으로 사용할 수 있을 때 몸쪽(proximal)의 고정능력이 있어야 한다. 어깨와 팔꿈치고정을 하고 손 기능을 하기 위해서는 어깨-팔-손의 기능적 단위를 분리할 수 없다. 치료계획은 양손 과제 수행하거나 마비쪽 팔로 체중지지를 하면서 과제수행을 한다. 만일 환자가 마비쪽 손으로 물건을 잡고 유지할 능력이 굽힘근의 긴장도인지 아닌지를 판단해야 한다. 바깥쪽돌림, 폄, 뒤침보다 안쪽돌림, 굽힘, 엎침이 결합된 비정상 움직임 패턴이 더 많다. 그렇기 때문에 놓기보다는 잡기가 더 쉽다. 손의 폄과 쥐기의 조절 능력을 필요로 하는 좋은 잡기 기능을 위해서는 환자들이 원하는 장소에 어느 때나 물건을 놓을 수 있어야 한다. 이것이 가능하기 위해서는 작업치료사는 회복에 따라 가능한 기능에 맞게 잡고 놓는 훈련을 해야 한다. 아래의 그림처럼 팔을 올릴 수 없다면 몸쪽(proximal)의 움직임은 가능할 수 있다. 팔을 떨어뜨려 어깨의 돌림 움직임을 사용하여 몸 앞으로 손을 가져 올 수 있다. 또한 잡기 기능은 없지만 볼을 손에 유

지하고 있을 수 있어 볼을 앞으로 굴리는 과제를 수행할 수 있다. 이때 볼은 손에 잘 맞는 볼을 선택하고 오른쪽 왼쪽, 앞쪽 등의 다양한 방향으로 볼을 굴린다. 만약 아직 환자는 팔을 수평으로 올리지 못하기 때문에 테이블을 낮춰서 과제를 수행하도록 한다(그림 9-40).

A 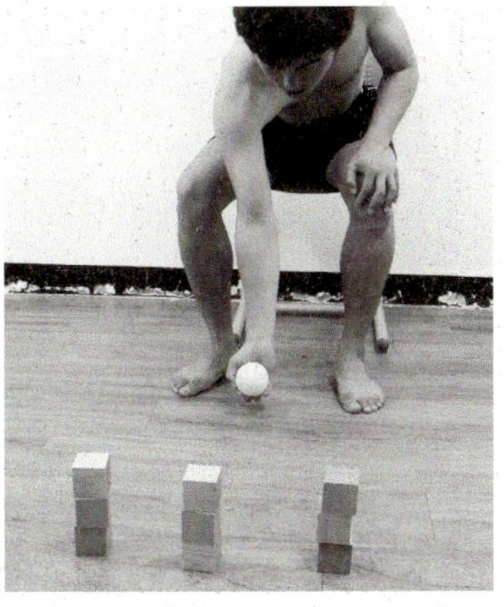

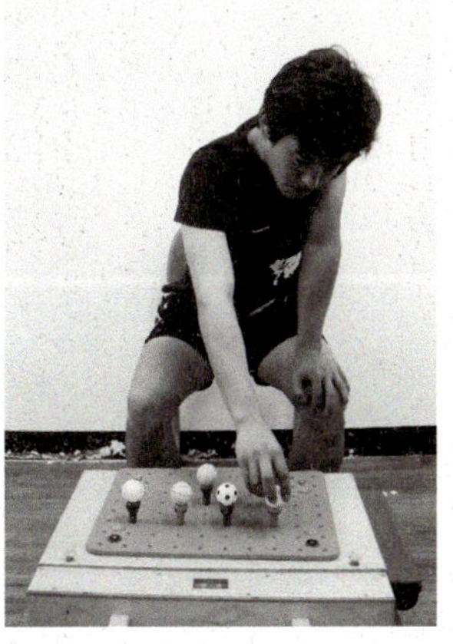 B

그림 9-40. 손에 쥐기 기능이 있고 팔의 기능은 없거나 조금 있을 때 기능 훈련

### (4) 팔의 기능이 있으며 손가락의 집단(mass) 굽힘 기능이 있을 때 기능 훈련

팔의 기능이 좀 더 생겨서 수평으로 팔을 올릴 수 있으며 손가락의 집단 굽힘 움직임 기능이 가능하다. 그러나 마비쪽에서의 정상 활동을 위한 동작은 어렵다. 만일 환자가 마비쪽 무시가 있다면 마비쪽의 기능을 촉진하기 위해 비마비쪽과 함께 하는 활동은 피해야 한다. 재활기간 동안 환자는 기능적 활동을 수행하는 동시에 비전형적인 움직임이 증가한다. 이러한 움직임은 정상동작을 촉진을 위해 억제한다. 팔의 기능이 좋아지면서 손의 기능도 저절로 증가한다. 팔의 다양한 위치에서 다양한 손의 잡기 움직임을 유도한다. 아래의 그림은 지속적인 같은 움직임으로 인한 피로를 피하기 위해 자세를 A에서 B처럼 위치를 바꾸어 훈련을 한다. 이 훈련을 통해 팔의 벌림과 모음 움직임을 촉진한다(그림 9-41).

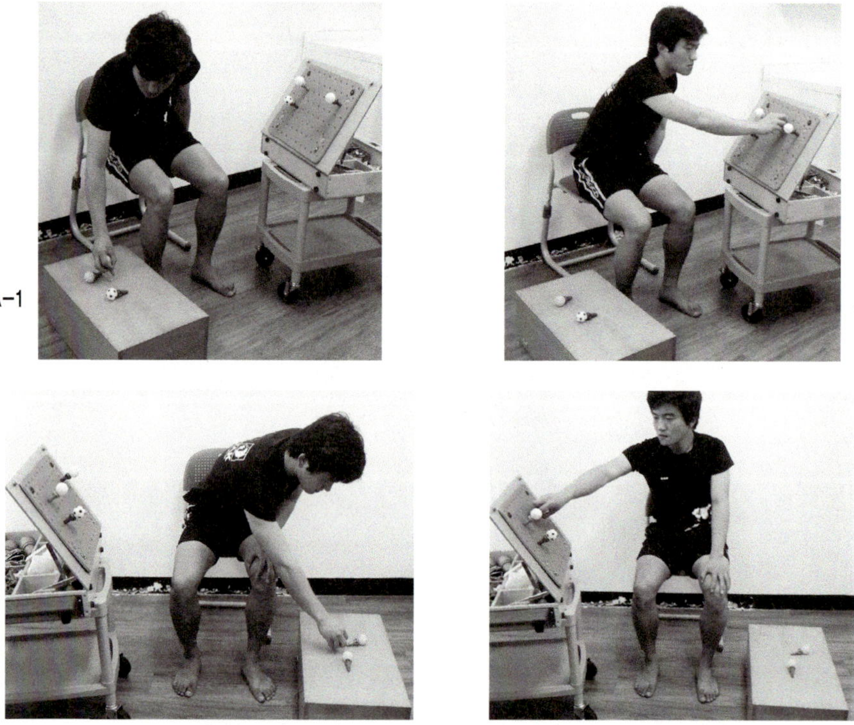


그림 9-41. 팔의 기능이 있으며 손가락의 집단(mass) 굽힘 기능이 있을 때 기능 훈련

### (5) 소근육 동작은 부족하나 길항반복운동(diadochokinesis) 기능이 있을 때 기능 훈련

팔의 기능이 좋고 쥐기와 놓기가 가능하다. 그러나 아직 일상생활에서의 모든 활동을 완벽하게 하지는 못한다. 아래의 그림은 빠른 쥐기와 놓기 움직임 촉진, 빠른 엎침과 뒤침의 움직임 촉진하는 기능 훈련이다(그림 9-42).

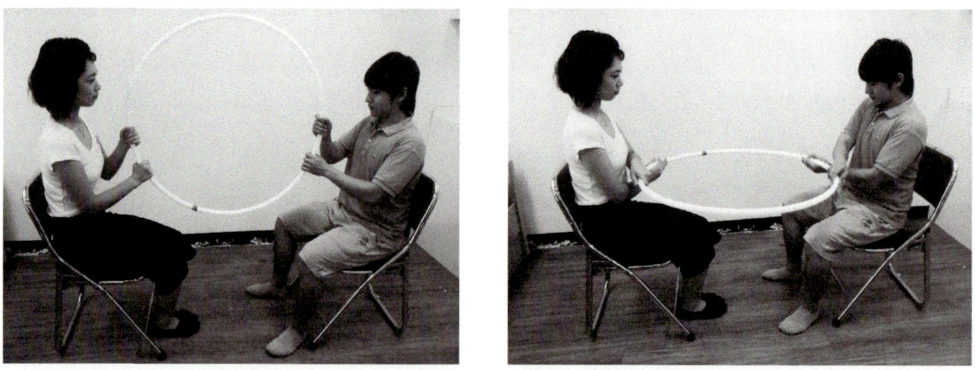


그림 9-42. 소근육 동작은 부족하나 길항반복운동(diadochokinesis) 기능이 있을 때 기능 훈련

### (6) 손의 조작과 기민성 훈련

움직임의 속도와 정확성, 그리고 기술을 향상시키기 위해서는 다양한 활동들을 사용할 수 있다. 연습과 연관성을 가진 과제를 생각해 내는 것이 환자를 돕는 것이다.

**① 두드리기 과제**

㉠ 가능한 빨리 연속적으로 각 손가락 끝을 엄지 손가락에 닿게 하기(주어진 시간 안에 정해진 횟수만큼 하도록 한다)

㉡ 손가락 하나로 책상 두드리기

**② 손의 대립(opposition) 훈련을 위한 hand-cupping 과제**

㉠ 손바닥에 콩을 잡고 접시에 놓기

㉡ 책상 위에서 동전을 잡아 다른 손의 손바닥에 놓기(손바꾸기)

**③ 엄지와 손가락 사이에 다른 물체들 잡기, 다양한 목표에 물체들을 놓기**

㉠ 엄지와 네 번째, 다섯 번째 손가락 사이에 물체 잡기

㉡ 엄지와 다른 손가락들, 엄지와 검지로 컵 안에 있는 작은 물체 잡기

㉢ 반대편 어깨 쪽에 있는 종이 조각 잡기

㉣ 연필을 잡아 책상 위에 올려 놓은 뒤, 시계반대 방향으로 한 바퀴 돌린 다음, 시계방향으로 돌림

㉤ 도미노 쌓기

㉥ 손가락을 쫙 펴고 엄지를 최대한 신전하고 손가락을 넓게 신전하는 'spider' 잡기를 이용하여 큰 병의 뚜껑이나 받침 접시를 잡기

**④ 책상 한 쪽에서 물체를 잡아 다른 쪽에 놓기 ; 무게와 움직이는 거리를 변경하기**

㉠ 물컵을 잡고 마시기

㉡ 물이 든 주전자를 잡고 컵에 따르기; 물의 양이나 주전자의 크기를 변경하기

㉢ 물이 든 머그컵을 잡고 마시기

**⑤ 그룹에서 다른 사람의 시간을 측정하기 위해 스톱워치 사용하기**

⑥ **보다 어려운 과제**(보다 복잡하거나 근력을 필요로 하는 과제)

㉠ 컴퓨터 키보드 타이핑하기, 조작을 통한 컴퓨터 게임하기
㉡ 그림 그리기와 글씨 쓰기
㉢ 선에 닿지 않고 원을 따라 가기
㉣ 전화기 번호판 사용하기
㉤ 페그보드(pegboard) 과제들, 보드 게임, 카드 게임
㉥ 문 손잡이 돌리기
㉦ 공을 튀기고 잡기
㉧ 잡지의 페이지 넘기기
㉨ 한 손, 두 손으로 스튜 냄비를 들고 물 따르기
㉩ 물컵이나 찻잔을 들고 걷기

⑦ **양손 연습**

환자가 마비쪽의 간단한 움직임을 조절할 능력이 되면 bimanual training을 시작한다. 처 음 두 운동은 최소한의 근육활동으로도 할 수 있는 것이다. 손은 손잡이에 묶어도 된다.

㉠ 팔 자전거
㉡ 자전거 타기(팔 포함)
㉢ 벽 밀기
㉣ 주전자에서 컵/유리잔으로 물을 붓고 다시 주전자에 붓기
㉤ 수건 접기
㉥ 핀을 앞으로 굴리기
㉦ 책상 위에서 동전을 잡아서 다른 손에 놓기
㉧ 병이나 캔 뚜껑 열기
㉨ 종이컵에서 다른 컵으로 물 붓기(컵의 모양이 변하면 안 된다)
㉩ 커피 메이커의 수압을 이기면서 물에 넣기
㉪ 키보드 타이핑-두 손가락으로 시작해서 숙련되면 점차로 진보됨
㉫ 주머니에서 작은 물체 꺼내기
㉬ 신문잡기-책상 위에서 신문페이지 넘기기, 신문을 잡고 페이지 넘기기로 진행

ⓗ 찬장에 손을 뻗기, 능력에 따라 다른 무게 적용
㉮ 다른 모양과 무게의 큰 물체를 집어 올리기 위해 뻗고 위치시키기
㉯ 보행하기, 계단 오르기, 서기, 무거운 트레이 붙잡고 있기
㉰ 공 던지고 잡기
㉱ 공 조작하기

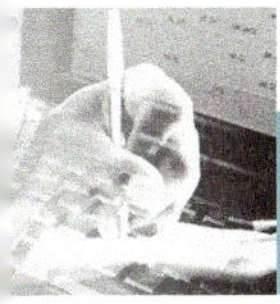

제 10 장

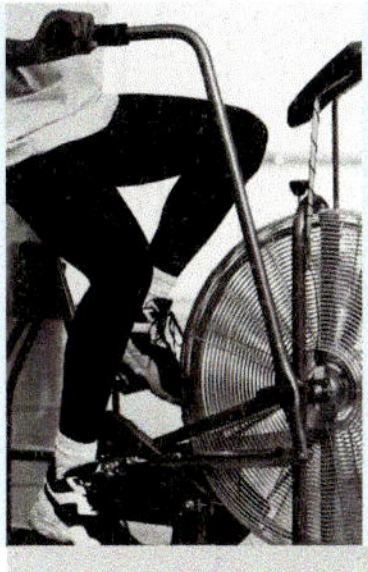

# 척수손상환자의 운동치료

## 1 개 요

척수손상은 척추관 내 신경학적 구조물의 손상에 의해 손상부위 이하에서 운동 및 감각 기능과 자율신경계의 기능의 상실을 초래하는 상태로 정의된다. 척수손상은 손상부위의 운동 및 감각 회로를 차단하기 때문에 손상부위 밑으로 감각의 부재와 근육활동의 마비가 오게 된다.

### 1) 척수손상의 결과

마비된 몸의 부분에 따라 사지마비와 하지마비가 나뉘는데, 사지마비는 경추 분절의 척수의 운동 및 감각 기능의 장애로 팔, 몸통, 하지, 골반 기관들에 기능적 손상이 나타나는 반면, 하지마비는 흉추, 요추, 천추 분절의 척수의 운동 및 신경장애로 팔의 기능은 손상 받지 않고 몸통, 다리, 골반 기관들에 기능적 손상이 나타난다. 하지마비는 손상부위에 따라 몸통근육조직의 기능이 있을 수 있다.

척수손상의 위치와 중증도(severity)에 따라 신경학적 손상의 정도에 차이가 있게 된다. 완전마비의 경우 손상 부위 밑으로 상행 및 하행 신경로(ascending & descending nerve tract)의 완전한 차단으로 운동과 감각의 마비가 야기된다. 불완전마비의 경우 척수 손상부위 밑으로 어느 정도 감각과 운동 기능이 존재한다.

### 2) 척수손상 환자의 운동수행능력

척수손상 환자의 운동수행능력은 완전마비, 부분마비, 마비되지 않은 근육의 힘에 의해 제한된다. 예로 완전 흉수마비(complete thoracic paraplegia) 환자의 하지는 완전 마비되지만 팔은 척수손상으로 마비되지는 않는다. 그러나 팔을 이용하여 몸 전체를 바닥에서 휠체어로 이동시키는데 충분하지 않다. 부분 마비된 근육의 근력약화는 척수손상으로 인해 부분적으로 신경지배되는 근육이나 부분보전구역(Zone of partial preservation, ZPP)의 근육에서 나타난다. 예로 C6 사지마비 환자의 가슴근(pectoralis)에 부분마비가 있다.

## 2 평 가

### 1) 관절가동범위 평가

수동 및 능동 관절가동범위 측정이 수행된다. 수동관절가동범위는 가능한 통증없는 움직임(pain-free movement)을 결정하기 위해 도수근력검사를 하기 전에 측정되어야 한다.

### 2) 어깨통증 평가

어깨통증은 어깨뼈와 팔의 관절가동범위를 감소시키고 오랜 운동수행을 제한하기 때문에 주의 깊게 평가해야 한다. 이것은 C4에서 C7 손상 환자에서 가장 일반적이다. 어깨통증은 통증이 주관적이기 때문에 자기보고식 측정이 사용된다. 시각아날로그척도(visual analog scale), 숫자통증강도척도(0-10 numeric pain intensity scale)와 MacGill Pain Questionnaire 등이 통증강도에 대한 자기보고식 평가를 위해 사용된다.

### 3) 근력평가

#### (1) 도수근력평가(manual muslce testing, MMT)

근력평가의 목적은 이용할 수 있는 근력과 치료를 위한 기준선을 결정하고, 근육의 약화가 일상생활활동의 수행에 어떻게 제한을 주는지를 알고, 보조도구의 필요성을 결정하고, 환자 능력 안에서 활동을 선택하도록 돕고, 치료의 효과성을 평가하는 것이다.

도수근력평가는 근육 또는 근육근의 최대 힘(수축)을 측정하며, 표 10-1에 열거된 등급체계에 따라 등급화한다.

표 10-1. 근력등급과 정의

| 등급 | 단어/문자 | 정의 |
|---|---|---|
| 0 | Zero (0) | 관찰되거나 촉진되는 근수축이 없다. |
| 1 | Trace (T) | 관찰되거나 촉진되는 근수축이 있으나 움직임(motion)이 없다. |
| 2- | Poor minus (P-) | 감소된 중력에 대해 불완전한 ROM으로 움직인다. |
| 2 | Poor (P) | 감소된 중력에 대해 완전한 ROM으로 움직인다. |
| 2+ | Poor plus (P+) | 중력에 대해 ROM의 50% 미만 또는 감소된 중력에 약간의 저항을 이기고 완전한 ROM으로 움직인다. |
| 3- | fair minus (F-) | 중력을 이기고 full ROM의 50% 이상 움직인다. |
| 3 | Fair (F) | 중력을 이기고 완전한 ROM으로 움직인다. |
| 3+ | Fair plus (F+) | 중력과 약간의 저항을 이기고 완전한 ROM을 움직인다. |
| 4 | Good (G) | 중력과 중간정도의 저항을 이기고 완전한 ROM을 움직인다. |
| 5 | Normal (N) | 중력과 최대의 저항에 대해 완전한 ROM을 움직인다. |

#### (2) 최대 1회 반복(one repetition maximum, 1RM)

1RM은 중력에 대항하여 전체 운동범위를 들어 올릴 수 있는 최대 무게를 구하는 것으로 환자에게 적절한 근력강화프로그램을 설정하는데 토대가 된다. 1RM을 구하기 위해

먼저 환자가 간신히 들어 올릴 수 있는 무게를 예상하여 들어 올리게 한 후 무게를 조정하면서 오직 한 번만 들어 올릴 수 있는 무게를 찾는다. 2회 이상 들어 올릴 수 있다면 그 무게는 1RM보다 가벼우며, 한 번도 들어 올릴 수 없으면 그 무게는 1RM보다 무거운 것이다. 이것은 근력이 4/5와 5/5 등급인 경우에 적절하다. 근력이 3/5 등급 이하인 경우에도 수정된 1RM으로 근력을 평가할 수 있다. 중력을 제거한 자세에서 무게를 수평으로 옮겨 움직인다. 미끄럼판(sliding board)이나 슬링을 이용할 수 있다.

#### (3) 휴대용 근육기록계(hand held myometer)

휴대용 근육기록계로 근력을 평가할 수 있다. 근육기록계는 등척성 근력을 측정할 수 있는 작은 휴대용 기구로서 기계적 장치와 전기적 장치가 있다. 침상환자에게 사용하기 편하다.

### 4) 손목 및 손 기능의 평가

#### (1) 손목 및 손 기능의 평가

손목 및 손 기능의 평가는 환자가 물건을 조작할 수 있는 능력을 결정한다. 치료사는 환자가 식사 또는 기능적 동작에서 작은 물건들을 집는 등의 활동을 수행하는 동안 손 사용을 관찰한다. 이런 정보는 손 자세 스플린트(positioning splint)나 유니버설 커프(universal curr)와 같은 도구의 필요를 제안하기 위해 사용된다.

#### (2) 악력검사

손을 사용할 수 있거나 손목과 손 근육들이 기능적일 때 도수근력검사를 보조하기 위해 악력계(dynamometer나 pinch gauge)를 이용하여 쥐기와 집기의 근력을 평가한다. C6~7 손상 환자의 테노데시스 쥐기(tenodesis grip)는 퍼티(putty)를 쥐게 하고 움푹 들어간 깊이를 재는 것을 통해 검사할 수 있다.

### 5) 감각 평가

감각은 무감각(absent), 감각손상(impaired sensation), 정상 감각(intact sensation)

을 결정하기 위해 가벼운 접촉(light touch), 통증감각(pinprick test), 운동감각을 평가한다. 이 소견들은 손상수준을 결정하고 기능제한을 결정하는데 도움을 준다.

### 6) 근 긴장도 평가

근 긴장도는 수동적 신장에 대한 근육의 반응을 관찰함으로써 측정된다. 검사방법으로 임상에서는 흔히 Modified Asworth Scale이 사용된다. 환자의 신체를 수동적으로 움직여 느껴지는 저항의 강도와 저항이 느껴지는 각도를 측정한다. 근 긴장도는 내적 및 외적 요소들에 영향을 받기 때문에 주의가 필요하다. 환자가 주위 영향을 받지 않도록 편안한 환경에서 측정하며, 자세는 가급적 같은 자세에서 측정한다.

표 10-2. Modified Asworth Scale

| 등급 | 정의 |
|---|---|
| 0 | • 근 긴장의 증가 없음 |
| 1 | • 근 긴장이 약간 증가<br>• 손상된 부위가 굽힘 또는 폄으로 움직여 질 때 관절가동범위의 끝 부분에 경도의 저항이나 붙드는 느낌을 나타낸다. |
| 1+ | • 근 긴장이 약간 증가<br>• 관절가동범위의 1/2 이하 각도에서 경도의 저항이나 붙드는 느낌을 나타낸다. |
| 2 | • 관절가동범위의 대부분 각도에서 보다 현저한 근 긴장의 증가가 나타나지만 손상된 부위가 쉽게 움직여진다. |
| 3 | • 수동움직임이 어려울 정도로 확연한 근 긴장의 증가가 있다. |
| 4 | • 굽힘 또는 폄에서 강직이 나타난다. |

### 7) 자세조절 평가

#### (1) 앉기 균형 정의(sitting balance scale)

환자는 모서리에 앉거나(short sitting position) 다리를 펴고 앉는 자세(long sitting position)에서 검사하며 표 10-3에 열거된 분류에 따라 앉기 균형을 등급화한다.

표 10-3. Sitting Balance Definition

| 등급 | | 정의 |
|---|---|---|
| 5 | Normal | • 환자는 3분 동안 앉은 자세를 유지한다.<br>• 균형을 잃거나 동적 움직임 동안 몸통의 평형반응을 이용하여 자세를 조절한다. |
| 4 | Good | • 환자는 2분 동안 앉는 자세를 유지한다.<br>• 균형을 잃거나 동적 움직임 동안 상지의 보호반응을 이용하여 자세를 조절한다. |
| 3 | Fair | • 환자는 1분 동안 앉는 자세를 유지한다.<br>• 균형을 잃을 경우, 자세를 조절하지 못한다.<br>• 동적 움직임 동안 반대쪽 상지로 균형을 유지하거나 앞뒤로만 움직인다. |
| 2 | Poor | • 앉은 자세를 유지할 수 없으며, 손으로 지지하여 자세를 유지한다.<br>• 외부적 도움 없이는 앉은 자세에서 움직이지 못한다. |
| 0 | Zero | • 이완되어 있으며 앉은 자세를 유지하기 위해 최대 도움이 필요하다. |

#### (2) 앉은 자세에서 손뻗기 검사(Sitting forward & lateral reach test)

앉은 자세에서 손뻗기 검사는 환자가 앉은 자세에서 손을 앞과 옆으로 뻗을 수 있는 최대 거리를 측정하여 안정성 범위를 정량적으로 평가한다. 환자는 의자에 앉은 상태에서 팔을 앞이나 옆으로 뻗으며 환자의 손은 벽이나 다른 사물을 잡지 않도록 주의한다.

## 3 근력강화 훈련 프로그램

### 1) 훈련 계획 시 고려사항

작업치료사는 약화된 근육의 위축을 방지하고, 근력과 지구력을 최대화하고, 기능 수행능력을 최대화하기 위해 근력강화 훈련을 초기부터 수행한다. 운동검사와 감각검사의 결과를 토대로 마비되지 않는 근육과 부분 마비된 근육을 중심으로 훈련을 한다. 완전 마비된 사지는 손상을 입은 척수의 신경학적 회복을 기대할 수 없기 때문에 근력강화 훈련에서 배제한다. 대신 이차적 손상을 예방하기 위해 수동운동이나 올바른 자세취하기를 수행한다.

표 10-4. 예상되는 기능결과

| 수준 | 신경지배 되는 기능적인 관련근육 | 가능한 움직임 | 약화의 패턴 |
|---|---|---|---|
| C1–C3 | 목빗근(sternocleido mastoid)<br>목의 척추옆근(cervical paraspinal m.)<br>목의 보조근육(neck accessory m.) | 목의 굽힘, 폄, 돌림 | 몸통, 상지, 하지의 마비.<br>호흡기에 의존 |
| C4 | 위/중간/아래 등세모근<br>가로막(diaphragm)<br>목의 보조근육(cervical paraspinal m.) | 목의 굽힘, 폄, 돌림:<br>어깨뼈 올림, 들숨(호흡) | 몸통, 상지, 하지의 마비, 기침무력, 갈비사이근의 마비로 인해 호흡 및 지구력저하 |
| C5 | 어깨세모근, 위팔두갈래근, 위팔근, 위팔노근, 마름근, 가쪽 돌림근, 앞톱니근(부분적 신경지배) | 어깨뼈 벌림과 모음<br>어깨 굽힘 벌림, 폄.<br>팔꿈치 굽힘. 아래팔 뒤침 | 팔꿈치 폄, 엎침, 모든 손목/손의 움직임 부재. 몸통과 하지의 마비 |
| C6 | 앞톱니근, 큰가슴근 빗장갈래, 뒤침근, 긴/짧은 노쪽손목폄근 | 어깨뼈 내밈, 어깨수평 모음<br>아래팔 엎침<br>손목의 노쪽 폄 | 손목 굽힘, 팔꿈치 폄,<br>손 움직임의 결여<br>몸통과 하지의 마비 |
| C7–C8 | 큰가슴근 복장갈래, 넓은 등근, 위팔세갈래근, 네모엎침근, 자쪽손목폄근, 노쪽손목굽힘근, 얕은손가락굽힘근, 손가락 폄근, 엄지 굽힘근/폄근/벌림근 벌레근(부분적 신경지배) | 팔꿈치 폄<br>아래팔 엎침<br>손목 자쪽 폄 및 굽힘<br>손가락 굽힘 및 폄<br>엄지 굽힘/폄/벌림 | 몸통과 하지의 마비<br>손의 내재근 마비에 따른 쥐기와 기민성 제한 |
| T1–T9 | 엄지를 포함한 손의 내재근, 속 및 바깥 갈비사이근, 척주세움근(erector spine), 엄지 굽힘근/폄근/벌림근, 벌레근(lumbricals) | 상지는 완전 정상,<br>상부 몸통 제한,<br>갈비사이근의 신경지배에 따른 지구력 증진 | 하부 몸통 마비<br>하지의 마비 |
| T10–L1 | 갈비사이근, 배바깥빗근, 배곧은근(rectus abdominis)의 정상 기능 | 좋은 몸통 안정성 | 하지의 마비 |
| L2–S5 | 배근육과 다른 모든 몸통 근육들은 정상; 레벨에 의존하여 일부 엉덩관절 굽힘근/폄근/벌림근, 무릎 굽힘근/폄근, 발목 등쪽 발등굽힘근/발바닥쪽굽힘근 | 좋은 몸통 안정성;<br>하지의 부분 또는 완전 조절 | 하지(엉덩관절, 무릎, 발목, 발)의 부분마비 |

운동을 계획할 지구력도 고려한다. 예를 들면, 불완전 하지마비 환자가 치료실을 걸어 다니기에 충분한 다리 근력이 있지만 쇼핑센터를 걸어 다니기엔 불충분한 근지구력을 가질 수 있다. 이런 경우 다리 근육의 근력강화훈련과 함께 지구력 강화훈련이 필요하다.

또한 환자가 수행할 운동을 계획할 때 손상수준에 따른 예상 기능결과를 고려한다(표 10-4).

## 2) 근력강화프로그램

치료사는 환자의 기능하는 근육의 근력에 따라 다양한 운동의 조합으로 근력강화 운동을 선택한다. 근력강화를 위해 사용되는 운동형태는 등척성과 등장성 운동을 포함한다. 등척성 운동은 근력이 1/5 등급 환자에서 사용된다. 등장성 운동은 근력이 2/5 등급 이상인 환자에 사용되며 능동-보조, 능동, 저항운동으로 나뉜다(표 10-5). 환자의 근력이 향상함에 따라 점차 능동-보조 운동에서 저항운동으로 운동의 형태를 바꾸어 준다.

표 10-5. 근력강화프로그램을 위한 지침

| 운동형태 | | 정의 | 근력등급 | 과 정 |
|---|---|---|---|---|
| 등척성 운동 | | 각 수축사이에 휴식을 취하면서 약한 근육으로 10회 최대 등척성 수축을 하는 운동 | Trace(1)<br>수축력이 신체부위를 움직이는데 충분하지 않다. | • 약한 근육을 수축하도록 설명한다. 치료사의 저항은 환자가 약한 근육이나 근육군의 수축을 분리하도록 돕는다.<br>• 환자는 정상적으로 호흡하며 가급적 오래 최대 노력으로 수축을 유지한다.<br>• 수축들 사이에 휴식을 취하며 10회 반복한다.<br>• 수행능력이 향상됨에 따라 최대수축의 기간을 늘린다. |
| 등장성 | 능동 보조 운동 | 약한 근육으로 가능한 관절가동범위에서 구심성이나 원심성으로 수축하는 운동. 치료사나 외부 도구는 동작을 완수시키기 위해 보조한다. | Poor minus (2-)<br>Fair minus(3-)<br>근육은 중력이 감소된 상태에서 부분적 가동범위로 움직일 수 있다. | • 2- 등급의 근육을 위해, 사지가 중력을 제거한 면에서 움직이도록 자세를 취한다.<br>• 3- 등급의 근육을 위해, 사지가 중력에 대항하여 움직이도록 자세를 취한다.<br>• 환자는 약한 근육으로 가급적 큰 가동범위를 통해 움직인다.<br>• 치료사는 외적 도움을 주어 동작을 완수시킨다. |

| | | | | |
|---|---|---|---|---|
| 등장성 | 능동 운동 | 근육을 수축하여 신체부위를 완전가동범위로 움직인다. | Poor(2)<br>Fair(3)<br>근육은 중력에 대항하거나 중력이 제거된 상태에서 완전가동범위로 움직일 수 있다. | • 2 등급의 근육을 위해, 사지가 중력을 제거한 면에서 움직이도록 자세를 취한다.<br>• 3 등급의 근육을 위해, 사지가 중력에 대항하여 움직이도록 자세를 취한다.<br>• 환자는 완전가동범위를 통해 움직인다.<br>• 환자는 세트 사이에 휴식을 취하면서 각 세트당 10회 반복의 3세트의 운동을 실시한다. |
| 등장성 | 저항 운동 | 근육을 수축하여 신체부위를 저항에 대항하여 완전관절가동범위로 움직인다. | Poor plus(2+)<br>Fair(3)<br>Fair plus(3+)<br>Good(4)<br>Good plus(4+) | • 2+ 또는 3 등급의 근육을 위해, 사지가 중력을 제거한 면에서 움직이도록 자세를 취한다.<br>• 3+ 이상 등급의 근육을 위해, 사지가 중력에 대항하여 움직이도록 자세를 취한다.<br>• 치료사는 선택된 근력강화 프로토콜에 따라 적절한 양의 저항을 결정한다. 만약 DeLorme 프로토콜이 사용된다면, 10-RM을 측정한다. 단순프로토콜이 사용된다면 1-RM을 측정한다.<br>• 환자는 저항에 대항하여 완전가동범위를 통해 움직인다.<br>• DeLorme 프로토콜이 사용될 경우, 환자는 세트들 사이에 휴식을 취하면서 단계적 저항에 대해 각 세트 당 10회 반복의 3세트의 운동을 실시한다. 단순한 프로토콜이 사용될 경우, 환자는 세트들 사이에 휴식을 취하면서 1RM의 60~80%의 무게로 각 세트당 10회 반복의 3세트의 운동을 실시한다. |

저항은 무게(weight)나 치료사의 손에 의해 제공된다. 또한 활동에 사용되는 물건이나 도구에 의해서도 제공될 수 있다.

## 4 운동치료

### 1) 급성기

급성기 동안 환자는 척추의 압박을 줄이고 안정시키기 위해 수술적인 치료를 받거나

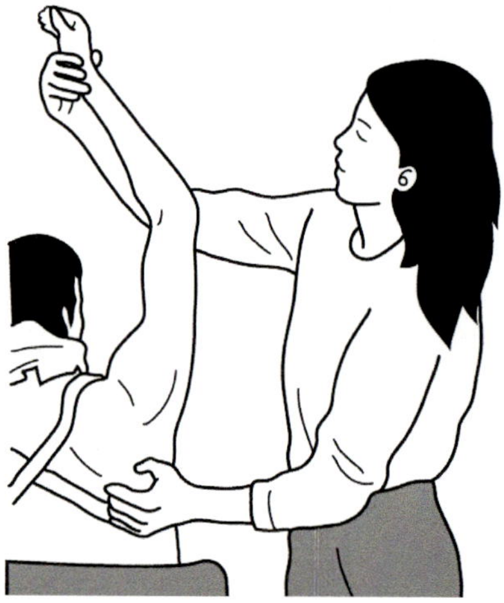

그림 10-1. 팔의 수동운동 동안 어깨뼈위팔리듬과 어깨 가쪽 돌림을 수반함

척추의 고정을 위해 침상에서 견인 상태로 누워있게 된다. 이 기간 동안 관절가동범위제한을 예방하기 위해 관절가동운동을 수행한다. 어깨 운동은 어깨면(scapular plane) 상에서 수행하고 어깨 벌림과 굽힘 동안 어깨위팔리듬(scapulohumeral rhythm)과 어깨의 가쪽 돌림이 수반되어야 한다(그림 10-1). 위팔세갈래근(triceps muscle)의 근력이 약하거나 마비되었을 때 팔꿈치는 굽힘 구축이 일어날 수 있으므로 완전한 팔꿈치 폄 운동이 필요하다. 손목과 손의 수동관절가동운동을 할 때 손가락들과 엄지의 폄은 손목을 굽힘

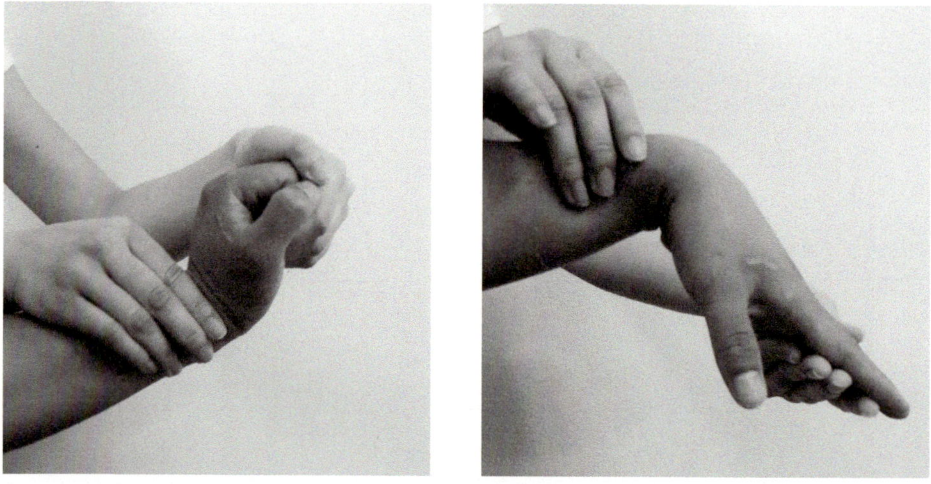

그림 10-2. Tenodesis 쥐기를 위한 운동

시키면서 수행하고, 손가락들과 엄지 굽힘은 손목을 폄시키면서 수행한다(그림 10-2). 이것은 손의 테노데시스 기능(tenodesis hand function)을 향상시킨다. 손가락굽힘근과 엄지굽힘근의 능동적인 움직임을 회복할 가능성이 있는 불완전 척수손상환자는 힘줄고정기능을 시도하지 않는다.

모든 관절들의 수동 및 능동 운동을 환자의 근력, 능력, 지구력 수준 내에서 수행해야 한다. 필요할 경우 손목과 팔꿈치에 대한 근육재교육기술이나 손목에 대한 점진적 저항운동을 수행한다.

## 2) 재활기

### (1) C4 이상 척수손상 환자

C1~3 척수손상 환자는 목의 움직임이 가능하며 C4 환자는 어깨뼈의 올림과 들숨(호흡)이 가능하다.

C4 이상 척수손상 환자의 기능적 상태를 보면 모든 일상생활활동에 보조를 받아야 한다.

#### ① 목운동

C4 이상 척수손상 환자는 머리와 목 근육의 근력, 지구력, 협응력을 증진시킨다. 이것은 마우스 스틱이나 헤드 포인터 활동을 위해 필요하다. 목의 굽힘/폄, 가쪽굽힘, 돌림운동을 수행하며 환자의 목근육의 근력에 따라 등척성 운동, 능동보조운동, 능동운동, 저항운동을 수행한다(표 10-5). 목운동은 의학적 승인이 있는 후에 수행해야 하며 운동을 하는 도중에 통증이 있으면 운동을 중단한다. 운동하거나 신장되는 것에 대한 감각이 감소되거나 상실된 환자는 각별한 주의가 필요하다. PNF 접근을 이용하여 치료하는 것이 도움이 된다. PNF 접근을 이용할 경우 목운동은 대각선패턴으로 운동을 수행한다.

기능적 활동을 통한 근력강화 훈련으로 마우스스틱의 사용을 통해 페이지 넘기기, 그림그리기, 타이핑하기, 색칠하기, 보드게임하기의 활동들을 훈련한다. 마우스스틱으로 페이지를 넘기는 것은 저항에 대해 목의 돌림과 내밈 운동을 필요로 한다. 컴퓨터 키보드 치기는 다양한 정도의 목의 돌림, 굽힘, 폄이 결합된 내밈 동작을 필요로 한다. 키보드에 대한 접근은 완전한 가동범위와 조절능력을 필요로 한다.

② **어깨뼈 운동**

C4 척수손상 환자에서 등세모근과 어깨올림근의 근력강화와 근재교육이 필요하다. C4 수준에서 가능한 어깨뼈 동작은 어깨뼈의 올림, 모음, 내림이다. 운동의 한 예로 어깨를 뒤아래쪽으로 당기도록 요청하고 아래 등세모근이 수축하는지 확인한다(그림 10-3).

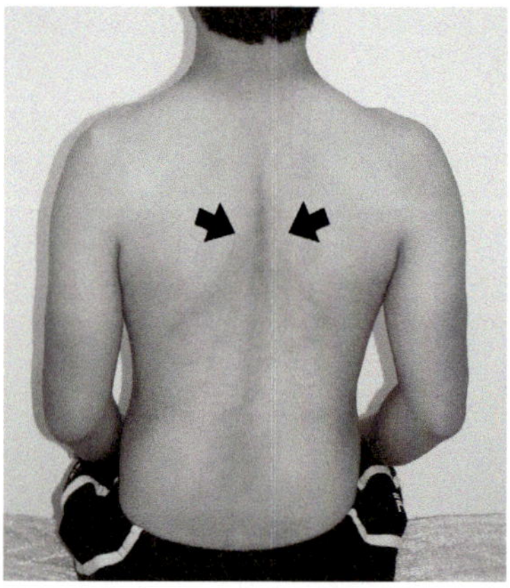

그림 10-3. 아래등세모근의 운동

### (2) C5 척수손상 환자

C5 척수손상 환자는 어깨뼈의 벌림, 모음과 어깨의 굽힘, 벌림, 폄과 팔꿈치의 굽힘과 아래팔의 뒤침 동작이 가능하다. 그러나 팔꿈치 폄과 아래팔 엎침은 불가능하다. 어깨세모근(deltoid), 위팔두갈래근(biceps), 위팔노근(brachialis)의 근력등급이 poor~fair으로 기능적인 팔 지구력을 갖는다. 팔꿈치 굽힘근의 근력이 좋을 경우 손을 얼굴에 가져갈 수 있다.

C5 척수손상 환자의 기능적 상태를 보면 유너버설 커프(universal cuff)와 손목지지 보조기(cockup splint)나 긴 맞섬 스플린트(long opponens splint)의 사용과 함께 독립적으로 식사를 하고, 카펫이 없는 편평한 실내에서 핸드림을 수정한 휠체어를 독립적으로 밀 수 있다.

① **어깨뼈 운동**

C5 척수손상 환자는 어깨뼈 근육의 약화로 어깨 동작이 시도될 때 어깨위팔리듬(scapulo

-humeral rhythm)이 나타나지 않아서 어깨통증이 유발된다. 따라서 운동성과 안정성을 위해 독립적으로 어깨뼈를 운동시키는 것이 필요하다.

어깨뼈의 올림과 내림, 벌림과 모음을 환자의 근력에 따라 적절한 운동종류를 선택하여 수행한다(표 10-5). 예로 환자는 팔을 슬라이딩 보드를 사용하여 어깨뼈의 벌림과 모음을 훈련한다(그림 10-4). 치료사가 어깨뼈 벌림은 능동보조 또는 수동으로 움직여 주고 당김은 능동운동을  수행한다. 어깨뼈 근육의 강화를 위해 PNF의 기술(어깨뼈패턴)이 도움이 된다. C5 척수손상 환자에서는 어깨뼈 근육 중 신경지배 되지 않는 근육들이 있어서 완전한 동작이 이루어지지 않을 수 있다.

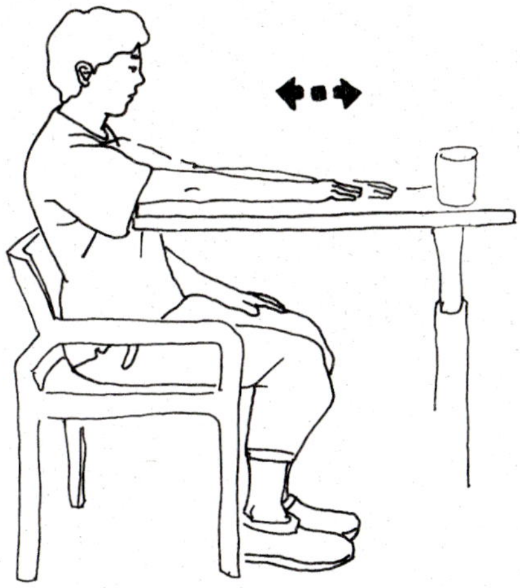

그림 10-4. 슬라이딩보드 이용한 어깨뼈 벌림 운동

### ② 어깨 운동

어깨의 굽힘, 폄, 벌림, 가쪽과 안쪽 돌림, 수평 벌림과 모음 운동을 환자의 근력에 따라 적절한 운동종류를 선택하여 수행한다(표 10-5). 예를 들어 어깨 근육들이 poor 일 경우, 중력을 제거한 자세에서 운동을 한다. 환자의 어깨굽힘과 폄 동작을 위해 옆으로 누운 자세에서 슬라이딩 보드나 슬링을 사용하여 운동을 한다(그림 10-5). 어깨의 벌림은  바로 누운 자세에서 수행하며 운동 방법은 굽힘과 폄 운동과 유사하다. 어깨 가쪽과 안쪽 돌림동작은 앉은 자세에서 팔꿈치 높이의 테이블 위에서 스케이트보드(skate board)를 사용하여 운동한다. 또는 바로 누운 자세에서 슬링을 이용하여 운동한다(그림 10-7). 어깨의 수평 벌림과 모음은 앉은 자세에서 테이블 위에서 스케이트보드를 사용하

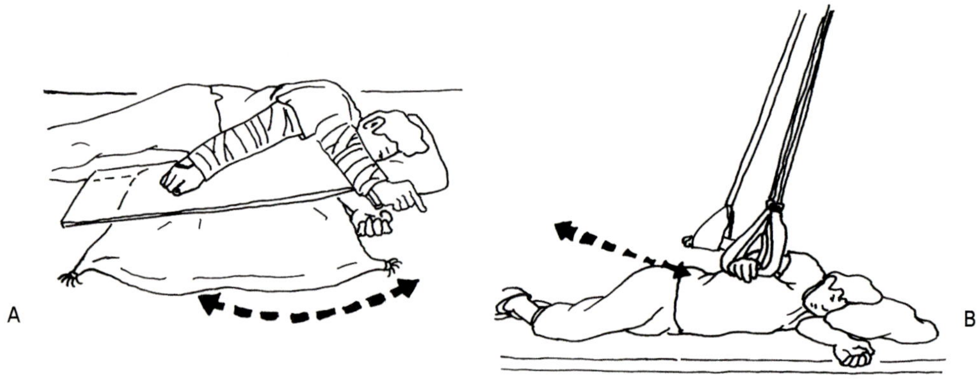

그림 10-5. 옆으로 누운 자세에서 어깨의 굽힘과 폄 운동

A. 슬라이딩보드 이용, B. 슬링을 이용

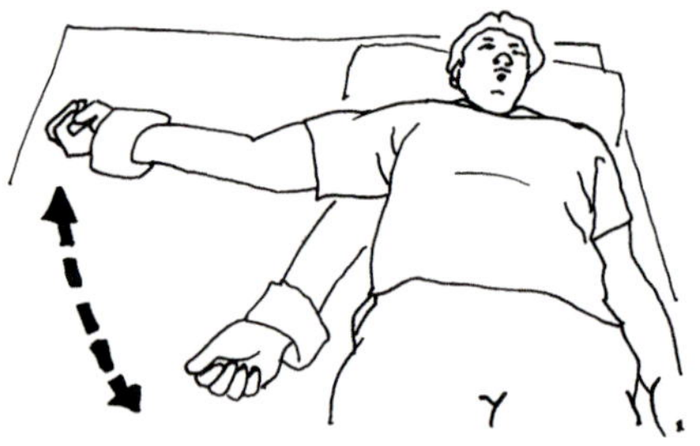

그림 10-6. 바로 누운 자세에서 손목에 무게를 달고 어깨 벌림과 모음 운동을 한다.

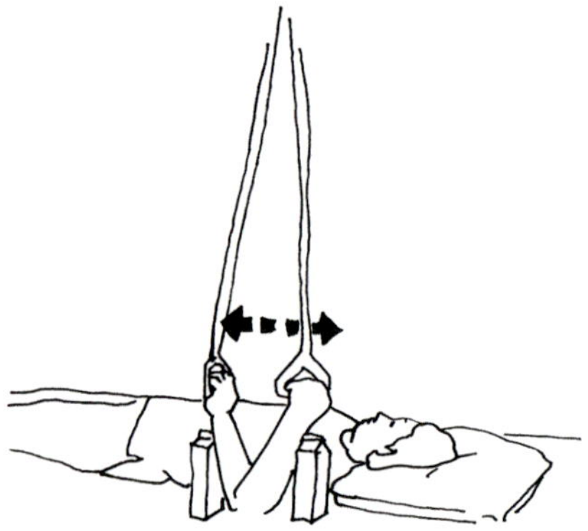

그림 10-7. 바로 누운 자세에서 슬링을 이용한 어깨의 가쪽 및 안쪽 돌림운동

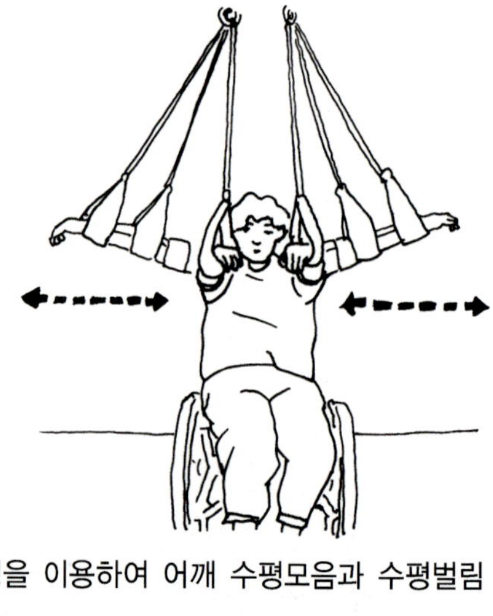

그림 10-8. 슬링을 이용하여 어깨 수평모음과 수평벌림 운동을 하고 있다.

거나 슬링을 사용하여 운동한다. 운동면의 높이는 어깨 높이를 유지한다(그림 10-8).

근력이 증가하여 근력 등급이 poor+인 경우, 중력을 제거한 자세에서 저항운동을 할 수 있다(그림 10-6). 저항에 사용되는 무게는 1RM의 60~80%이다. 치료사가 손으로 저항을 제공할 수 있는데 PNF의 접근을 이용하는 것이 도움이 된다.

기능적 활동으로 MAS나 슬링(overhead sling)을 사용하여 식사를 하거나 컴퓨터를 치고(그림 10-9과 10), 비치볼 게임과 같은 활동을 수행함으로서 근력강화를 할 수 있다. 어깨근력이 좋을 경우 어깨 굽힘과 폄 근육을 강화하기 위해 편평한 실내에서 핸드림을 개조한 휠체어를 미는 훈련을 할 수 있다(그림 10-11).

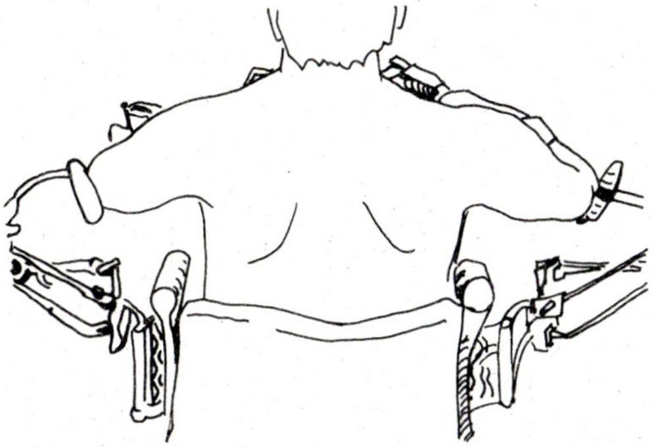

그림 10-9. MAS를 사용한 활동

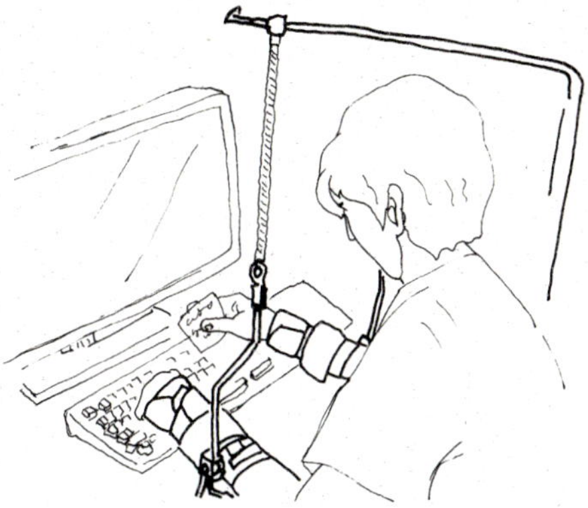

그림 10-10. 슬링을 사용하여 컴퓨터를 사용

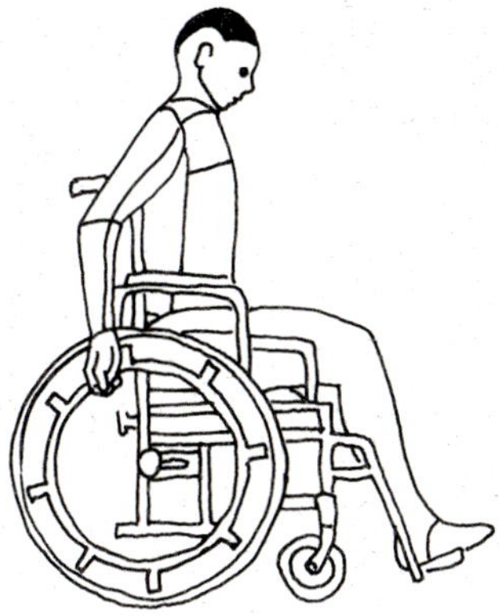

그림 10-11. 핸드림 프로젝션을 사용하여 휠체어 밀기

### ③ 팔꿈치 운동

팔꿈치 굽힘과 아래팔 뒤침 운동을 환자의 근력에 따라 적절한 운동종류를 선택하여 수행한다(표 10-5). 예를 들면, 팔꿈치 굽힘근의 근력이 poor 등급일 경우 수평면의 운동을 수행한다(그림 12와 13). 근력이 향상되면 저항운동을 하거나 수직면에서 운동을 수행한다.

기능적 활동으로 다양한 물건을 드는 연습과 물이나 음식을 먹는 훈련을 통해 근력을 강화한다. 쥐기를 위해 보조도구를 사용한다. 환자는 물건을 쥐지 못하기 때문에 손가락 굽힘 글로브(flexion mitt)나 손목 커프(wrist cuff)를 사용하거나 손목에 모래주머니를 부착시킨다.

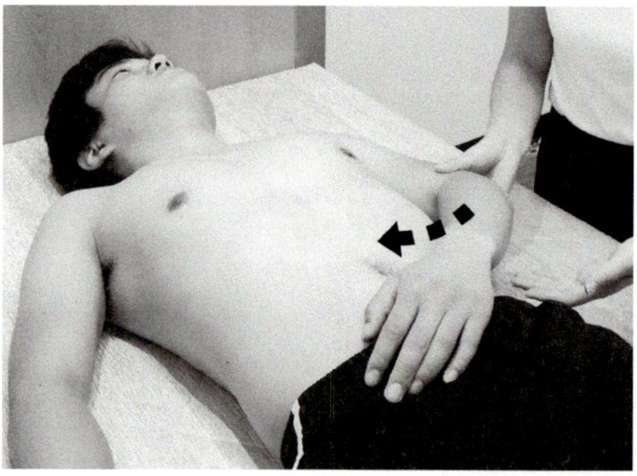

그림 10-12. 중력을 제거한 상태에서 팔꿈치 굽힘 운동

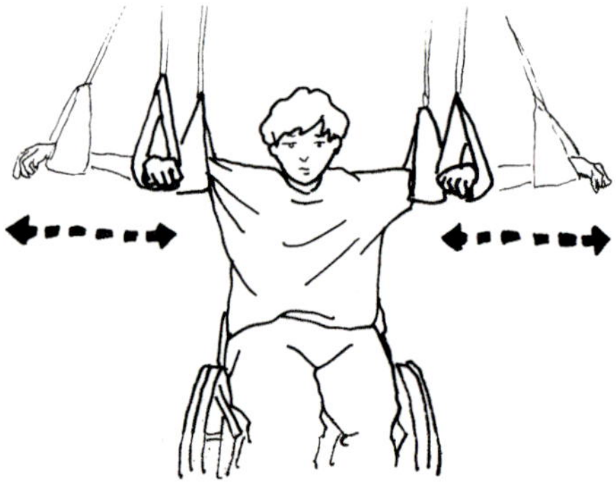

그림 10-13. 슬링을 이용한 팔꿈치 굽힘 운동. 팔꿈치 폄은 치료사가 도와준다.

### ④ Tenodesis 쥐기(tenodesis grip)

C5 척수손상 환자는 위팔두갈래근을 사용하여 아래팔을 뒤침시켜 손목의 위치를 조절함으로서 tenodesis 쥐기를 훈련할 수 있다. C5 척수손상 환자는 손목 폄근이 마비되었

지만 아래팔이 뒤침 상태로 되면 중력에 의해 손목이 펴지며 손가락과 엄지손가락이 굽혀지게 된다. 아래팔이 엎침 상태로 되면 중력에 의해 손가락이 펴진다. 아래팔의 엎침은 어깨 동작을 이용하여 이루어진다. 어깨를 벌림과 안쪽돌림시키면 아래팔이 손바닥이 약간 아래로 향하는 자세가 되며 이어 중력의 영향으로 엎침된다. 그러나 C5 척수손상 환자의 tenodesis 쥐기는 매우 약하며 제한적이다.

### (3) C6 척수손상 환자

C6 척수손상 환자는 어깨뼈 내밈, 어깨수평모음, 아래팔 엎침과 손목의 노쪽 폄 동작이 가능하지만 , 어깨뼈와 어깨들 사이에 기능의 불균형이 존재한다. 어깨뼈 뒤당김근(등세모근), 어깨 벌림, 굽힘, 수평벌림(중간/앞/뒤 어깨세모근)의 근력은 좋지만 어깨내밈근(앞톱니근)과 어깨수평모음근(큰가슴근 빗장부위)은 근력이 poor~fair 등급으로 떨어진다. 특히 가슴근의 약화는 침상에서 구르기를 어렵게 한다. 손목 폄근의 근력은 P~F 등급이 예상되어, 물건을 잡기 위해 Tenodesis grip을 사용할 수 있다.

C6 척수손상 환자의 기능적 상태를 보면 유니버설 커프(universal cuff)나 손잡이를 두껍게 한 스푼의 사용으로 독립적으로 식사를 하고 버튼 후크나 고리달린 지퍼를 이용하여 상의를 혼자서 입을 수 있다. 환자는 실내의 편평한 지면에서 수동 휠체어를 독립적으로 밀 수 있다.

#### ① 어깨뼈 운동

모든 어깨뼈의 동작을 환자의 근력에 적절한 운동종류를 선택하여 수행한다(표 10-5). 예를 들면, 어깨뼈 내밈 근육의 근력이 fair 등급일 경우 환자는 바로 누운 상태에서 팔을 뻗는다. 팔꿈치 폄을 보조하기 위해 팔꿈치 보조기를 사용한다(그림 10-14). 어깨뼈 근육들의 강화를 위해 PNF의 기술(어깨뼈패턴)을 사용할 수도 있다.

이런 훈련에 더하여 기능적 동작을 통해 근력을 강화시킨다. 팔을 뻗는 동작과 함께 목과 팔의 스윙을 통해 몸을 뒤집는 연습을 한다. 이때 팔의 어깨뼈를 내밈시키면 모멘트 팔이 길어져 뒤집는 동작이 쉬워진다. C6 척수손상 환자는 넓은 등근이 일부 기능하기 때문에 어깨뼈의 내림 운동을 시작할 수 있다. 팔꿈치를 슬링이나 테이블 위에 놓고 어깨뼈의 내림 운동을 수행한다(그림 10-15와 16). 근력이 향상될 경우 팔꿈치를 대고 몸 들어올리기와 같은 기능적 활동을 통해 근력을 강화시킨다(그림 10-17).

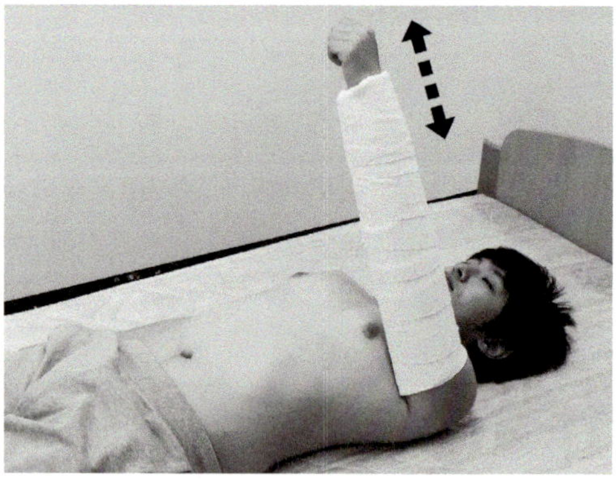

그림 10-14. 팔을 이용한 뒤집기 훈련 동안 팔뻗기를 촉진

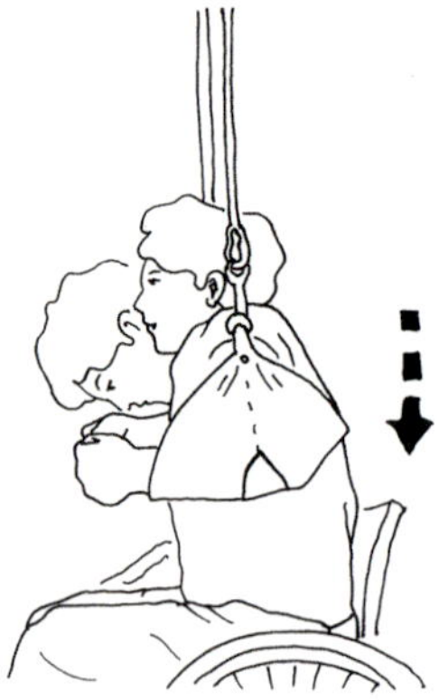

그림 10-15. 슬링을 이용한 어깨뼈 내림 운동

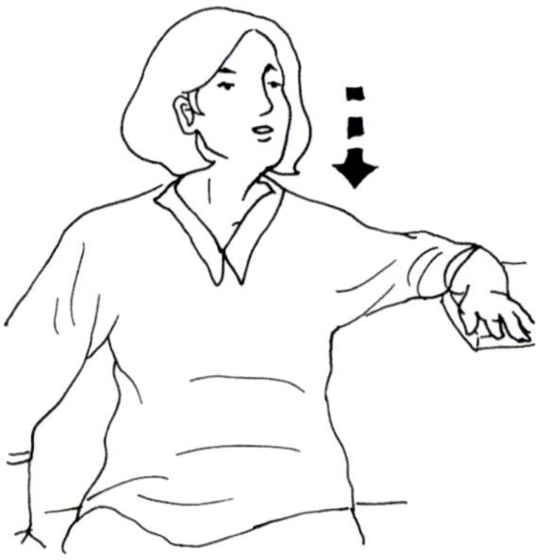

그림 10-16. 테이블 이용한 어깨뼈 내림 운동

A

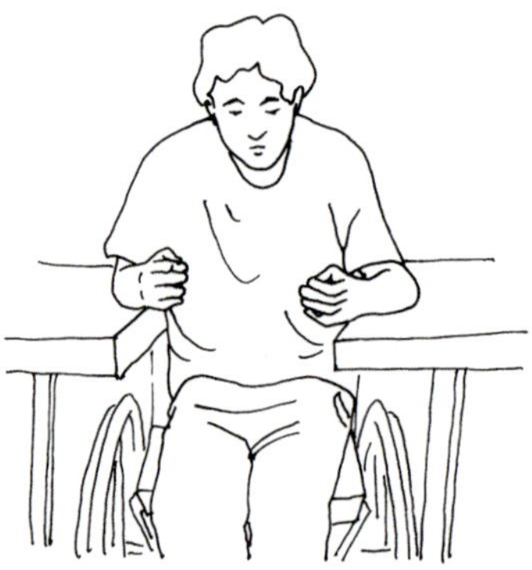

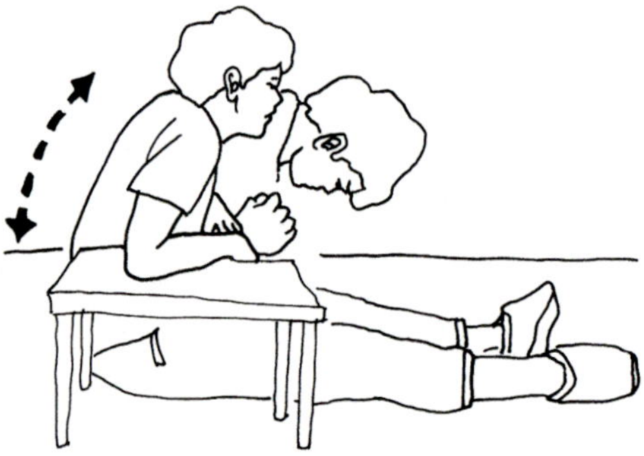

B

그림 10-17. 팔꿈치를 대고 몸통 들기

A. 휠체어 앉은 자세, B. 다리를 펴고 앉은 자세

#### ② 어깨 운동

C6 척수손상 환자는 모든 어깨 동작이 가능하다. 어깨수평모음근이 약하여 근력이 fair 등급 미만일 경우 앉은 자세에서 어깨 높이의 테이블 위에서 스케이트보드를 사용하거나 오버헤드 슬링을 이용하여 수평면으로 수평 벌림과 모음 운동을 한다. 그 외 대부분 어깨근육의 근력이 좋기 때문에 어깨 동작에 대해 저항운동을 할 수 있다. 저항운동은 치료사에 의한 도수적 저항이나 무게(아령이나 모래주머니), theraband, 도르래와 운동기구를 사용하여 이루어진다. 팔꿈치 폄을 위해 팔꿈치 보조기를 사용한다. 1 RM 검사를 통해서 환자의 근력에 적절한 저항강도를 결정한다. PNF 접근을 이용하여 운동을 하는 것이 도움이 된다(그림 10-18).

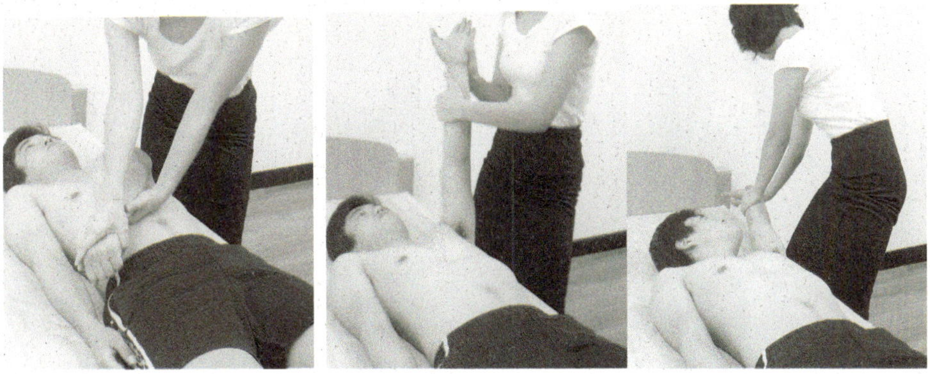

그림 10-18. 대각선2 굽힘패턴(어깨 굽힘-벌림-가쪽벌림)

A

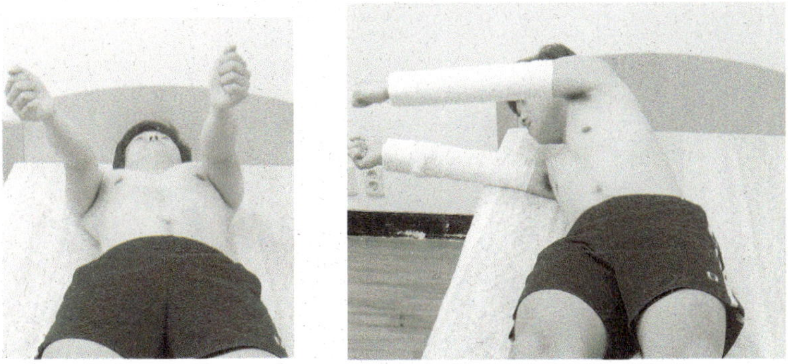

B

그림 10-19. 양팔의 동작을 이용한 몸 뒤집기
A. 어깨 45도 굽힘과 가쪽돌림한 상태에서 몸 뒤집기
B. 팔보조기를 착용한 상태에서 몸 뒤집기

일상도구나 물건들을 들어올리기, 몸 뒤집기, 양 팔로 자세유지하기나 체중지지하기, 휠체어 밀기 등의 기능적 활동을 통해 어깨 근육을 강화시킬 수 있다. 몸 뒤집기 동작은 어깨수평모음근인 큰가슴근의 근력을 강화시킨다(그림 10-19). 위팔세갈래근이 없기 때문에 팔꿈치 폄을 유지하기 위해 팔꿈치 보조기를 이용하거나 어깨를 45도 굽힘하고 약간 가쪽돌림한 상태로 호를 그리며 팔을 안쪽과 가쪽으로 움직여 몸을 뒤집는 훈련을 한다.

C6 척수손상 환자는 팔을 이용하여 균형을 유지하는데, 어깨의 수평모음근(큰가슴근의 쇄골부와 앞 어깨세모근)에 의해 팔꿈치를 펴는 훈련이 필요하다(그림 10-20). 이런 훈련은 어깨 수평모음근의 근력이 fair 등급 이상이어야 가능하다. 환자는 위팔을 가쪽돌림하여 손을 바닥에 고정한 상태에서 위팔뼈를 정중선쪽으로 당겨 팔꿈치를 폄시킨다. 어깨 수평모음근은 다리를 펴고 앉는 자세(long sitting)에서 일어나 앉기를 하는 것에 의해서도 강화된다(그림 10-21).

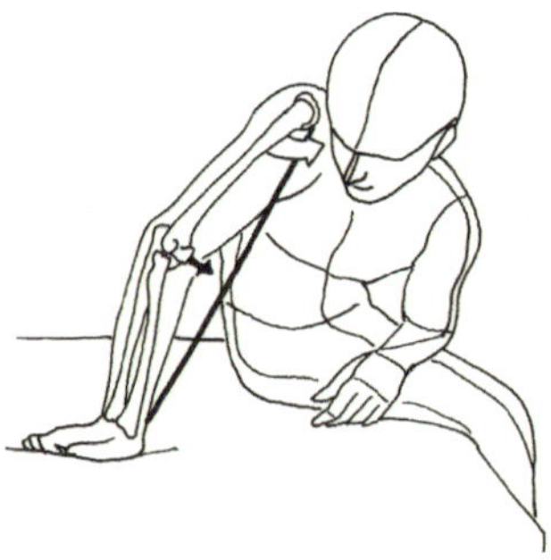

그림 10-20. 수평모음근을 이용한 팔펴기

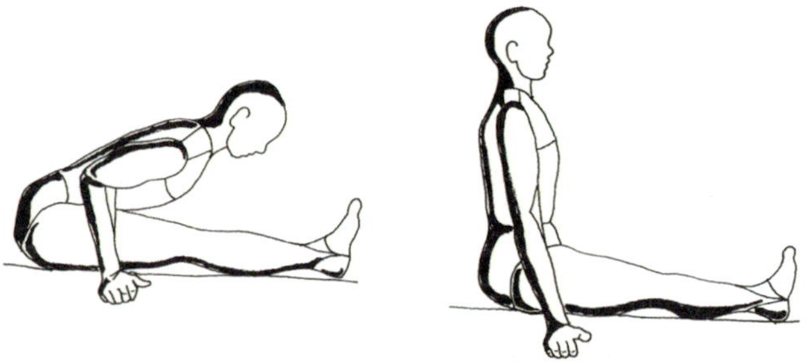

그림 10-21. 수평모음근을 이용하여 일어나기

엎드린 자세에서 팔꿈치를 이용한 체중지지도 어깨 근육을 강화시킨다. 이것은 목, 어깨 근육의 안정성을 증진시킨다. 처음에는 도움이 필요하지만 환자의 능력이 향상됨에 따라 점차적으로 환자 스스로 자세를 유지하게 한다. 다음에 고개를 숙여 가슴이 바닥에 닿게 하고 다시 고개를 들며 팔꿈치에 체중을 주는 연습을 하거나 옆에서 옆으로 팔꿈치에 체중을 이동을 시키는 훈련을 한다(그림 10-22). 팔꿈치에 체중을 준 자세에서 좌우로 팔꿈치 보행을 훈련한다(그림 10-23).

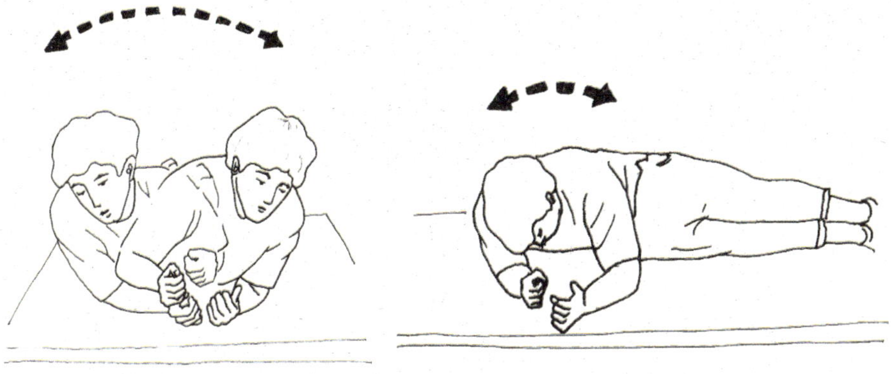

그림 10-22. 다양한 자세에서 팔꿈치에 체중을 이동하는 훈련

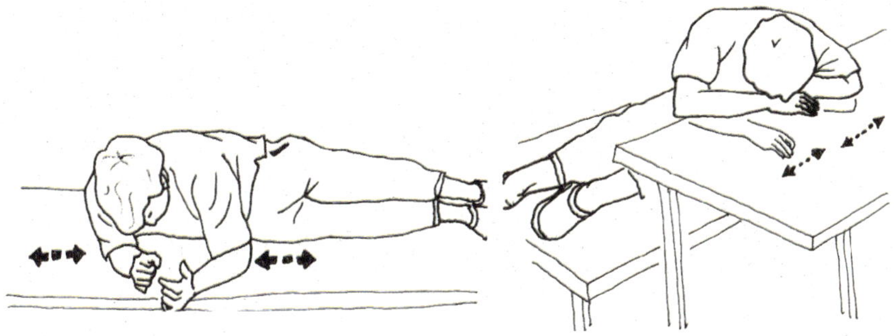

A B

그림 10-23. 팔꿈치 보행
A. 매트 위에서 보행. B. 높은 표면에서 보행

C6 척수손상 환자는 평지에서 휠체어를 밀 수 있다. 휠체어 밀기는 어깨근육들의 근력을 강화하는데 매우 효과적인 운동이다. 그는 손가락 굽힘근의 기능이 결여되어 있기 때문에 보상 방법을 사용한다. 손바닥을 핸드림에 대해 안쪽으로 압박을 가하고 앞이나 뒤로 미는 것에 의해 핸드림을 움직인다.

### ③ 팔꿈치 운동

다양한 방법으로 팔꿈치 굽힘의 저항운동을 수행할 수 있다. 치료사에 의해 저항을 주거나 모래주머니. 물건, thera-band, pulley 등을 이용해 저항을 준다. 얼굴 몸단장하기나 음식을 입으로 가져가기, 침상에서 일어나 앉기, 휠체어에서 압박 감소나 일어나기, 이동시 다리 들기와 같은 기능적 활동을 통해서도 팔꿈치 굽힘근의 근력을 강화시킬 수 있다. 면도나 화장하기와 같은 얼굴 몸단장이나 음식을 입으로 가져가는 것은 팔꿈치 굽힘근을 강화시킨다. 전동 면도기나 스푼 등을 쥐기 위해 테노데시스 쥐기(tenodesis grip)를 이용하거나 유니버설 커프(universal cuff)나 c-bar를 사용한다. 공중에 있는 고리(trapeze bar)에 팔을 걸고 일어나거나 양 바지 주머니에 집어넣고 일어나 앉는 것은 위팔두갈래근을 강화시킨다(그림 10-24). 또한 손잡이(push handle)에 한 쪽 팔을 걸치고 몸을 앞으로 굽혀서 엉덩이의 압박을 감소시키거나 일어나는 연습을 통해 팔꿈치 굽힘근을 강화시킬 수 있다(그림 10-25). 매트로 이동할 때 다리를 들어 올리는 연습도 팔꿈치 굽힘근의 근력을 강화시킨다(그림 10-26).

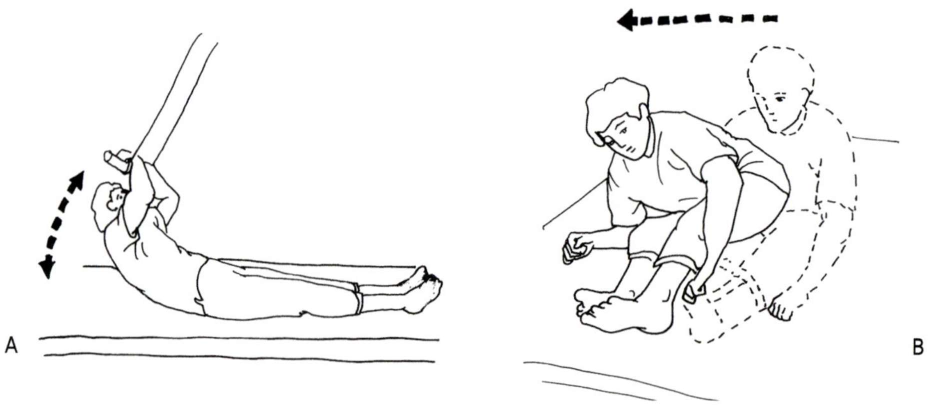


그림 10-24. 팔꿈치 굽힘을 이용한 일어나 앉기

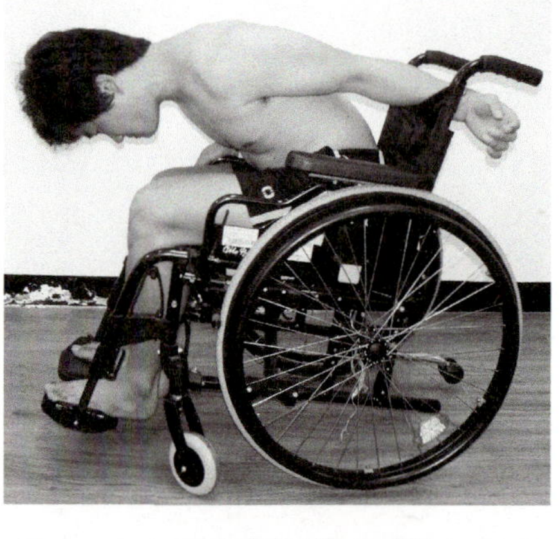

그림 10-25. 손잡이에 팔의 걸치고 엉덩이 부위의 압박을 줄임

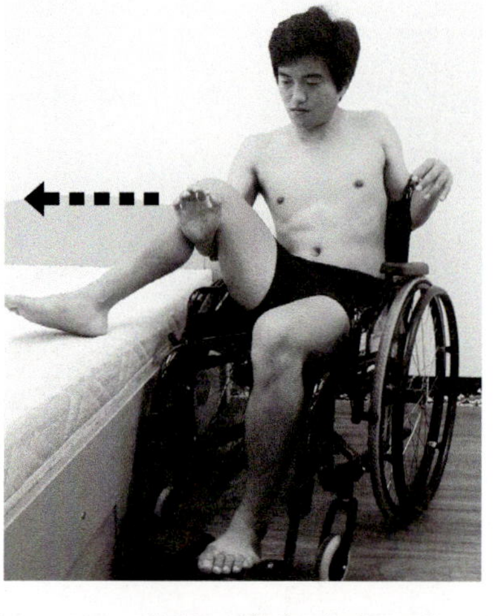

그림 10-26. 이동을 위해 다리를 매트 위에 올려 놓고 있다.

### ④ 손목 운동

C6 척수손상 환자는 긴노쪽손목폄근(extensor carpi radialis longus)이 일부 기능하기 때문에 손목의 폄 운동을 시작할 수 있다. 테노데시스 쥐기(tenodesis grip)의 기능을 극대화하기 위해 손목 폄근의 근력을 강화시키는 훈련이 필요하다. 손목 폄근의 근력이 trace 등급인 환자는 등척성운동을 하며, 근력이 poor−와 poor 등급인 환자는 중력을 제거한 자세에서 능동보조운동, 능동운동을 수행한다(표 10-5, 그림 10-27). 손목 폄근의 근력이 매우 약한 환자는 기능적 전기자극과 근전도 피드백을 사용하는 것이 도움이 된다(그림 10-28). 손목 폄근의 근력이 향상되면 움직임의 면을 수평면에서 조금씩 수직

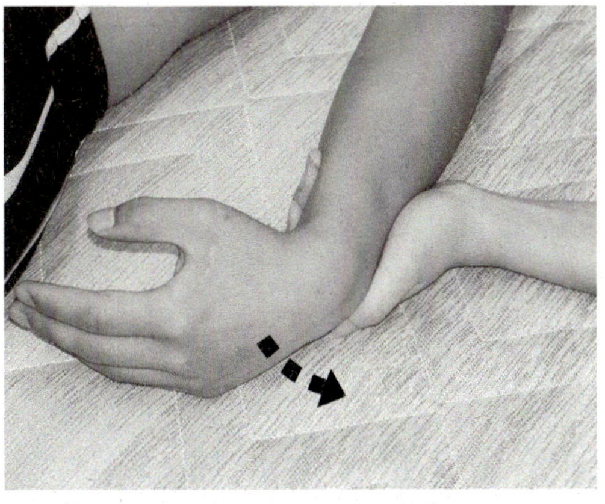

그림 10-27. 중력을 제거한 자세에서 손목의 폄 운동

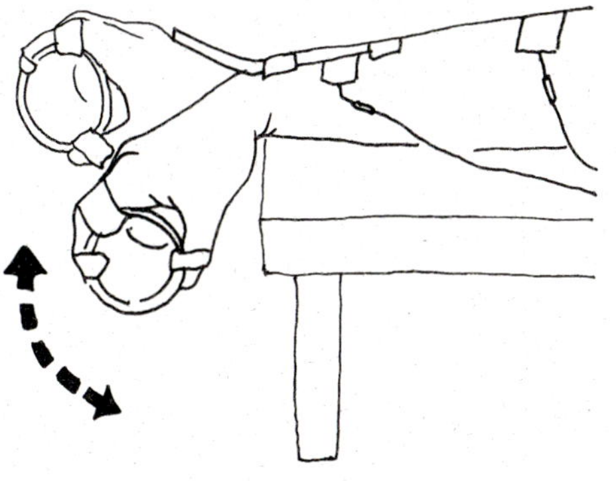

그림 10-28. 기능적 전기자극을 이용한 손목의 폄 운동

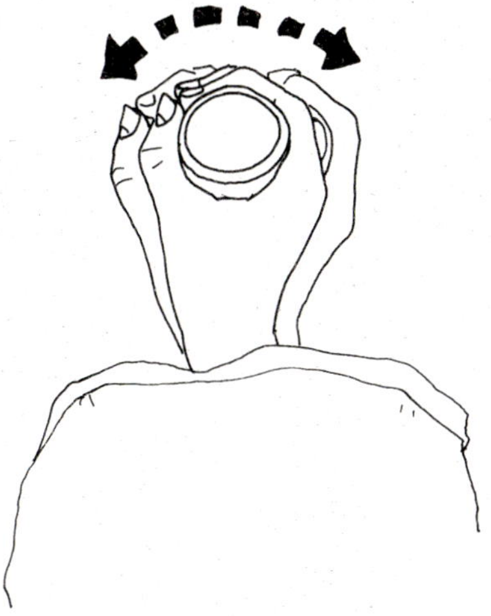

그림 10-29. 컵을 이용한 저항운동

으로 변환시키거나 점진적 저항을 제공한다(그림 10-29). 근력이 충분히 증가하여 fair 등급 이상이 되면 중력에 대항한 자세에서 저항운동을 할 수 있다. 손목의 폄근에 대한 저항은 치료사가 제공하거나 무게나 모래주머니, theraband, 도드래(pulley) 등을 이용한다(그림 10-30). 유니버설 커프를 이용하거나 테노데시스 쥐기를 이용하여 물건을 쥐거나 스푼이나 컵 등의 도구들을 사용하는 것도 손목 폄근의 근력을 증진시킨다.

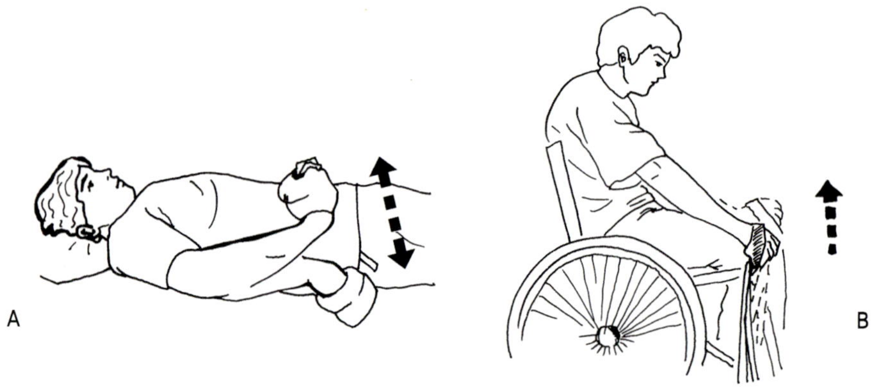


그림 10-30. 손목의 폄의 저항 운동

A. 모래주머니를 이용, B. theraband를 이용

⑤ **테노데시스 쥐기**(tenodesis grip)

테노데시스 쥐기는 손목을 펼 때 손가락굽힘근과 엄지굽힘근에 수동장력이 발생하여 손가락들과 엄지손가락이 구부러지는 특성을 이용한 쥐기이다. 따라서 손가락과 엄지의 굽힘근이 마비되더라도 능동적으로 손목의 폄이 가능하면 물건을 쥘 수 있다. 능동적 손목의 폄이 가능한 C6이나 C7 사지마비 환자는 이 쥐기를 이용하여 물건을 쥘 수 있다. 테노데시스 쥐기를 사용하여 환자는 물건을 손바닥으로 잡거나(그림 10-31 A) 엄지손가락과 집게손가락 사이에 잡을 수 있다(그림 10-31 B와 C). 엄지손가락과 집게손가락으로 물건을 잡을 때 손가락끝집기(pincer grip)나 측면집기(lateral pinch) 형태로 잡게 된다. 집기 형태는 엄지모음근의 신장성에 의해 좌우되는데, 엄지모음근의 신장성이 좋으면 손가락끝집기가 되고, 좋지 않으면 측면집기가 된다. 손가락끝집기는 미세한 조절을 가능하게 하는 반면 측면집기에 비해 힘이 약하다.

손가락굽힘근과 엄지굽힘근의 신장성이 높으면 손목을 펴도 손가락 굽힘이 별로 일어나지 않아서 테노데시스 쥐기(tenodesis grip)의 힘이 감소하게 된다. 따라서 테노데시

A B

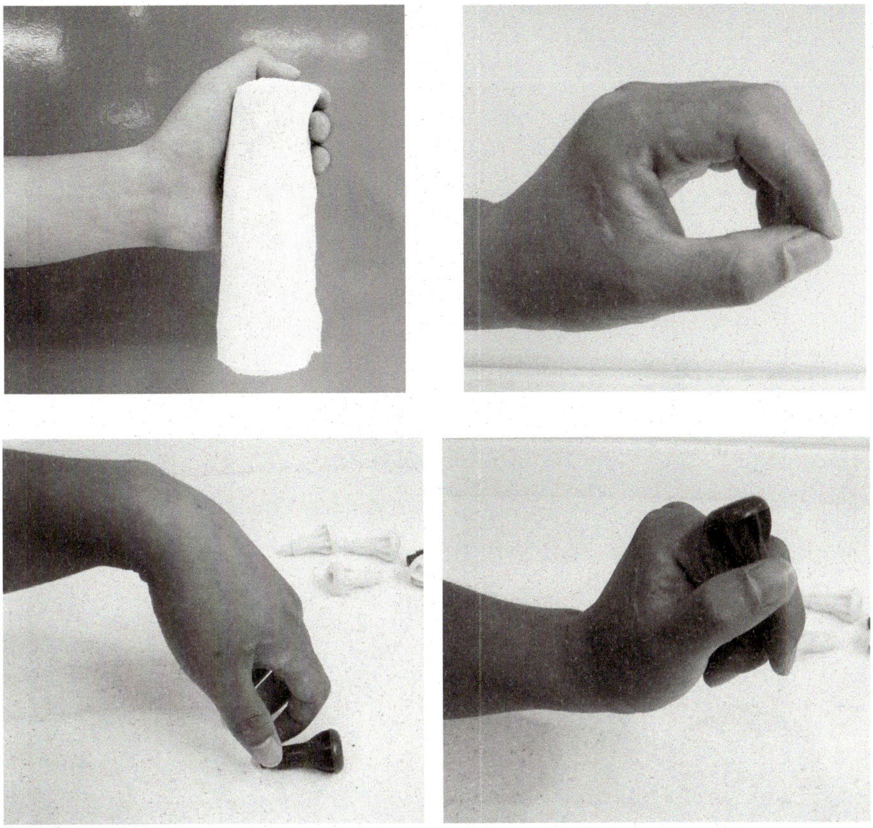

C

그림 10-31. Tenodesis 쥐기

A. 손바닥잡기, B. 손가락끝집기, C. 측면집기

스 쥐기의 힘을 증진시키기 위해 손가락굽힘근과 엄지굽힘근의 신장성을 감소시키는 것이 필요하다. 이 근육들이 신장성을 감소시키기 위해 스플린트와 테이핑을 사용한다. 스플린트를 통해 손목을 폄 상태로 고정하고 테이핑을 함으로서 손허리손가락관절과 몸쪽 손가락뼈사이관절을 굽히고, 엄지손가락을 집게손가락 옆에 붙인다(그림 10-32). 그러나 손가락을 굽힘 상태로 고정함으로서 손가락뼈사이관절의 굽힘 구축이 발생될 위험이 높아지기 때문에 손목과 손가락의 수동운동이 필요하다. 손목과 손의 수동운동을 할 때 손가락들과 엄지의 폄은 손목을 굽힘 시키면서 만들어 주고, 손가락들과 엄지 굽힘은 손목을 폄시키면서 만들어 준다(그림 10-33). 이런 운동은 손목 폄과 함께 쥐기가 일어나도록 손가락 굽힘근을 단축시키고, 손목 굽힘과 함께 놓기가 이루어지도록 손가락 폄근을 단축시키는 것을 촉진하여 손의 테노데시스 기능(tenodesis function)을 향상시킨다.

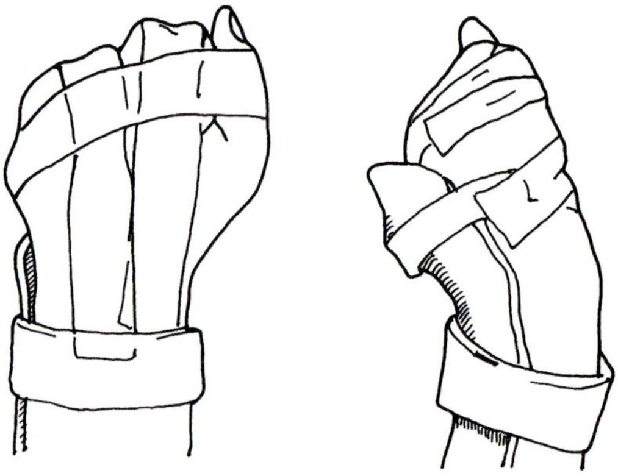

그림 10-32. 테이핑으로 손가락과 엄지를 감싸고 스플린트로 손목을 고정하고 있다.

엄지손가락의 패드가 집게손가락의 측면에 닿기 위해서는 엄지손가락의 손가락뼈사이관절이 펌 상태로 유지하는 것이 중요하다. 테노데시스 쥐기의 훈련은 크고 가벼운 물건을 잡고 들어 올리는 것으로 시작하여 작고 무거운 물건으로 진행하며 마지막으로 테노데시스 쥐기를 일상과제에서 적용할 수 있도록 진행한다. 손가락굽힘근과 엄지손가락굽힘근의 능동적인 움직임을 회복할 가능성이 있는 불완전 척수손상환자는 테노데시스 쥐기를 시도해서는 안 된다. 이런 환자에게 테노데시스 쥐기를 시도할 경우 손가락의 능동움직임을 사용할 기회가 없어져 신경학적 회복을 방해하고 근육과 관절의 신장성과 가동범위

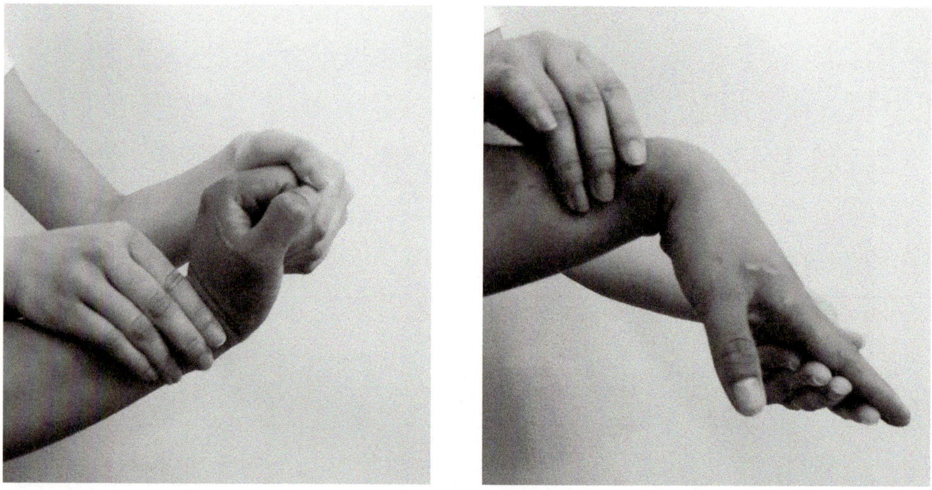

그림 10-33. Tenodesis 쥐기를 위한 운동

가 감소될 수 있다. 신경학적 회복이 기대되는 환자는 모든 근육과 관절에서 신장성과 완전가동범위를 유지하는 것이 중요하다.

### (4) C7-8 척수손상 환자

C7-8 척수손상 환자는 모든 어깨뼈, 어깨, 팔꿈치 근육의 근력이 fair~normal 등급을 나타낸다. 환자는 능동적으로 팔꿈치를 펼 수 있기 때문에 머리보다 높이 위치한 물건에 손을 뻗을 수 있고, 팔을 이용하여 일어나 앉거나 몸을 이동하고, 평지에서 수동 휠체어를 밀 수 있다. C7-8 척수손상 환자는 일반적으로 손목 폄근의 근력이 F 등급 이상을 나타낸다. 그리고 아래팔 엎침근과 손목굽힘근과 손가락폄근에도 약간의 근력을 가지고 있다. C8 척수손상 환자는 C7 척수손상 환자와는 달리 손가락과 엄지손가락 굽힘근에 약간의 근력이 남아 있기 때문에 tenodesis 쥐기를 사용하지 않는다. 손의 외재근의 근력은 P~F 등급을 보이며 내재근의 근력은 Z~P 등급을 보인다. 따라서 쥐기 동작을 할 때 내재근 마이너스 자세를 보인다.

C7-8 척수손상 환자의 기능적 상태를 보면 독립적으로 식사를 하고 상의를 입을 수 있다. 쥐기를 위해 유너버설 커프(universal cuff)가 이용되기도 한다. 환자는 침상에서 혼자 일어나 앉을 수 있고, 같은 높이의 이동은 독립적으로 수행하며, 다른 높이의 이동은 일부 환자는 독립적으로 수행하지만 대부분의 환자들은 보조가 필요하다. 수동 휠체어를 실내외의 편평한 지면에서 독립적으로 밀 수 있다. 고르지 않는 지형에서 일부 보조가 필요하다.

#### ① 어깨뼈 운동

어깨뼈의 동작이 가능하며 근력이 좋다. 따라서 모든 동작에 대해 저항운동을 수행한다. 특히 어깨내림근 동작은 사지마비 환자의 이동을 위해 중요하다. 또한 넓은 등근은 자세조절을 위해서도 중요하다. 척추와 골반에 광범위하게 부착하며 마비된 신체부위와 마비되지 않은 부위를 연결한다. 따라서 넓은 등근을 이용하여 균형훈련을 수행한다.

#### ② 어깨 운동

C7-8 척수손상 환자는 모든 어깨뼈, 어깨, 팔꿈치 근육의 근력이 fair 이상으로 손을 제외한 모든 상지 운동이 가능하다. 중력자세에서 다양한 저항운동을 수행한다. 기능적 활동으로 머리 위로 손을 뻗는 동작을 요구하는 활동과 체중지지 활동을 수행한다. 적절

한 상지능력이 있는 환자는 체중을 이용하여 푸시업(push-up) 운동을 수행한다. 휠체어 팔 받침대, 매트클러치나 나무블록을 이용하여 푸시업 운동을 하며, 점차 푸시업을 유지하는 시간을 늘린다. 자신의 체중을 들지 못하는 환자는 에르고미터를 이용하여 점진적 저항운동을 수행한다. 평지에서 휠체어를 미는 훈련도 근력과 지구력을 증진시키는데 효과적이다.

### ③ 팔꿈치 운동

C7 척수손상 환자는 위팔세갈래근이 기능하기 때문에 팔꿈치 폄 운동을 시작할 수 있다. 팔꿈치 폄은 사지마비 환자의 자세 유지나 이동을 위해 매우 중요하다. 근력이 poor 등급 이하일 경우 중력을 감소시킨 자세에서 능동보조운동, 능동운동, 저항운동을 수행하거나(그림 10-34) 중력 자세에서 능동보조운동이나 능동운동을 수행한다(그림 10-35). 운동을 촉진하기 위해 관절접근, 빠른 신장이나 두드리기, 진동, 저항, 방산(irradiation), place and hold 등의 촉진방법을 수행한다. PNF 접근을 이용하는 것이 도움이 된다. 적절히 적용된 저항은 방산과 강화를 일으킨다. 상지의 D1 폄 패턴(폄-벌림-안쪽돌림 패턴)의 동작의 초기에 저항을 통해 손목의 움직임을 억제하고 팔꿈치 폄의 수축을 유발시킬 수 있다(그림 10-36).

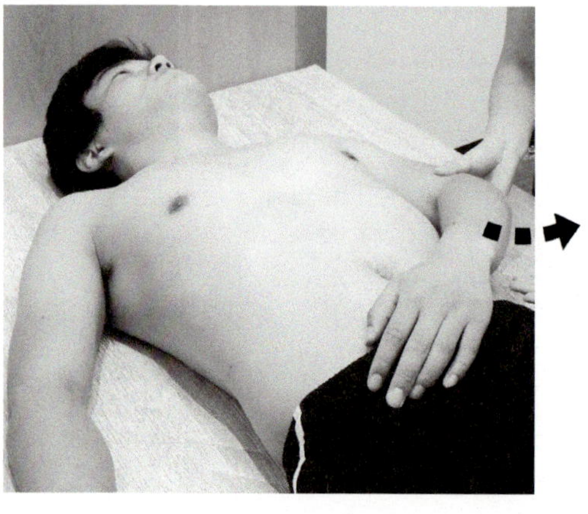

그림 10-34. 중력을 감소시킨 자세에서 팔꿈치 폄 운동

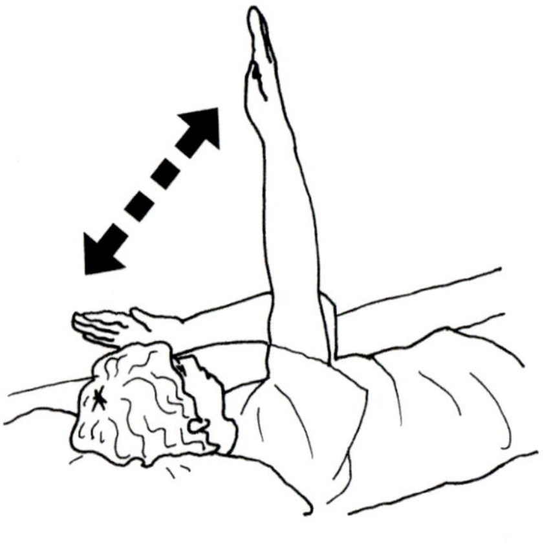

그림 10-35. 중력 자세에서 팔꿈치 폄 운동

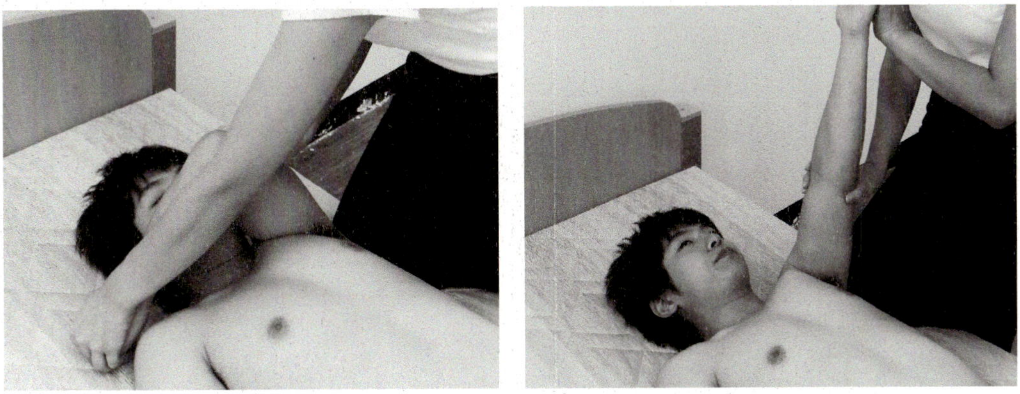

그림 10-36. 상지의 D1 폄 패턴(폄-벌림-안쪽돌림 패턴)

근력이 증가함에 따라 저항운동을 수행한다. 저항을 위해 모래주머니를 부착시키거나 아령을 사용하거나 theraband나 pulley를 사용한다. 저항에 사용되는 무게를 결정하기 위해 환자의 1RM을 구한다. 저항의 무게는 보통 1RM의 60~80%이다. 훈련을 할 때는 환자가 이 무게를 8~12회 들어 올린다. 물건을 쥐지 못하기 때문에 손가락 굽힘 글로브(flexion mitt)나 손목 커프(wrist cuff)를 사용하거나 손목에 모래주머니를 부착시킨다.

### ④ 어깨 및 팔꿈치 근육들을 강화하기 위한 기능적 훈련

전반적인 팔의 근력강화를 기능적 활동을 수행한다. 팔을 이용한 체중지지나 이동 활동은 팔의 근력을 강화시킬 수 있다. 어깨 굽힘근과 팔꿈치 폄근의 근력을 강화시키기 위해 다리를 펴고 앉은 자세(long sitting)에서 양 손의 몸 뒤의 바닥에 놓고 팔꿈치를 구부리고 펴면서 몸을 세우는 연습을 한다(그림 10-37). 잘 수행하지 못하면 더욱 쉬운 과제로 양 무릎 밑에 베개를 놓는다. 잘 수행하면 더욱 양 팔을 몸으로부터 멀리 위치하거나 비대칭적으로 놓고 과제를 수행한다.

몸통을 수직으로 들어 올리거나 몸통을 돌림시키는 것에 의해 몸을 높게 들어 올린다. 어깨내림 동작을 통해 몸을 매트 바닥에서 들어올린다. 잘 수행하지 못하면 더 쉬운 하위 과제로 양손 아래에 네모난 블록(block)을 놓고 들거나 체중기나 바이오피드백 기구를 놓고 수행한다. 체중기를 사용하면 팔꿈치 폄을 통해 체중을 들어 올리는 것에 대해 시각적 피드백을 제공하여 움직임을 촉진한다(그림 10-38). 과제를 잘 수행하면 더욱 어려운 과제로 손 아래에 네모난 블록이나 체중기 없이 과제를 수행하거나 다리를 구부리고 앉

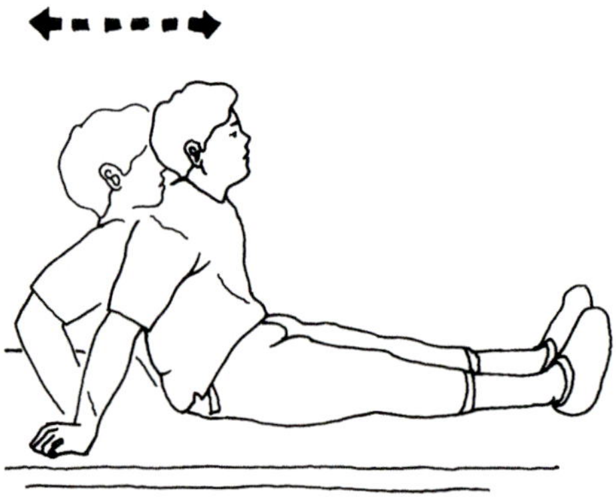

그림 10-37. 양팔을 이용하여 몸통을 앞으로 가져오기

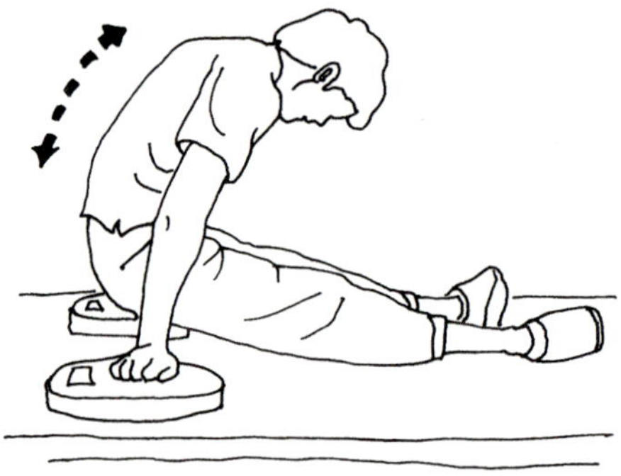

그림 10-38. 양손을 체중기 위에 놓고 몸통을 돌림에 의해 몸을 들어올리고 있다.

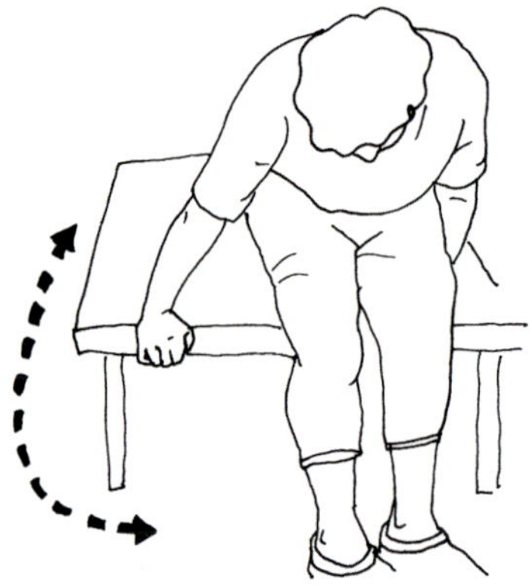

그림 10-39. 매트 가장자리에서 좌우로 옮기기

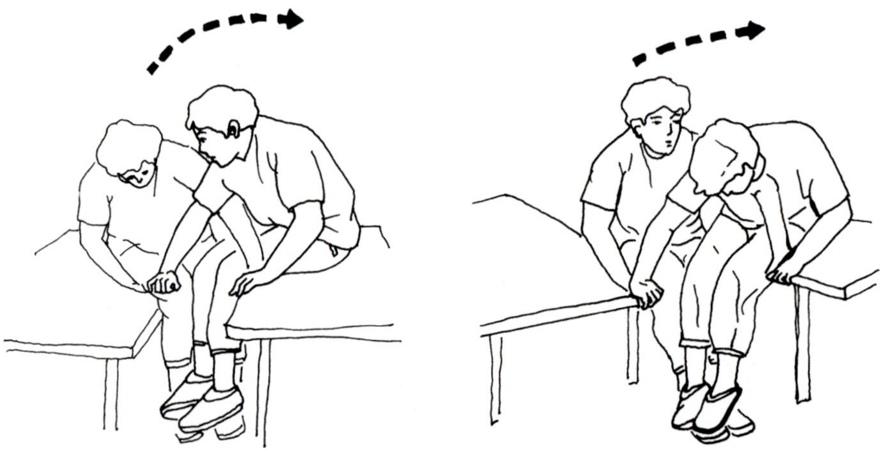

그림 10-40. 옮기기 훈련. 안전을 위해 매트 간 이동을 하고 있다.

은 자세(short sitting)에서 몸 들기를 수행한다. 또는 양 손의 거리를 멀리 놓거나 비대칭적으로 놓은 상태에서 몸들기를 수행한다. tenodesis grip에 대해 주의한다.

몸 들기 훈련 후에 이것을 이용하여 매트에서 앞뒤나 좌우로 이동훈련을 한다. 다음에 매트 가장자리로 이동을 한다(그림 10-39). 매트 가장자리에 다리를 구부리고 앉은 자세 옆으로 이동훈련을 한다.

이동훈련은 초기에 매트 사이로 이동을 하는 것을 연습한다(그림 10-40). 이것은 이동하는 동안 환자의 불안감을 감소시킨다. 다음에 휠체어와 매트 사이에 이동훈련을 한다. 잘 수행하면 더욱 어려운 과제로 등받이 없는 의자나 변기 사이에 이동훈련을 한다. 어깨 근육과 팔꿈치 폄근의 근력이 좋을 경우 바닥에서 휠체어로 이동하는 훈련을 시도한다(그림 10-41). 바닥에서 휠체어로 이동할 때 뒤로 이동하거나 옆으로 이동한다. 앞으로

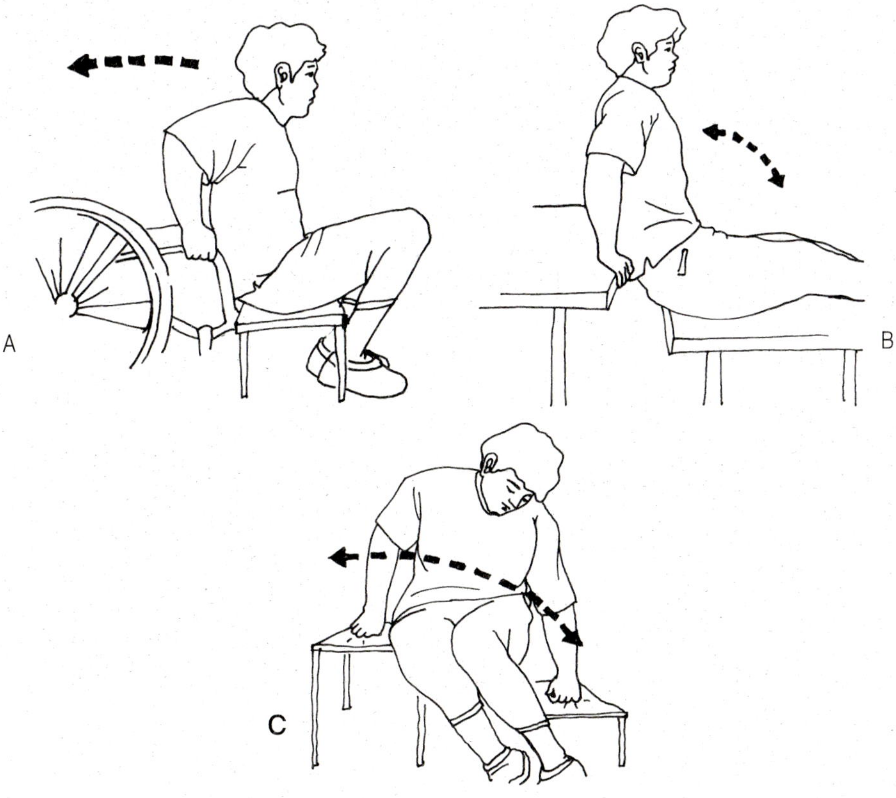


그림 10-41. 높이가 다른 표면에서의 이동

A. 바닥에서 휠체어로 이동을 위해 중간에 의자(stool)를 배치,
B. 옆으로 이동, C. 옆으로 이동

이동하는 것은 상지 뿐 아니라 몸통의 근력을 필요로 하기 때문에 힘들다. 환자는 휠체어의 앞에 앉고 휠체어의 프레임을 잡고 몸을 들어 올려 휠체어로 옮긴다. 바닥에서 휠체어로 이동을 하지 못하는 환자는 바닥과 휠체어 사이에 등받이 없는 의자를 놓은 상태에서 이동하거나 높이가 다른 매트에서 이동 훈련하는 것이 도움이 된다. 엉덩이나 천추부위에 피부손상을 주의한다. 옆으로 이동하는 방법으로 바닥에서 휠체어로 이동하기 위한 준비로 높이가 다른 등받이 없는 의자들(stool)에서 이동 훈련하는 것이 도움이 된다. 잘 수행하지 못할 경우 stool 사이의 거리나 높이를 줄이거나 의자의 크기를 넓힌다. 잘 수행할 경우 더욱 어려운 과제로 의자들(stool) 사이의 거리나 높이를 점차 늘리거나 의자의 크기를 줄인다.

엎드린 자세에서 팔을 이용한 체지지지는 어깨 근육의 근력을 강화시킨다. 팔을 피고 체중을 지지할 경우 팔꿈치 폄근의 근력을 증진시키는데 효과적이다. 팔꿈치로 체중을 준 자세에서 팔을 피는 동작을 한다(그림 10-42). 처음에는 한 팔씩 피는 훈련을 하고 다음에 양팔을 피고 체중을 지지하는 운동을 수행한다.

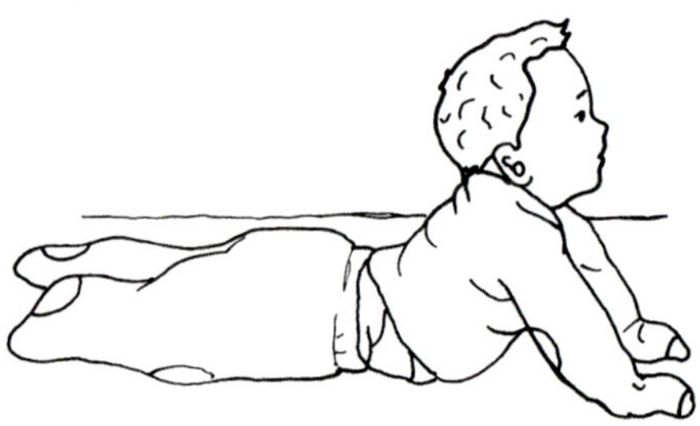

그림 10-42. 엎드린 자세에서 양팔로 체중주기

팔꿈치 폄근과 어깨 근육들의 근력을 강화시키기 위해 옆으로 누운 자세에서 일어나 앉기를 훈련한다(그림 10-43). 잘 수행하지 못하면 더욱 쉬운 과제로 몸통 아래에 베개를 놓고 수행하거나 침상의 머리가 위쪽 방향으로 놓이도록 환자를 반쯤 기댄 자세(semi-inclined position)에서 수행한다. 또는 옆으로 누운 자세에서 머리를 옆으로 드는 훈련을 한다. 잘 수행하면 딱딱하지 않은 매트 위에서 수행한다.

경사로에서 휠체어 밀기는 상지의 근력과 지구력을 강화시킨다. 환자의 근력과 지구력에 따라 지면의 경사를 조절해야 한다. 밀기는 강력해야 하며 돌발적이지 않아야 한다. 손들은 한 번 밀고 다시 밀기 위해 재빨리 원위치로 되돌려야 하며 스트로크들이 평지보

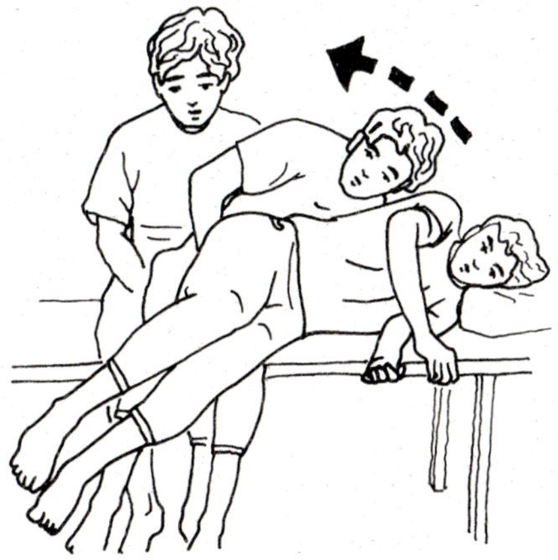

그림 10-43. 팔을 이용하여 옆으로 일어나기

다 짧아야 한다. 휠체어가 뒤로 넘어가는 것을 방지하기 위해 머리와 몸통을 앞으로 숙인다. 경사로에서 밀고 올라가는 것은 낮은 경사에서 시작한다. 초기에 환자는 경사를 올라갈 만큼 강하게 밀지 못할 경우 도움을 제공한다. 초기에 환자는 밀기를 하고 다음 밀기를 위해 손을 원위치로 가는 것이 늦어 휠체어가 뒤로 굴러가는 것을 경험한다. 이때 안전을 위해 보호가 필요하다.

경사로에서 내려가는 것은 핸드림에 대한 마찰을 통해 조절한다. 이것은 손가락 굽힘근을 사용하지 않고 손바닥으로 림에 대해 안쪽으로 압박을 가하거나 핸드림을 느슨하게 잡는 것에 의해 수행된다. 경사를 안전하게 내려가기 위해 휠체어를 중간에서 멈추거나 내려가기 동안 휠체어를 돌릴 수 있어야 한다. 경사로에서 내려가는 것은 낮은 경사에서 느린 속도로 시작한다. 낮은 경사에서 느리게 하고, 멈추고 돌리는 능력이 향상되면 더욱 가파른 경사나 빠른 속도로 내려가기를 훈련한다. 초기에 낮은 경사와 느린 속도에서도 조절이 어려울 경우 도움을 제공한다.

### ⑤ 손목과 손 운동

C7-8 척수손상 환자는 짧은노쪽손목폄근(extensor carpi radialis brevis)과 자쪽손목폄근(extensor carpi ulnaris)이 기능하기 때문에 손목의 폄의 근력이 fair 이상이다. 또한 손목굽힘근과 손가락폄근에도 약간의 근력을 가지고 있다. 따라서 tenodesis 쥐기를 극대화하기 위한 훈련이 필요하다. tenodesis 쥐기를 통해 물건을 쥐는 훈련과 다양한 도구를 가지고 사용하는 훈련을 한다(그림 10-44). 손목의 폄근에 대해서는 다양한

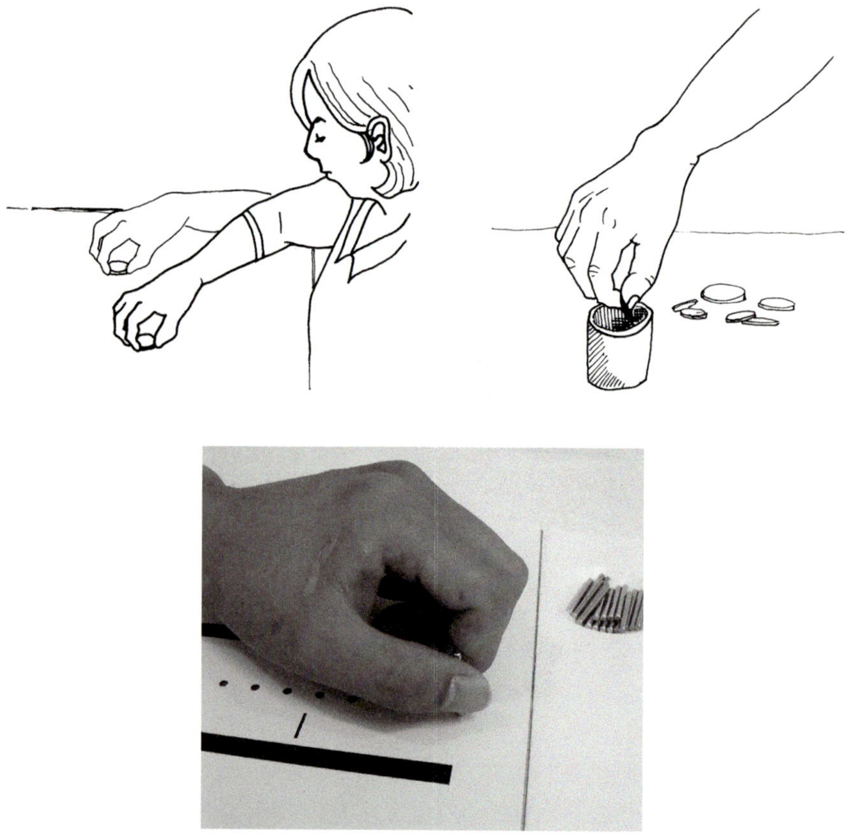

그림 10-44. 다양한 tenodesis 쥐기

방법으로 저항을 제공한다.

C8 척수손상 환자는 손가락과 엄지손가락 굽힘근의 근력강화와 구축예방, 그리고 손 동작 훈련에 중점을 둔다. 근력이 poor 등급의 근육에서 place and hold 기술을 사용한다. 관절을 바람직한 자세로 놓고, 관절접근(approximation) 기술을 제공하고, 환자에게 그 자세를 유지하도록 요청한다. 다음에 능동동작으로 시도하게 한다. 보다 강한 근육에서, rubber band gripper 및 theraplast를 소개한다(그림 10-45와 46). 기능 활동 동안 손에 cuff와 같은 쥐기 보조도구 대신에 두꺼운 손잡이를 사용하여 물건을 쥐고 활동을 수행한다. 내재근의 근력이 향상됨에 따라 미세 협응 및 조작 활동들을 시작한다. 손의 동작을 할 때 내재근과 외재근 사이의 균형을 생각한다. 내재근이 신경지배되지 않거나 너무 약하여 외재 굴근과 신근의 힘을 상쇄하지 못할 때, 이들은 사용되는 보조기의

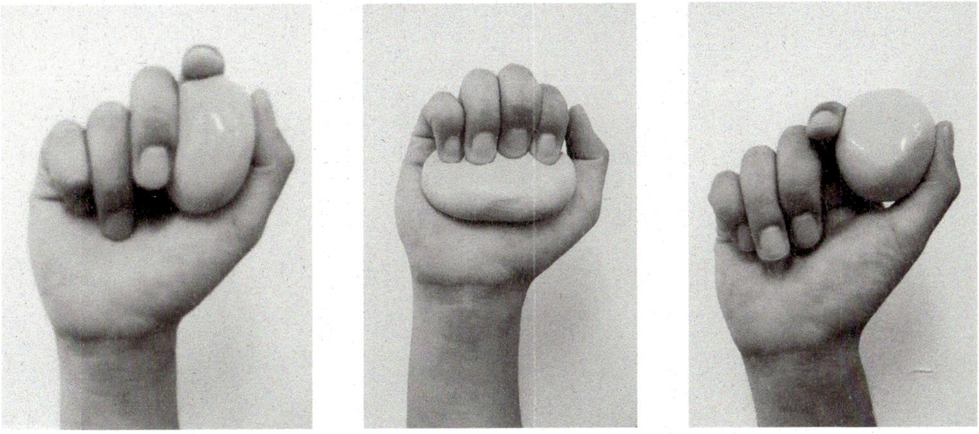

그림 10-45. theraplast

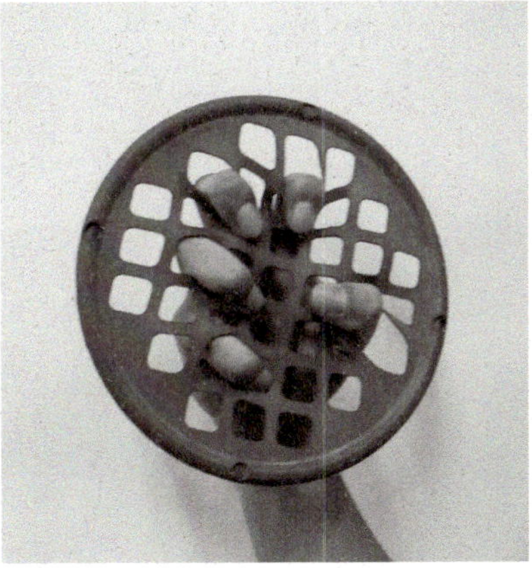

그림 10-46. gripper

요소인 MP extension stop으로 보호한다. 이것은 내재근-마이너스(intrinsic-minus) 손 변형을 예방한다.

### (5) T1~9 척수손상 환자

T1~9 척수손상 환자의 상지 기능은 정상이다. 손목, 손의 내재근과 외재근은 F~N 등급의 근력을 보이며, 이들 근육에 경직이 미미하거나 없다. 손의 감각은 정상이다. T1~9 하지마비 환자는 몸통 조절에 제한이 있어서 아직 자세조절을 위해 팔의 도움이 필요하다. 환자는 갈비사이근의 신경지배가 되기 때문에 지구력이 증진된다.

T1~9 척수손상 환자는 휠체어를 탄 상태로 대부분의 일상생활활동을 독립적으로 수행

한다. 높이가 다른 표면에서의 이동을 독립적으로 수행한다. 따라서 바닥에서 휠체어로 혼자서 이동할 수 있다. 휠체어에서 혼자서 자동차로 이동할 수 있으며 휠체어를 차에 싣고 내리기를 할 수 있다. 또한 식사준비와 가벼운 집 청소 등은 독립적으로 수행할 수 있다.

### ① T1~9 척수손상 환자의 운동치료

다양한 방법을 사용하여 상지의 근육들을 증진시킨다. 도르래, theraband, 아령, 벤치 프레스나 에르고미터와 같은 상지운동기구을 이용하여 운동하거나 휠체어 농구나 테니스, 휠체어 레이스 등의 스포츠 활동을 통해 상지근육의 근력을 강화시킬 수 있다.

또한 기능적 활동을 통해서도 상지근육의 근력을 강화시킬 수 있다. 몸 들어올리기와 이동은 상지근육들을 강화하는데 효과적이다. 평행봉을 이용하여 푸시업(push-up)을 연습한다(그림 10-47). 평행봉 사이에 앉은 자세에서 팔을 통해 몸을 들어올린다. 잘 수행하면 평행봉의 높이를 바꾸거나 들어 올린 자세를 유지한다. 독립적으로 바닥에서 휠체어로 이동할 수 있도록 훈련을 한다. 욕조, 자동차와 휠체어 간에 혼자 이동할 수 있도록 연습한다. 경사로나 외부에서 휠체어를 미는 것도 상지근력을 강화시키는데 효과적이다. 특히 쇼핑이나 휠체어 산책과 같이 지역사회에서 휠체어 밀기는 상지의 근력뿐 아니라 지구력을 증진시키는데 효과가 있다.

손의 내재근의 근력과 지구력을 증진시키기 위해 치료적 운동과 일상 활동에서 사용되는 도구를 가지고 기능적 훈련을 한다(그림 10-48부터 51).

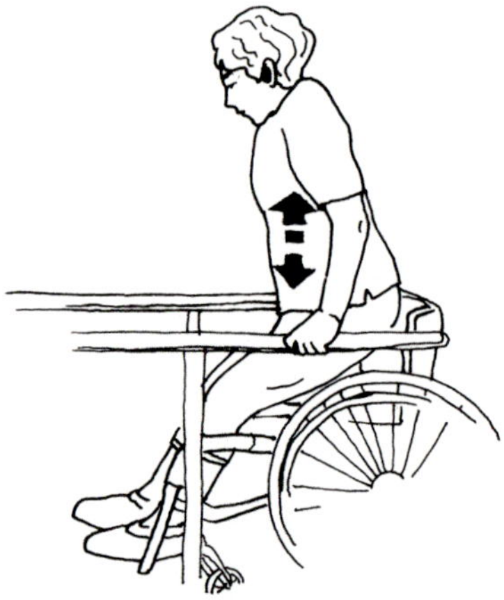

그림 10-47. 평행봉에서 push-up

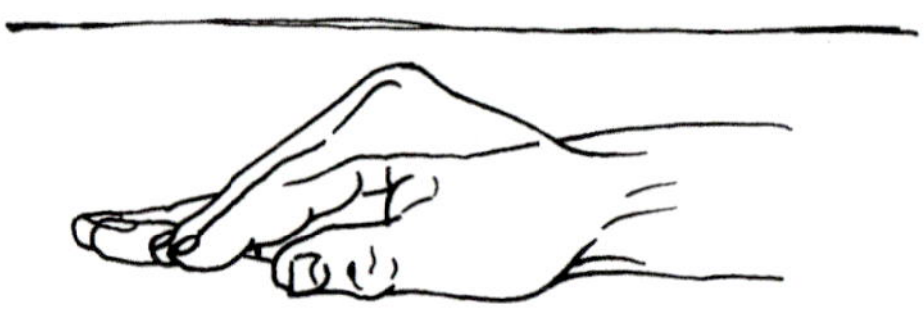

그림 10-48. 벌레근의 운동

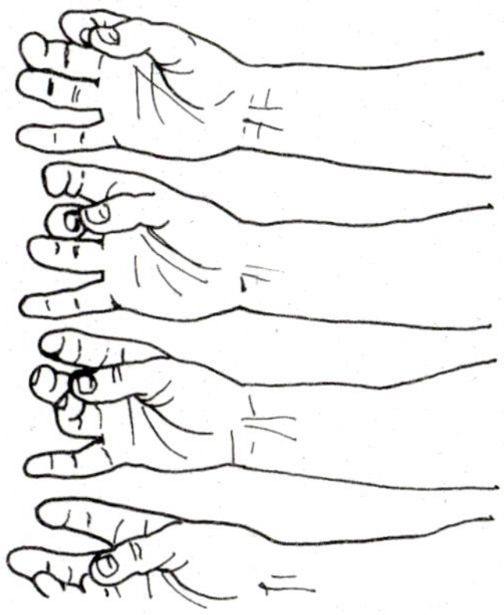

그림 10-49. 엄지 맞섬근의 운동

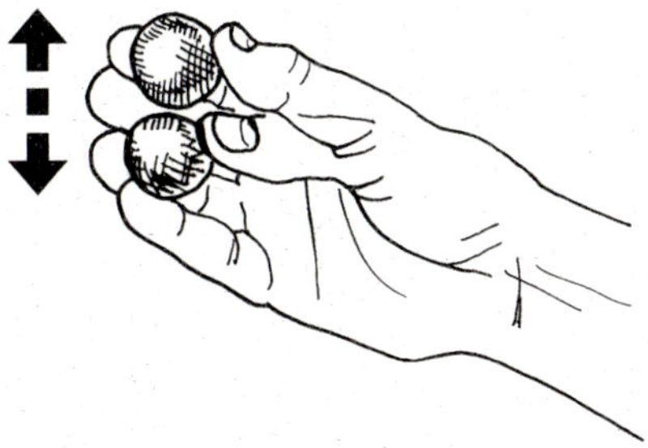

그림 10-50. 구슬을 이용한 엄지운동

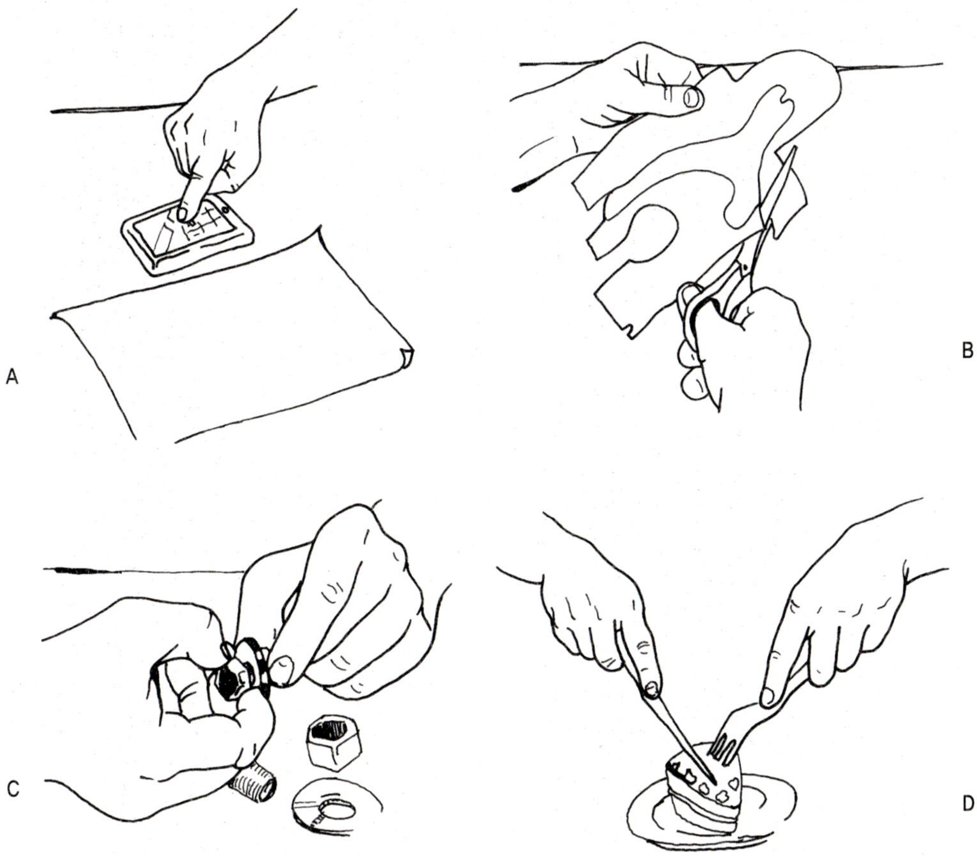


그림 10-51. 도구 사용

A. 핸드폰 사용, B. 가위질하기, C. 나사 조립, D. 식사하기

### (6) T10 이하 척수손상 환자

T10 이하 척수손상 환자는 몸통근육이 기능을 하기 때문에 몸통조절을 잘 할 수 있다. 따라서 앉은 자세에서 팔의 도움 없이 자세조절을 할 수 있다. 손상 레벨에 따라 차이가 있지만, 보조기와 함께 보행을 할 수 있다. T10-L1 손상 환자는 목발(crutches)과 장하지 보조기(long leg brace)의 사용과 함께하여 보행을 할 수 있는데 일부 도움이 필요할 수 있다. L1-S5 손상 환자는 장하기 보조기나 단하지 보조기 그리고 지팡이(cane)와 함께 독립적으로 보행을 할 수 있다.

#### ① T10 이하 척수손상 환자의 운동치료

T10 이하 척수손상 환자는 상지 뿐 아니라 몸통과 하지의 근육을 강화시켜야 한다. 상지와 몸통 근육의 근력을 증진시키기 위해 기능적 활동을 사용한다. 목과 몸통의 근육을 강화시키기 위해 환자가 바로 누운 자세에서 고개를 들면서 일어나 앉도록 한다. 이때 치료사는 환자의 손목이나 아래팔을 잡고 도와준다(그림 10-52). 수행하는데 어려움을 보일 경우 어깨를 잡고 도움을 제공하거나 등받이나 쐐기(wedge)를 이용하여 반쯤 앉은 자세(semi sitting)에서 수행한다.

어깨와 몸통근육의 근력강화를 위해 엎드린 자세에서 네발기기 자세로 바꾸는 운동을 훈련한다. 이런 치료는 하반신 마비환자에게 사용된다. 팔꿈치에 체중을 준 상태로 엎드린 자세를 취한다. 다음에 환자에게 엉덩이를 바닥에서 들어 올리며 네발기기 자세로 움직인다.

네발기기 자세는 팔과 몸통근육의 근력강화를 시키며 또한 척추의 가동범위를 유지하거나 신장을 시킨다. 이런 치료는 하반신마비 환자에게 사용된다. 네발기기 자세를 한다. 척추와 머리를 굽힘하고 다음에 폄 하도록 한다(그림 10-53). 척추의 과도한 폄 자세는 피한다.

네발기기 동작을 통해  어깨와 엉덩관절 근육의 근력을 강화시킬 수 있다. 기기동작을 위한 준비과정으로 체중이동을 연습한다. 움직임은 체중을 앞 뒤로 이동함으로 시작된다. 다음에 환자가 리드미컬한 움직임을 갖게 됨에 따라 체중은 옆에서 옆으로 다음에 대각선패턴으로 이동된다(그림 10-54). 다음 네발기기 자세에서 환자는 3점 자세로 체중을 옮기고 한 손은 자유롭게 되어 앞으로 뻗는다. 같은 방법으로 다른 팔이나 다리를 움직인다(그림 10-55).

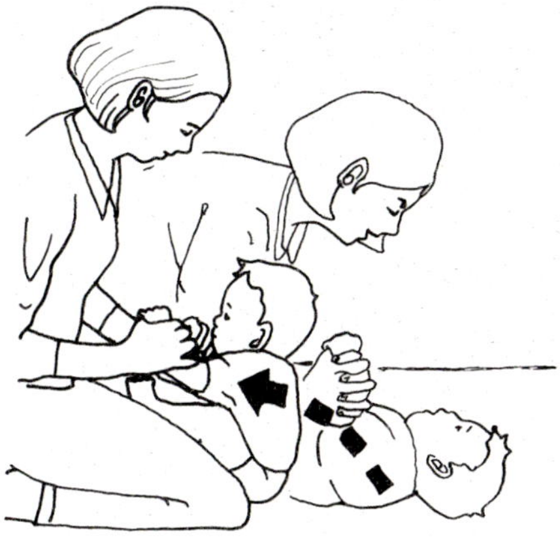

그림 10-52. 환자의 팔을 잡고 윗몸일으키기를 하고 있다.

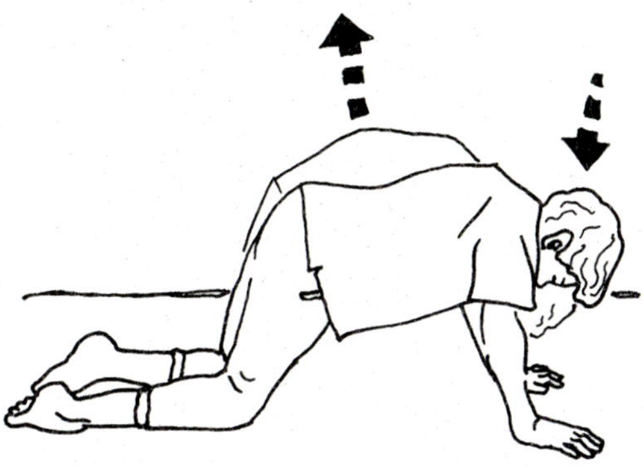

그림 10-53. 네발기기 자세에서 척추의 굽힘 운동을 하고 있다.

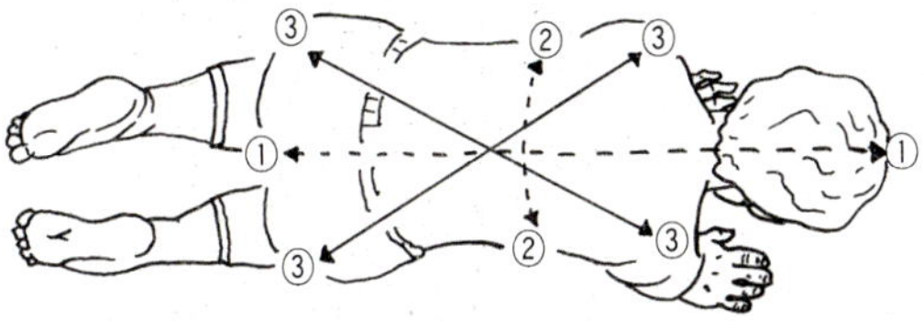



그림 10-54. 네발기기 자세에서 체중이동

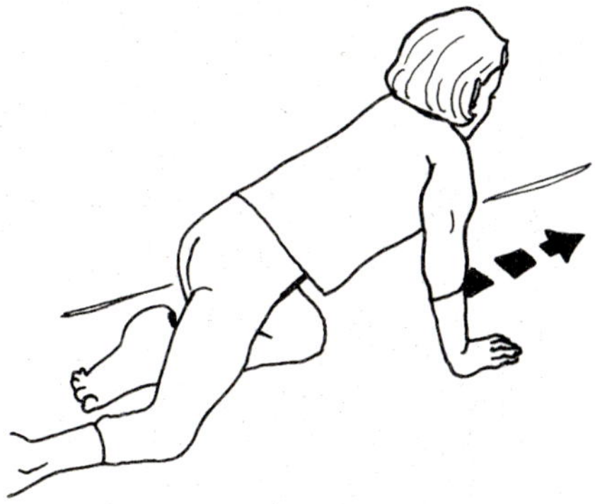

그림 10-55. 네발기기

# 참고문헌

구봉호, 김호봉, 남기석, 배성수, 엄기매 외. (2004). 임상운동학. 현문사

김명선 외 공역.(2009). 인지 신경과학과 신경심리학. 시그마프레스

김미현, 김상수, 김태윤, 김희권, 배성수 외. (1996). 고유수용성신경근촉진법. 영문출판사

김정란, 정민예, 이재신, 유은영.(2008). 뇌졸중 환자를 대상으로 한 강제유도운동치료과 건측제한의 효과 비교. 16. 1-13.

김종만, 국은주, 권미지, 김경윤, 김원호 외. (2009). 물리치료사와 작업치료사를 위한 신경해부생리학. 정담미디어

김종만, 김경, 김기열, 김동대, 김상엽 외 역. (2004). 근골격계의 기능해부 및 운동학. 정담미디어

김태윤, 권혜정, 김명진, 김선엽, 김승준 외 역. (2003). 기능증진을 위한 운동치료학. 영문출판사

김형준 역. (2010). 척수손상의 재활치료와 관리. 엘스비어코리아

민경옥, 양영애, 오명화, 오혜원, 이선명 외. (2006). 작업치료사를 위한 운동치료학. 하늘뜨락

박지환, 고태성, 구봉오, 권미자, 김경윤 외. (2009). 신경계질환별 물리치료 2판. 현문사

박지환, 권미지, 김경윤, 김근조, 김동대 외. (2008). 신경계질환별 물리치료. 현문사

세브란스 재활병원 물리치료팀.(2010). 기능적 움직임 재교육. 정담미디어

윤범철, 김순자. 김종만, 김택훈, 배성수 외. (2002). 신경계 질환별 물리치료. 현문사

이인희, 김선희 역. (2004). 뇌졸중 재활, 범문사

이정원 구인순, 김수경, 김수정, 김영희 외. (2009). Trombly's 작업치료학. 6판. 한미의학

이한기, 김명훈, 김본원, 김진상, 김철용 등. (2009). 임상신경해부학. 현문사

이한석, 배주한, 백지영, 오혜원, 이선영 외.(2010). 임상작업치료 평가. 계축문화사

정민예, 전혜선, 박흥석, 최문석, 김정란, 유은영.(2007). 편마비 환자의 강제유도운동치

료가 편측 상지의 운동 형상학적 변수에 미치는 효과 분석. 대한작업치료학회지. 15. 67-76.

정진우, 박찬의, 안소윤, 최재청. 일상생활동작과 기능훈련. 대학서림. 1988

최종덕, 김진경, 김연희.(2003). 상지고정술이 뇌손상 환자의 손기능에 미치는 영향. 11. 13-18

최혜숙, 정민예, 김경미, 양경희, 이재신 외. (2002). 작업치료학. 5판. 현문사

최혜숙, 정민예, 이재신, 장기연, 박수연 외. (2010). 작업치료학 : 신체적 기능장애 환자를 위한 실행기술. 6판. 현문사

Ada, L., Vattanasilp, W., O''Dwyer, N. J., & Crosbie, J. (1998). Does spasticity contribute to walking dysfunction after stroke? Journal of Neurology, Neuro-surgery, and Psychiatry, 64, 628-635.

Affolter, F. (1981). Perceptual process as prerequisites for complex human behavior. Int. Rehabilitation Medicine 3(1) : 3

American Spinal Injury Association[ASIA]. (2000). International standards for neu-rological classification of spinal injury patients. Chicago : American Spinal Injury Association.

Ayres, A. J. (1963). Occupational therapy directed toward neuromuscular inte-gration. In H. S. Willard & C. S. Spackman (Eds.), Occupational therapy (3rd ed., pp. 358-459). Philadelphia : Lippincott.

Ayres, A. J. (1974). Integration of information. In A. Henderson, L. Llorens, E. Gilfoyle, C. Meyers, & S. Prevel (Eds.), The development of sensory integ-rative theory and practice: A collection of the works of A. Jean Ayers (pp. 63-82).

Berglund, K., & Fugl-Meyer, A. R. (1986). Upper extremity function in hemi-plegia : A cross-validation study of two assessment methods. Scandinavian Journal of Rehabilitation Medicine, 18, 155-157.

Bezner J., Rogers H. Phsical therapy protocols : Guidelines for rehabilitation. Therapy Skill Builders, Inc. 1991

Bobath, B. (1990). Adult hemiplegia: Evaluation and treatment (3rd ed.). London : Heinemann Medical.

Bohannon, R. W., & Andrews, A. W. (1990). Shoulder subluxation and pain in stroke patients. American Journal of Occupational Therapy, 44, 506–509

Boissy, P., Bourbonnais, D., Kaegi, C., Gravel, D., & Arsenault, B. A. (1997). Characterization of global synkineses during hand grip in hemiparetic patients. Archives of Physical Medicine and Rehabilitation, 78, 1117–1124.

Bromeley, I. (1985). Tetraplegia and paraplegia : A guide for physiotherapists. New York. Churchill Livingstone.

Brunnstrom, S. (1956). Associated reactions of the upper extremity in adult patients with hemiplegia. Physical Therapy Review, 36, 225-236.

Brunnstrom, S. (1966). Motor testing procedures in hemiplegia. Journal of the American Physical Therapy Association, 46, 357-375.

Brunnstrom, S. (1970). Movement therapy in hemiplegia. New York: Harper & Row.

Carey, J. R. (1990). Manual stretch: Effect on finger movement control and force control in stroke subjects with spastic extrinsic finger flexor muscles. Archives of Physical Medicine and Rehabilitation, 71, 888–894.

Carr, J. H., Shepherd R. B. (1987). A motor relearning programme for stroke. 2nd. ed., Aspen System Corporation.

Carr, J. H., Shepherd, R. B., Nordholm, L., Lynne, D. (1985). Investigation of a new motor assessment scale for stroke patients. Physical Therapy, 65, 175–180.

Davies, P. M. (1985). Steps to Follow. A Guide to the Treatment of Adult Hemi–plegia. Heidelberg, Germany : Springer. 245–265.

Davis, P. M. (1994). Starting again: early rehabilitation after traumatic brain injury or other severe brain lesion. Springer–Verlag, : 222–274.

De Deyne, P. G. (2001). Application of passive stretch and its implications for muscle fibers. Physical Therapy, 81, 819–827.

Dean C. M., Shepherd R. B. (1997). Task-related training improves performance of seated reaching tasks after stroke : a randomized controlled trail, Stroke 28 : 722

Deusen, J. V., Brunt D. (1997). Assessment on occupational therapy and physical therapy. W.B. Sounders Company

Duncan, P. W., Goldstein, L. B., Horner, R. D., Landsman, P. B., Samsa, G. P., & Matchar, D. B. (1994). Similar motor recovery of upper and lower extremities after stroke. Stroke, 25, 1181-1188.

Duncan, P. W., Propst, M., & Nelson, S. G. (1983). Reliability of the Fugl-Meyer Assessment of sensorimotor recovery following cerebrovascular accident. Physical Therapy, 63, 1606-1610.

Eggers, O. (1984). Occupational therapy in the treatment of adult hemiplegia. London : Heinemann Medical.

Farber, S. D. (1982). Neurorehabilitation : a multisensory approach. Philadelphia, W.B. Saunders Company.

Ford JR, Duckworth B. Physical management for the quadriplegic patient, 2nd ed., F.A. Davis Company. 1987

Fugl-Meyer, A. R., Jaasko, L., Leyman, I., Olsson, S., Steglind, S. (1975). The post-stroke hemiplegic patient : I. A method for evaluation of physical performance. Scandinavian Journal of Rehabilitation Medicine, 7, 13-31.

Godges, J. J., Mattson-Bell, M., Thorpe, D., & Shah, D. (2003). The immediate effects of soft tissue mobilization with proprioceptive neuromuscular facilitation on glenohumeral external rotation and overhead reach. Journal of Orthopaedic and Sports Physical Therapy, 33, 713-718.

Hall, C. M., & Brody, L. T. (2005). Therapeutic exercise : Moving toward function. 2nd. ed. Philadelphia: Lippincott Williams & Wilkins.

Hammell, K. W. (1995). Spinal cord injury rehabilitation. London : Chapman & Hall.

Hill JP. Spinal cord injury : A guide to functional outcomes in occupational therapy. Aspen Publishers, Inc. 1986

http://en.wikipedia.org/wiki/Brunnstrom_Approach

http://www.coachr.org/fiber.htm

http://www.physiotherapyexercises.com/

http://www.rehabmeasures.org/Lists/RehabMeasures/DispForm.aspx?ID=908

http://www.studystack.com/flashcard-313127

Kamplain, B. (1986). Proprioceptive neuromuscular facilitation : Contralateral effects of combined isotonics using resisted concentric and eccentric phases. Physical Therapy, 66, 796-796.

Knott, M., & Voss, D. E. (1968). Proprioceptive neuromuscular facilitation techniques. New York : Harper & Row.

Kunkel, A., Kopp, B., Miller, G., Villringer, K., Villringer, A., Taub, E. et al. (1999). Constraint-induced movement therapy for motor recovery in chronic stroke patients. Archive of Physical Medicine and Rehabilitation. 80. 624-628.

Lipert J, Uhde I, Gtaf S et al. Motor cortex plasticity during forced-use therapy in stroke patients : a preliminary study. J Neurol. 248. 315-321.

Magill RA(2001). Motor Learning Concepts and Applications. McGraw-Hill. New York.

Malouin, F., Pichard, L., Bonneau, C., Durand, A., & Corriveau, D. (1994). Evaluating motor recovery early after stroke : Comparison of the Fugl-Meyer Assessment and the Motor Assessment Scale. Archives of Physical Medicine and Rehabilitation, 75, 1206-1212.

Mason, C. R. (1985). One method for assessing the effectiveness of fast brushing. Physical Therapy, 65, 1197-1202.

Matyas, T. A., & Spicer, S. D. (1980). Facilitation of the tonic vibration reflex(TVR) by cutaneous stimulation in hemiplegics. American Journal of Physical Medicine, 59, 280-287.

Neumann, D. A., Kinesiology of the musculoskeletal system : Foundatioon for physical rehabilitation. Mosby. 2002

Nudo RJ, Plautz EJ, Frost SB.(2001). Role of adaptive plasticity in recovery of function after damage to motor cortex. Muscle Nerve. 8. 1000–1019.

Page, S., Levine, P., & Leonard, A. C.(2005). Modified constraint–induced theraphy in acute stroke : A randomized controlled pilot study. NeuroRehabilitation Neural Repair. 19. 27–32.

Pedretti, L. W. & Early M. B. (2001). Occupational therapy practice skills for physical dysfunction. 5th ed. Mosby.

Pendleton, H. M., Schulz–Krohn W. (2006). Pedretti's occupational therapy : Practice skills for physical dysfunction. 6th ed. Mosby.

Radomski, M. V., Trombly, C. A, (2008). Occupational therapy for physical dysfunction. 6th ed. Lippincott Williams & Wilkins.

Rood, M. S. (1954). Neurophysiological reactions as a basis for physical therapy. Physical Therapy Review, 34, 444–449.

Rood, M. S. (1956). Neurophysiological mechanisms utilized in the treatment of neuromuscular dysfunction. American Journal of Occupational Therapy, 10, 220–225.

Sanford, J., Moreland, J., Swanson, L. R., Stratford, P. W., & Gowland, C. (1993). Reliability of the Fugl–Meyer Assessment for testing motor performance in patients following stroke. Physical Therapy, 73, 447–454.

Shimura, K., & Kasai, T. (2002). Effects of proprioceptive neuromuscular facilitation on the initiation of voluntary movement and motor evoked potentials in upper limb muscles. Human Movement Science, 21, 101–113.

Smania, N.(2006). Constraint–induced movement therapy : An original concept in rehabilitation. Europa Medicophysica. 42(3). 239–240.

Smits, J. G., & Smits–Boone, E. C. (2000). Hand recovery after stroke : Exercises and results measurements. Boston : Butterworth Heinemann.

Sommers MF. Spinal cord injury : Functional rehabilitation. Norwalk. Appleton & Lange. 1996

Spicer, S. D., & Matyas, T. A. (1980). Facilitation of the tonic vibration reflex (TVR) by cutaneous stimulation. American Journal of Physical Medicine, 59, 223-231.

Stockmeyer, S. (1967). An interpretation of the approach of Rood to the treatment of neuromuscular dysfunction. American Journal of Physical Medicine, 46, 900-956.

Sullivan, P. E., & Portney, L. G. (1980). Electro-myographic activity of shoulder muscles during unilateral upper extremity proprioceptive neuromuscular facilitation patterns. Physical Therapy, 60, 283-288.

Taub, E., Uswatte, G., & Pidikiti, R. (1999). Constraint-induced movement therapy : A new family of techniques with broad application to physical rehabilitation-Clinical review. Journal of Rehabilitation Research and Development, 36, 237-251

Taub, F., Miller, N. E., Novack, T. A., Cook, E. W., Fleming, W. C., Nepomuceno, C. S., et al.(1993). Tachnique to improve chronic motor deficit after stroke. Archive of Physical Medicine and Rehabilitation. 74. 347-354.

Trombly C. A. (1995). Occupational therapy for physical dysfunction. 4th ed. Baltimore : Williams & Wilkins.

Trombly CA, Wu C, Lin K et el. (2000). A Kinematic study of contextual effects on reaching performance in person with and without stroke: influences of object availability. Arch Phys Med Rehabil. 81. 95-101.

Trombly CA. & Radomski. (2002). Occupational therapy for physical dysfunction. 5th ed. Lippincott Williams & Wilkins.

Trombly, C. A. & Radomski, M. V. (2002). Occupational therapy for physical dysfunction. 5th ed. Lippincott Williams & Wilkins.

Trombly, C. A. (1989). Occupational therapy for physical dysfunction. 3rd ed. Baltimore : Williams & Wilkins.

Trombly, C. A., & Wu, C. Y. (1999). Effects of rehabilitation tasks on organization of movement after stroke. American Journal of Occupational Therapy,

53, 333-344.

Twitchell, T. (1951). The restoration of motor function following hemiplegia in man. Brain, 74, 443-480.

Umphred, D. A. (1995). Neurological rehabilitation. 3rd ed. pp. St. Louis : Mosby.

Voss, D. E. (1967). Proprioceptive neuromuscular facilitation. American Journal of Physical Medicine, 46, 838-898.

Voss, D. E., Ionta, M. K., & Myers, B. J. (1985). Proprioceptive neuromuscular facilitation : Patterns and techniques (3rd ed.). New York : Harper & Row.

Wolf, S. L., Catlin, P. A., Ellis, M., Archer, A. L., Morgan, B., Piacentino, A. (2001). Assessing Wolf Motor Function Test as on outcome measure for research in patients after stoke. 32. 1635-1639

Wu, C.-Y., Trombly, C. A., Lin, K.-C., & Tickle-Degnen, L. (2000). A kinematic study of contextual effects of reaching performance in persons with and without stroke : Influences of object availability. Archives of Physical Medicine and Rehabilitation, 81, 95-101.

Young, W., & Elliott, S. (2001). Acute effects of static stretching, proprioceptive neuromuscular facilitation stretching, and maximum voluntary contractions on explosive force production and jumping performance. Research Quarterly for Exercise and Sport, 72, 273-279.

# 찾아보기

**[Q]**



**[R]**



**[S]**



**[T]**

**작업치료사를 위한 운동치료학<제2판>** 값 25,000원

2011년 8월 31일 제1판1쇄 발행
2013년 3월 8일 제2판1쇄 발행
2018년 2월 10일 제2판3쇄 발행

저 자 : 이한석 · 고유정 · 송창순
오혜원 · 이윤미 · 이정숙
정복희 · 정현애
발 행 인 : 주 영 일
발 행 처 : **계 축 문 화 사**

서울특별시 종로구 통일로12길 16-17
우편번호 03029
TEL : 735-2257 · 738-9746
FAX : 723-9025
E-mail : gyechuk@hanmail.net
홈페이지 : http://gyechuk.co.kr

1973. 10. 31 등록번호 제300-1973-8호
ISBN 978-89-5629-292-2 93510